U0217267

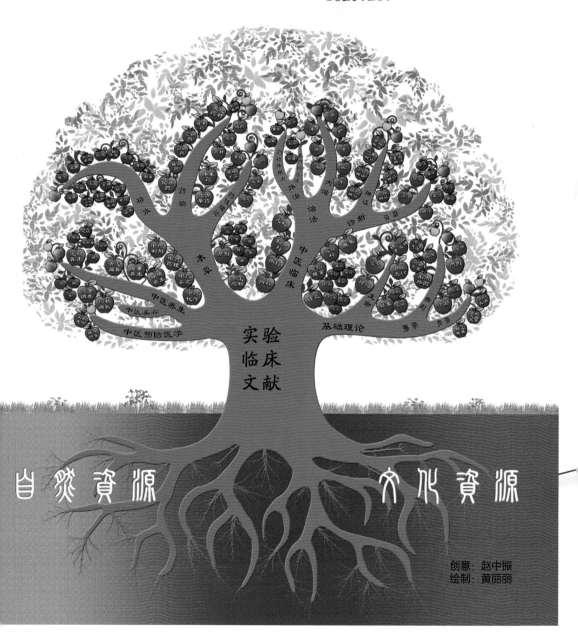

创意：赵中振
绘制：黄丽丽

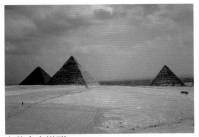

吉萨金字塔群

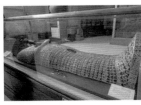

开罗国家博物馆所藏精美的
木乃伊石棺

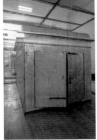

图坦卡蒙金椁

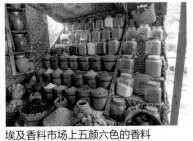

埃及香料市场上五颜六色的香料

埃及

古埃及留下的香料和莎草纸
等，承载着古老的技艺。

南非

南非自然资源丰富，这
里有来自中国的中医药
店铺。

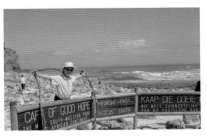

好望角

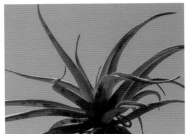

在南非见到的高大的芦荟

第六站 非洲 回眸一顾七千年

土耳其

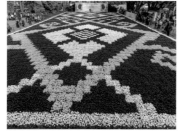

郁金香

土耳其横跨欧亚大陆，东西方文明在此交融碰撞。

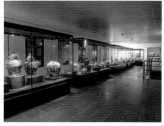

来自中国的古代瓷器展

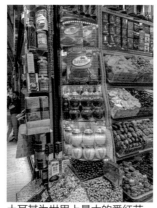

土耳其为世界上最大的番红花集散地

俄罗斯

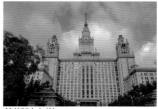

莫斯科大学

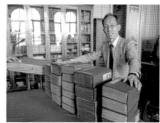

完好地保存在东方手稿研究所内的《本草纲目》（江西本、钱蔚起本2个系统的5个不同刻本）

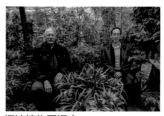

探访植物园温室

俄罗斯在传统医学的发展方面自成体系，也曾掀起过中医热。

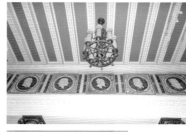

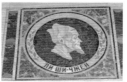

莫斯科大学的李时珍像

第五站 欧亚

东西文明架虹桥

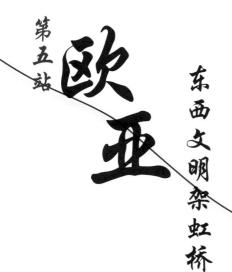

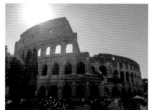

见证了两千载历史的古罗马斗兽场

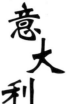

罗马国立中央图书馆所藏
《本草品汇精要》

意大利

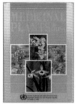
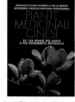

笔者参与编著的 Medicinal Plants in China
英文版及意大利文版

意大利是文艺复兴的摇篮，特此前往罗马国立中央图书馆，寻访明代官修《本草品汇精要》。

奥地利

奥地利不仅有音乐之都，也对传统药物有着十分深入的研究。

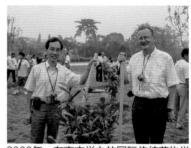

2006年，在南宁举办的国际传统药物学大会上，笔者与鲍儒德教授共同栽种友谊树

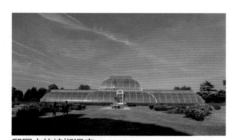

邱园内的棕榈温室

英国

英国在植物分类学研究方面独占鳌头，在探索东西方药物交流方面也很有成就。

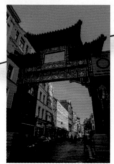

伦敦唐人街

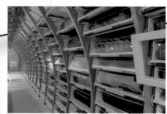

斯隆爵士的植物类收藏

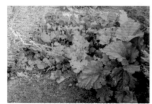

波叶大黄

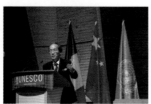

笔者在联合国教育、科学及文化组织大会上发言

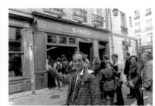

笔者品尝大黄味的冰激凌

法国

法国是艺术中心，草药在法国也有一席之地。

荷兰

荷兰船运业发达，在这里可以寻觅到不少东方药物与文物。

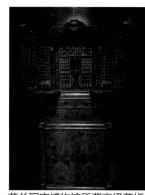

荷兰国家博物馆所藏高级药柜

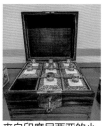

来自印度尼西亚的小木匣内装着日本小瓷瓶，瓶内为珍贵的香料

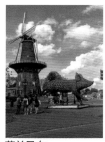

荷兰风车

德国

德国不仅是新药研发与生产大国，也是欧洲使用植物药最多的国家。

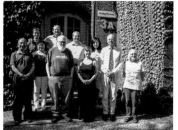

文树德教授的研究团队

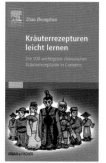

德文版《百方图解》

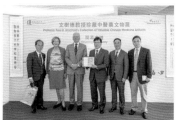

2017年，香港浸会大学中医药博物馆举办文树德教授珍藏中医药文物展

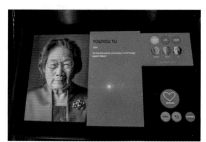

诺贝尔博物馆内屠呦呦教授的电子介绍界面

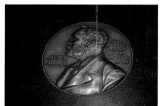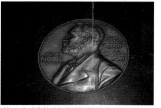

诺贝尔博物馆内的诺贝尔浮雕像

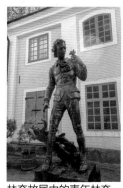

林奈故居中的青年林奈雕像

第七站 欧洲

文艺复兴领风骚

北欧

瑞典植物学家林奈与诺贝尔奖家喻户晓。我国药学家屠呦呦教授在2015年获得了诺贝尔生理学或医学奖。

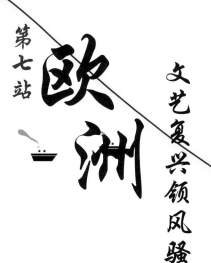

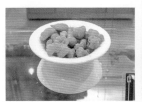

乳香药材

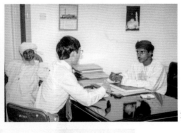

笔者与阿曼的草药医生交流

宋代时中国的商船就已开至阿曼，从古至今阿曼都是乳香的世界交易中心。

阿曼

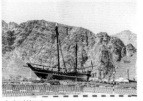

古船模型

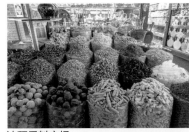

迪拜香料市场

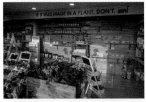

在黎巴嫩的一间香料店内，崇尚自然是香薰疗法的不变信念

黎巴嫩

历史悠久的黎巴嫩也是个崇尚保健理念与重视传统医药的国度。

阿联酋

阿拉伯商人是世界香料贸易交流的使者，而迪拜的香料和黄金市场一直是必去的旅游热点。

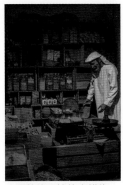

阿联酋的阿拉伯人蜡像与香料店

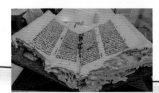

黎巴嫩国家图书馆珍藏的古籍

第四站 **西亚** 荒漠千年乳香浓

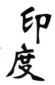

印度

印度的传统医学内容很丰富，有阿育吠陀医学等多种体系。

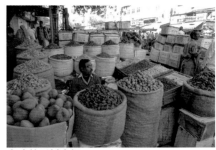

印度的香料市场

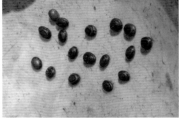

从一只山羊的盲肠内取出的羊枣

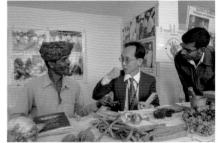

与印度草药医生交流

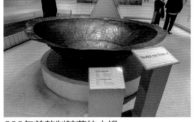

200年前熬制靛蓝的大锅

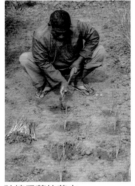

种植香茅的药农

孟加拉国

孟加拉国盛产天然染料与香料。

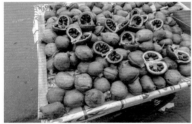

假苹婆果赛石榴

第三站

南亚

文明古国看西域

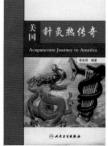

《美国针灸热传奇》（李永明编著）

北美洲

在西洋参被发现与淘金热出现的时代，北美洲就与中国产生了联系。20世纪出现的针灸热又进一步推动了中医药在北美洲的发展。

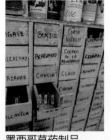

墨西哥草药制品

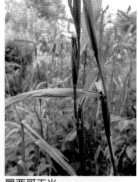

墨西哥玉米

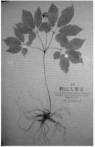

珍贵的北美洲野生西洋参标本

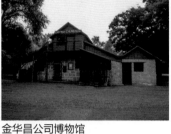

金华昌公司博物馆

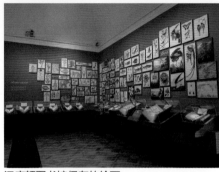

汉庭顿图书馆保存的绘画

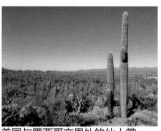

美国与墨西哥交界处的仙人掌

南美洲

南美洲的自然条件优越，资源极为丰富。玉米、番薯、马铃薯等植物都源自南美洲。在这里，传统医药的发展也有很大优势。

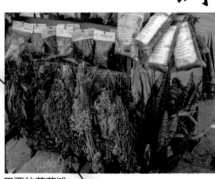

巴西的草药摊

第八站

美洲

海纳百川新大陆

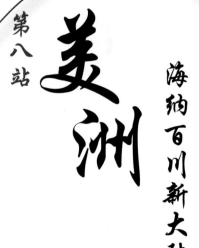

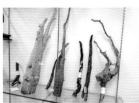

屋燕在房顶筑巢

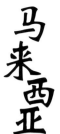

马来西亚

马来西亚是一个拥有多元文化的国家，在这里中医药也有一席之地。

传统药代表"东革阿里"

虎标万金油

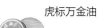

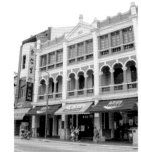

百年老店余仁生

新加坡

在新加坡，传统医药、中医药仍然在流行。

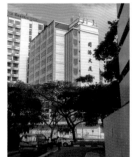

新加坡同济医院

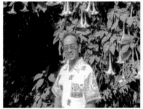

笔者在泰国所遇的木本曼陀罗

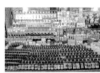

青草药膏制品

泰国

近年来，传统医药在泰国得到了重视，中医药的发展正在迎来黄金时期。

柬埔寨

柬埔寨水力资源丰富，物产多样，传统医药具有发展潜力。

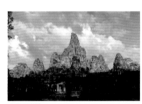

吴哥窟

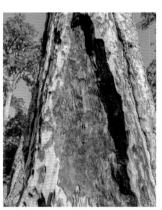

采收杨那树上龙脑冰片的痕迹

第二站

东南亚

牵星过海到南洋

印度尼西亚

印度尼西亚拥有大量的天然药用植物资源，其代表性传统草药制剂被称作"佳木"（JAMU）。

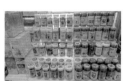

各种当地草药制品

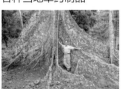

硕大的板状根独木成林

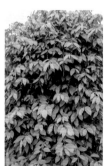

胡椒原植物

澳大利亚

澳大利亚地广人稀，有很多资源可以利用，尚待开发。当地政府也鼓励中药的发展。

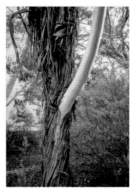

蓝桉

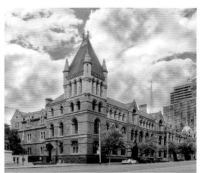

澳大利亚皇家墨尔本理工大学校园

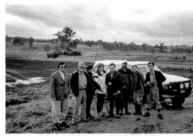

笔者考察澳大利亚的草药栽培情况

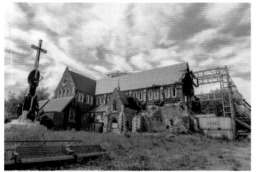

新西兰基督城

新西兰

新西兰地势多变，植物种类丰富，蕨类植物多见，高大的银蕨是新西兰的国花。

蕨类植物嫩芽

第九站

大洋洲

广阔天地任君行

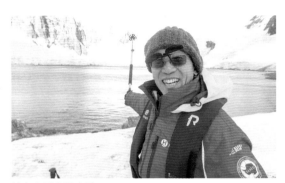
笔者来到南极大陆

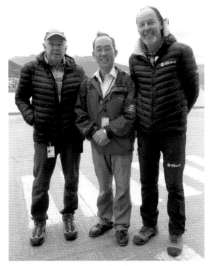
笔者与海洋学家鲍伯（左）、生物学家
鲁道夫（右）合影

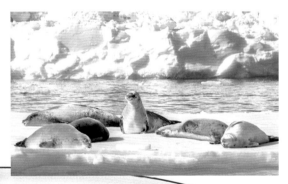
食蟹海豹

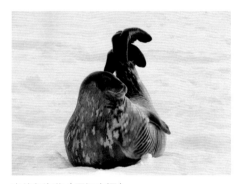
韦德尔海豹（周桓宇摄）

第十站 南极洲 纯净南极膃肭考

南极大陆拥有众多的世界之最，这里常年被冰雪覆盖，却蕴藏着许多自然资源。在这里生活的极地动物与中医药有着些许关联。展望未来，人类应该携起手来，共同呵护南极大陆上的生态，保护地球上的这片净土。

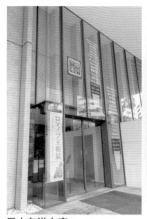

日本东洋文库

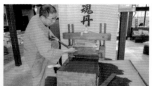

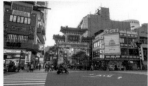

横滨中华街

日本汉方店店主在演示
丸剂的传统制作方法

日本

日本的汉方医药源自中医药，
并形成了自己的特色。

越南

越南的传统医学与现代医学并行，其传统医学深受中医药的影响，并演变成自己的医学系统。

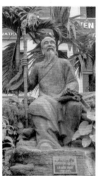

"海上懒翁"雕像

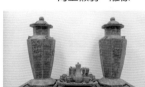

用越南"清化桂皮"制作的茶具
与大花瓶

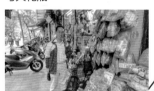

笔者漫步草药市场

《东医宝鉴》原书
（全文为汉字）

韩国

韩国最早有记载的医学就是中医学，在随后的几百年间其发展成了独特的韩医系统。

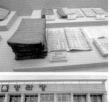

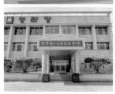

韩国红参企业

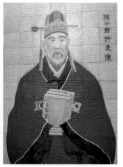

许浚博物馆墙上的壁画

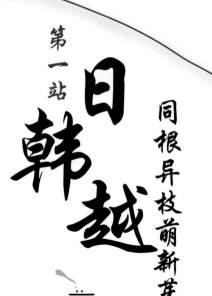

第一站

日韩越

同根异枝萌新芽

BEIJING CULTURE GUIDING FUND

北京宣传文化引导基金

北京宣传文化引导基金资助项目

域外本草记

赵中振·著

本草无疆

北京科学技术出版社

图书在版编目（CIP）数据

域外本草记 / 赵中振著. — 北京：北京科学技术
出版社，2021.1
ISBN 978-7-5714-0551-9

Ⅰ. ①域… Ⅱ. ①赵… Ⅲ. ①中国医药学—文化研究
Ⅳ. ①R2-05

中国版本图书馆 CIP 数据核字（2019）第 246623 号

策划编辑：李兆弟 侍 伟
责任编辑：李兆弟 侍 伟
文字编辑：严 丹
特约编辑：周梦佳
责任校对：贾 荣
责任印制：李 茗
图文制作：樊润琴
出 版 人：曾庆宇
出版发行：北京科学技术出版社
社　　址：北京西直门南大街16号
邮政编码：100035
电　　话：0086-10-66135495（总编室）　　0086-10-66113227（发行部）
网　　址：www.bkydw.cn
印　　刷：北京捷迅佳彩印刷有限公司
开　　本：710mm×1000mm　　1/16
字　　数：268千字
印　　张：18.25
版　　次：2021年1月第1版
印　　次：2021年1月第1次印刷
ISBN 978-7-5714-0551-9

定　价：98.00元

作者简介

赵中振，现任香港浸会大学中医药学院讲座教授、北京中医药大学特聘教授、香港卫生署荣誉顾问、国家药典委员会委员、美国药典委员会草药专家委员会委员等。

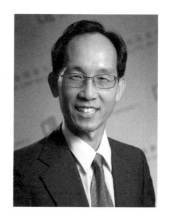

1982年，获北京中医学院（今北京中医药大学）学士学位。

1985年，获中国中医研究院（今中国中医科学院）硕士学位。

1992年，获东京药科大学博士学位。

2009年9月至2010年2月，为哈佛大学医学院访问学者。

赵中振教授长期从事本草学、中药鉴定学及世界传统药物学研究，其代表性著作有：

《中药材鉴定图典》（中、英、日、韩文版）

《中药显微鉴别图鉴》（中、英文版）

《百方图解》《百药图解》系列图书（中、英文版）

《当代药用植物典》（中、英文版）

《读本草说中药》（繁体、简体中文版）

《行天下探岐黄》（繁体、简体中文版）

《中振说本草》（繁体、简体中文版）

赵中振教授积极推动中医药文化的推广，策划、指导拍摄了《从艾说起》纪录片，主持视频讲座《中振说本草》（20集），担任《世说本草》（100集，香港无线电视）嘉宾主持、《本草中国》学术顾问之一，参与制作探索频道（Discovery Channel）《大道本草》等节目，策划并参与拍摄系列人文纪录片《本草无疆》，2020年推出了《本草纲目》健康智慧网络音频系列讲座。

1991年，获得国家科学技术进步奖二等奖。2011年，参与主编的《当代药用植物典》获中国出版政府奖图书奖。2014年，获香港特别行政区颁发的荣誉勋章。2019年，获世界中医药学会联合会"中医药国际贡献奖-科技进步奖"。

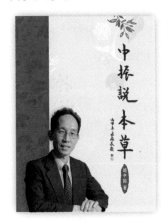 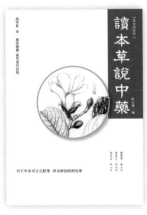 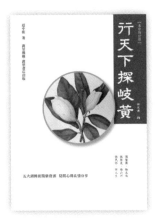

《中振说本草》
视频链接

《中振说本草》
音频链接

《本草纲目》
健康智慧音频链接

前　言

　　天外有天，笔者在过去30多年的海外生活经历中深深感受到，目前我国国内对中医药在海外发展现状与世界传统医药自身现状的认识尚有许多不足之处。笔者以实地考察所得第一手资料编写了《域外本草记》一书，试图使国内读者更多地认识我国中医药在海外的发展现状与世界传统医药的自身现状，以便激发人们对传统医药学的思考，共同探讨我国中医药在世界范围内所面临的机遇与挑战。笔者认为，欲谈"域外"，不妨先从"域内"之东西方传统医药融汇较多的一些地区开始，从中一窥我国中医药与世界传统医药文化的交融之态。

沉沉奇香入港来

　　香港之名的由来与中药沉香有关。沉香因其"入水而沉，香气四溢"之特征而得名。沉香之所以珍贵，不仅在于其一木多用，更在于其一木难求。我国素有"一香二茶三药材"之说，在香料中，沉香又居四大名香"沉（沉香）、檀（檀香）、龙（龙涎香）、麝（麝香）"之首。人们还把沉香比作木中钻石。沉香为何价若黄金？其历史沿革如何？下面让我们一探究竟。

1. 沉香之用

　　香港这一美丽名称的由来众说纷纭，其中，因此地曾是运香、贩香的港口之说最为大家所认可。早在明代，香港及东莞一带盛产一种瑞香科植物白木香 *Aquilaria sinensis* (Lour.) Gilg，其含有树脂的木材被用作中药沉香，习称"莞香"。莞香既是我国广东省著名的道地药材，也是日本、印度及东南亚国家喜用的传统名贵药材和天然名贵香料。香港因其交通便利，充当了转运莞香的主要港口。久而久之，"运香之港"便逐渐被略称为"香港"。

　　沉香的用途之一是入药，其具有行气止痛、温中止呕、纳气平喘之功效。中医临床用于寒凝气滞、胸腹胀痛、呕吐、呃逆、气逆喘咳等证候。沉香入药最早见于南北朝时期的《本草经集注》，书中将沉香列为上品，谓其"治风水毒肿，去恶气"。此后，历代本草多有收录，如《本草纲目》载沉香于木部香木类。现代研究表明，沉香具有镇静、镇痛和抗菌等药理活性。沉香是重要的常用中药，按来源可将其分为进口沉香和国产沉香两大类。

沉香的用途之二是用来熏香，同时，沉香还是制作高级香料制品的重要原料。我国有悠久的用香历史，人们用沉香等香料在庙宇内燃香礼佛，参禅打坐时也伴着熏香。香道在日本、韩国、越南都很盛行，人们认为闻香能清除秽浊之气，使身心清净，是一种雅趣。

沉香的用途之三是用来作雕材，自古以来，民间就有"一两沉香一两金""一寸沉香一寸金"等说法。李时珍在《本草纲目》中有"海南沉，一片万钱"的记载。沉香因具有自然的纹理、缓释的幽香、天然的造型，不加雕饰已成大器，而且不会遭虫蛀。与入药和熏香相比，用沉香作为雕材的附加值明显更高。我国很多香港药材店铺都将大型沉香雕刻艺术品陈列于橱窗内作为镇店之宝。

2. 沉香溯源

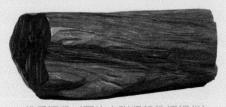

优质沉香（图片由张贤哲教授提供）

沉香来源于瑞香科沉香属（*Aquilaria*）和拟沉香属（*Gyrinops*）多种树木，主要分布于缅甸、泰国、越南、老挝、柬埔寨、印度、新加坡、马来西亚及苏门答腊岛等热带与亚热带地区。我国的沉香属植物有2种，其名称及产地为：白木香 *Aquilaria sinensis* (Lour.) Gilg，产自广东、广西、福建、海南；云南沉香 *Aquilaria yunnanensis* S. C. Huang，产自云南西双版纳和临沧地区。通常沉香树的干燥木质部用作中药沉香，以富含树脂的心材质量较佳。

我国岭南地区自古盛产沉香树。早在汉代的《异物志》就有记载："木蜜，名曰香树。生千岁，根本甚大。先伐僵之，四五岁乃往看。岁月久，树材恶者腐败，唯中节坚真芬香者独在耳。"书中所载香树很可能是沉香属植物。宋代的《桂海虞衡志·志香》详细记载了海南香，称："沉水香，上品出海南黎峒。一名土沉香，少大块。"明代的《本草品汇精要》有崖州沉香和广州沉香的彩绘图。清代的《滇海虞衡志·志香》对沉香树的形态、用途及香的等级也有翔实的记载。

古人很早就已经发现了沉香树树脂形成（习称"结香"）的原因，同时还发明了人工定向培育沉香的技术。南朝时期沈怀远的《南越志》谓："交州有蜜香树。欲取先断其根。经年后，外皮朽烂。木心与节坚沉水者为沉香。"宋代的《本草衍义》曰："山民入山，见香木之曲干斜枝，必以刀斫成坎，经年得雨水所渍，遂结香。"《本草纲目》也说："沉香入水即沉，其品凡四：曰熟结，乃膏脉凝结自朽出者；曰生结，乃刀斧伐仆，膏脉结聚者；曰脱落，乃因水朽而结者；曰虫漏，乃因蛀隙而结者。" 就沉香树而言，健康的树体并不分泌树脂类物质，只有当树体受伤，伤口又被真菌感染时，树体才会基于自我防御机制而产生代谢产物或分泌产物，从而形成沉香，因此颇为难得。由于结香的树木通常处于亚健康状态，其枝叶多枯黄，因而寻香者常以此为线索，在因虫蛀、病腐、风倒、风断而枯死的树干或者树根部采到沉香。

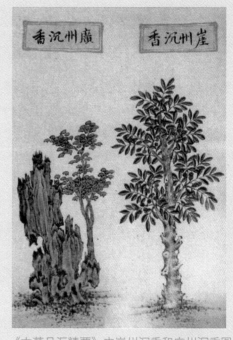

《本草品汇精要》中崖州沉香和广州沉香图

民国时期的《东莞县志》详细记载了砍伤树干促进沉香形成的方法，该方法被称为"开香门"。此种刺激结香的方法一直沿用至今。一般做法是选择树干直径为30厘米以上的壮年树，在距离地面1.5~2米处砍数刀，所砍之处深3~4厘米，达其形成层内，这样，伤口附近的木质部就会产生树脂类物质。还有一种做法是于树干部凿数个孔洞，孔洞深3~6厘米，直径1~3厘米，然后用泥土封住。数年后，伤口处分泌的树脂呈棕黑色，10~20年后，方割取树脂，作为沉香的代用品。

由于白木香自然繁殖率低、遭人为掠夺式砍伐等，其野生资源遭到严重的破坏，濒临灭绝，尽管白木香在海南等地已有大面积种植，但要结香尚需时日。未能形成树脂的沉香木称为"女儿香"，不宜入药。野生天然沉香在我国已经基本看不到了，而在越南，上等沉香1年的产量也很有限。目前，所有产沉香的野生物种均受《濒危野生动植物种国际贸易公约》的保护。白木香是2020年版《中华人民共和国药典》收载的中药沉香的唯一法定基原。

可入药的沉香分为进口沉香和国产沉香。其中，进口沉香来源于瑞香科植物沉香 *Aquilaria agallocha* Roxb. 含有树脂的木材，主产于印度尼西亚和马来西亚等地，数量也越来越少。

1997年，为了纪念香港回归，深圳仙湖植物园在其一面山上用1997棵白木香组成了形状似中国地图的模纹树坛，以表达香港与祖国、香港与中药的深厚情缘。

笔者曾到福建泉州参观过20世纪70年代时被打捞出水的700年前的古沉船，它是宋代香料贸易繁盛的实物见证。该船长24米，宽9米，船体硕大，造型优美。据专家介绍，这艘远洋货船在当时属于中等规模，船中有13个水密隔舱，装载的货物有瓷器、丝绸等，还有胡椒、乳香、降香、檀香与沉香等香料。笔者专门为该船定做了一具模型，放在香港浸会大学中医药学院的标本中心。历经沧桑的古船及其模型分别放在两个博物馆内，默默地向海内外的参观者展示着我国古代海上丝绸之路的辉煌，也见证了中华先人曾经传香千年和万里的事实。

3. 煲汤和凉茶

谈及香港中药应用之特色，当首推煲汤和凉茶。扶正祛邪为中医基本治则，也可以概括为"补与泻"。煲汤时常加入有平补作用的中药，故煲好的汤往往有温补之功；凉茶则多由岭南草药熬制，或可行清泻之效。煲汤和凉茶蕴藏了中医治法的精髓。

"饭前饮汤，苗条健康"。如同西方人每日饮牛奶一样，煲汤进补已成为香港民众的习俗。中式套餐中，多附上例汤一碗；在大众食肆常可见沙参、玉竹、薏苡仁、白果、百合、枸杞子入汤料；高级食肆则少不了乌骨鸡、甲鱼、冬虫夏草、燕窝、鱼翅。秋冬之季，煲汤生意更为兴隆，有些饭店还特别备有外卖的老火汤，拨个电话，便可送汤上门。

所谓老火汤，不单单是一道菜肴，更是药与食的巧妙结合，是香港食疗文化的结晶，经常饮用能起到预防疾病、调理身体的作用。近年来，食品保健在香港非常流行，大学开设的中医食疗课程也深受民众青睐，这充分体现了香港讲究美食与注重滋补的饮食文化特点。

香港位于亚热带，气候炎热潮湿。随着季节变化，汤的组成也随之改变，

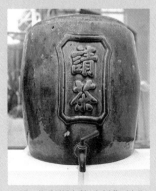

入选"香港馆藏选粹"特别
邮票系列的凉茶罐

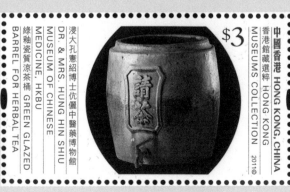

"香港馆藏选粹"特别邮票

秋、冬侧重滋补，春、夏侧重平补兼祛湿。所用材料有从内地运来的中药，更多的是就地取材的民间草药，极具地方特色。例如，被称作"南方黄芪"的五指毛桃（桑科植物粗叶榕 *Ficus hirta* Vahl 的干燥根）就是煲汤的常用材料。

"有湿热，饮凉茶"。凉茶与香港民众的日常生活密不可分，可以说是家喻户晓。在香港，很少有人没喝过凉茶，无论老少，多能道出几味用于制作凉茶的中药。20世纪，香港还曾出现过"港九生药凉茶商联总会"，鼎盛期会员逾400人。星罗棋布的凉茶铺是一道风景，不少人钟情于光顾凉茶铺。在超级市场中售卖的凉茶原料与煲汤用的中药补品琳琅满目。香港民众对凉茶之钟爱与凉茶业的兴盛可见一斑。

在香港，补药的原料多来源于内地，凉茶的原料则多就地取材。凉茶之配伍，随四季不同有所变化。简可由一两味祛湿清热的草药组成，该类草药有鸡骨草、鱼腥草、毛冬青、岗梅、金樱子、火炭母、白茅根、淡竹叶等；繁则可多至如五花茶、二十四味等。

2006年5月20日，由我国广东省文化厅、香港特别行政区民政事务局和澳门特别行政区文化局联合申报，将凉茶作为传统手工技艺，列入了我国政府公布的第一批国家级非物质文化遗产名录。在日日煲、天天饮的汤水与凉茶中，蕴藏着补虚扶正、泻实祛邪的饮食养生之理。

岐黄传承在宝岛

中医药是与海峡两岸民生密切相关的话题，也是沟通两岸文化的重要桥梁。我国的宝岛台湾很好地传承了中医药文化，使之影响到生活的方方面面。

笔者曾到我国台湾地区进行过多次学术交流，从台北、台中到台南，走访了教育、研究、医疗、生产、贸易机构与中药市场，访老友，结新朋，共同探讨中医药发展的现状与未来。每次去宝岛寻宝，总能满载而归。

一到宝岛，从台北故宫博物院到街头，到处都可以感受到浓浓的中国传统文化气息。笔者在此看到了浓缩了中华文化的壁雕，看到了山以"阳明"为名，校以"成功"为名，路含"忠""孝""仁""勇"

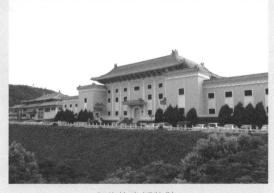

台北故宫博物院

等字，使人不禁联想到王阳明、郑成功、孔子等先人。

1. 岐黄传承

20世纪80年代以后，台湾地区注重文化建设，每一县市兴建文化中心、图书馆、博物馆、音乐厅等。笔者走访了台中自然科学博物馆。该馆陈列有宋代苏颂等人制造的水运仪象台复原模型、中医药相关的老药柜等。台湾中国医药大学医史研究所收藏着一部民国年间编修重订的《滇南本草》手稿，这部手稿有"云南王"龙云手书的序言、陈立夫先生的众多批注，堪称稀世珍品。

台湾中国医药大学的张贤哲教授是一位中医药文化名人，从青丝到白发，执着于中医药事业40年。除收集了药用植物与药材的大量第一手资料外，张教授在文史方面的功底也十分深厚，经他译注出版的《本草备要》成为台湾地区中医药界的畅销书。如今张教授退而不休，仍在为推广河洛中医药文化四处奔波。

台湾地区对于文化的重视，不仅体现在博物馆内，也渗透在民众的生活中。

在台中的苗栗县，笔者拜访了百年老店金保安的原

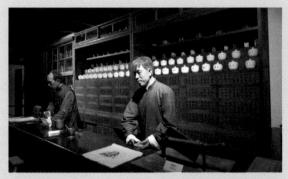
台中自然科学博物馆内复原的老药铺

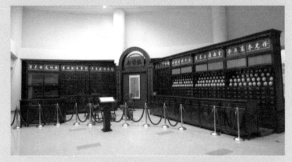
台中保存完好的中华老药铺

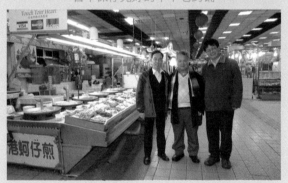
笔者（左）与张贤哲教授（中）、郭昭麟教授（右）
在台北夜市感受民土民风

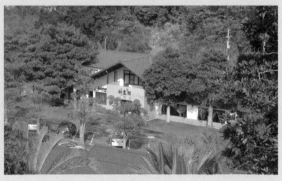
苗栗神农馆

董事长林天树先生。他是中药世家的一代掌门人，也是一位有眼光、有魄力的文化人。他独具慧眼，兴建了集饮食文化、养生文化于一体，古朴自然的中药神农健康园地；他从1700米深处掘出了温泉，如今来这里度假的人络绎不绝。林先生还是一位文物爱好者与收藏家，他的收藏品有古典家具、紫砂、瓷器、佛像等，其中不乏中医药相关文物。

2.老街药香

因为工作需要，过去20多年来，笔者每到一处必访当地的药材市场。在台北考察时，笔者也不止一次前往迪化街。迪化街位于台北市淡水河畔，历史上，这里是来自闽南船舶的必经之地，交通便利促进了其商业的繁盛。1850年后，这里逐渐成为台北重要的南北货，以及茶叶、中药材和布匹的集散地。迪化街称得上是台北非常古老的街道之一。

走在迪化街上，可见作为早期贸易支柱的布匹店现已十分零散，中药店成了主角。店铺里人参、鹿茸、燕

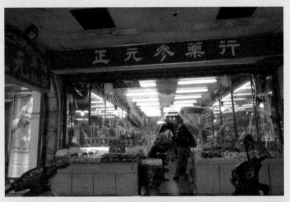
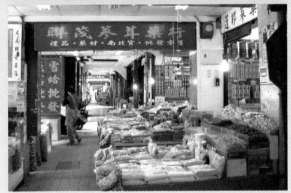

台北迪化街上的中药店

窝琳琅满目，常见药材应有尽有。十全大补汤等补益药格外畅销，足见台湾地区民众对中药的支持和认同。

生元药行是一家具有代表性的老中药店，店内的装潢古色古香，令人赏心悦目。据台湾地区中药商业同业公会林承彬理事长介绍，迪化街是台湾地区中药贸易的发祥地，随着台湾地区的经济转型、贸易方式变化，现在其中药贸易规模已远不如从前。在这条不足800米的街道上，繁盛时期曾有200家中药店，现今尚有80余家，仍是台湾地区中药贸易最集中的地方。每逢春节，这里都会有盛大的年货集市。迪化街使用繁体字招牌，有些中药店名称竟和香港地区的店铺名完全相同，如百昌堂、百成堂等。如果不听当地人讲话，恍如在逛香港的高升街呢！

漫步老街，会有这样一种感觉，这里最大的特色不仅在于货品优质、价格合理，更在于品种齐全，除了有传统的药材、饮片、中成药以外，还有新型的"科学中药"。此外，香草茶与西草药同样有一席之地，如桂圆姜母茶、八仙果等。

在炮制方面，台湾地区的饮片制作与用料独具风格，蜜炙饮片时多用龙眼蜜。由于受法律法规的限制，现三七染色者已属少见，传统中药店的硫黄熏室也多撤除，坐堂医在店厅中不复存在。值得一提的是，自2006年开始，相关部门规定，约300种中药饮片必须要用塑胶包装，并要同食品一样附有来源与质量指标的标签。虽说这点改进看似平常，但在中药的规范化管理方面，的确迈进了一大步。

据粗略观察，台湾地区中药市场中药材品种混淆的问题依旧存在，要彻底解决尚需时日。笔者在一家店铺见到一份打印出来的中药处方，一些地方习用名令人不知所云，如将半夏冠以"地文"，何首乌冠以"山奴"等，经过察看药材，方识得"真身"。

在生药店敞开的铺面前，堆放着许多青翠的鲜草药，朝露未退，散发着阵阵药香。店员忙碌地将鱼腥草、芦荟、仙人掌、桑叶、草珊瑚、杠板归、穿心莲、大蓟、榕树根、委陵菜、含羞草、地耳草等进行分类、切制，并将其剩余者悬挂屋中备用。有一次由于多日旅途奔波，笔者有些上火，嗓子发痒，些许生痰。恰好途经士林夜市，笔者买了一杯刚刚榨好并加热的甘蔗汁服下，第二天一早醒来，已是神清气爽。

鲜草药为中医用药的一大特色，在我国南方民间一直被使用，也有早市卖草药的民俗习惯，而且种类繁多。在中越边境的广西靖西，曾有逢节集市卖草药的民俗。不过像台北迪化街这样，草药售卖如此集中，货品如此众多，又深入闹市，每日供应，并不多见。

现在国际市场上，保健品以中草药茶最多，尤其在亚热带与热带地区，百草茶、凉茶、苦茶更是随处可见。虽然中药凉茶现已被列入我国非物质文化遗产名录，但其确切疗效与安全性均未见于典籍，相关现代文献亦少，这也是中草药研究领域的一大空白。

3. 产业创新

斗转星移，日月如梭，随着时代的变迁和社会的发展，迪化街将愈加显示其历史价值，现在这里也成了了解我国文化与当地民俗的好去处。

台湾地区的中药产业在20世纪80年代发展迅速，尤其以中药颗粒剂为主。台湾地区称这种植物提取物为"科学中药"。在台湾地区，现在规模比较大的科学中药制药企业有6家：台北的顺天堂药厂股份有限公司、新北的胜昌制药厂股份有限公司、桃园的科达制药股份有限公司、台中的明通化学制药股份有限公司、台南的港香兰药厂股份有限公司和高雄的庄松荣制药厂有限公司。

台湾地区使用的中药，包括中药原料药，主要从大陆购买。不少企业也前往大陆开办工厂，并对原料采购、生产流程、产品检验、售后反馈等方面进行严格监管。

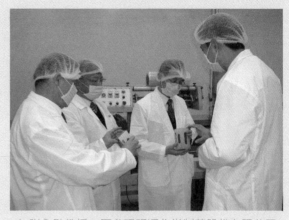

与张永勋教授一同参观明通化学制药股份有限公司

笔者拜会了高雄杏豪贸易股份有限公司的郑炳升董事长。郑先生十分重视把好药材质量关，他说他把香港浸会大学中医药学院编著的《香港容易混淆中药》一书作为日常工作的参考书。在庄松荣制药厂有限公司的药材保管仓库，笔者见到了庄孝彰总经理，他用特制的密闭塑胶桶保存中药，很有特色。常听到有人抱怨："好的药材都到哪里去了？"在这里笔者似乎找到了答案。此外，台湾地区除了有从大陆购买的药材以外，也有质量堪称上乘的外来药材，如阿富汗的甘草等。在台湾地区，科学中药的单味药约有450种，常用复方约有300种。对这类剂型的定义和应用，中医药界尚有争议。有人认为，以剂型描述为"中药颗粒冲剂"较为客观。"科学中药"的名称容易使人误解此剂型的性质。由于台湾地区全民健康保险目前仅纳入了这一剂型，结果遏止了中药饮片和其他剂型的发展和应用。"科学中药"及"中药配方颗粒"，是中药生产技术和应用方式的一种进步，但尚有值得探讨之处。此剂型方便病人服用，无须费时费力煎煮或委托药房代煎。然而，此剂型与传统中药饮片共煎汤剂的等效性尚缺乏深入研究，台湾地区中药界同仁也认为，对于"科学中药"的认识与应用需更多的经验累积和学术研究。

台湾地区一些药厂生产的产品也向多元化发展，产品增加了颗粒剂、保健品和西药。如台湾地区生产的紫云膏，源自明代陈实功的《外科正宗》，由紫草、当归、冰片、胡麻油等组成，是治疗湿疹等皮肤病的良方，现在已是我国台湾地区和日本家庭中的常备药。紫云膏还可应用在"麦粒灸"的治疗中，能防止烫伤，疗效显著。

台湾地区的中药生产、新药研发及临床应用应向何处去？台湾地区中药界同仁意识到，中药发展的方向不应只走中药颗粒制剂的"独木桥"，中药饮片与其他剂型也应当在符合卫生监管的前提下，继续生产与应用。只是这一问题因涉及健康保险制度，不是中药界人士所能左右的。同时，他们也认为，医药不能脱节，以免重蹈日本"小柴胡汤事件"的覆辙。对于这些问题，其实中药界人士已经达成共识。相信随着交流的深入、合作研究的进行，中药产品无论是否冠以"科学"之名，其生产与应用的科学化进程定会加快。

台湾地区人才比例失调的现象较为明显，科技人才供过于求。20世纪50年代，大陆一大批西医高才生潜心钻研中医，取得了不菲的成绩，而在台湾地区，科技人才多难以接受中医药理论体系，或对传统中医药研究缺乏兴趣。关于如何开展传统中医药研究，台湾地区正处于探索阶段。台湾地区目前也存在单纯追求高技术手段的现象，很多研究只将中药作为实验材料，而忽略中药在中医理论体系中的功效与应用；或一味强调英文论文的影响因子，而脱离了中医药研究的主体。笔者在一次对台湾地区某项研究进行内部评估时，曾经坦言"有质，有量，无方向"。在传统中医药研究过程中，片面强调高科技及流行新技术的引入而忽视其他方面，将导致中医药研究的畸形发展。笔者曾听说，台湾地区的一位项目申请人准备做防风通圣散的研究，当评审人提问"圣"为何字时，申请人脱口而出："应当是胜利的胜。"当评审人再次追问时，申请人似悟其或与医学有关，随即改口"通肾"，可见他对自己研究对象的背景知识了解欠缺。完全没有中医药背景知识的人研究中药，难免盲目。

"业承一祖，道传八方"，这是1998年年初在台湾地区访问时，我们赠送给台湾地区同仁的一副对联。这些年来笔者愈加深切地感受到，中医药是与两岸民众生命健康密切相关的中华文化之精华，是两岸文化交流与沟通的桥梁，是我国在世界医药文明中独具特色的人文资源，也充满着无限商机。

全世界的华夏儿女齐心合力，寻宝、探宝、护宝，一定能使中医药这一中华文化的瑰宝进发出更加璀璨的光芒。

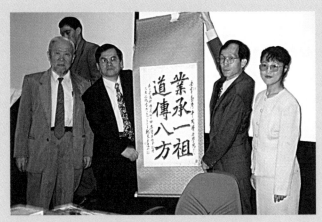

业承一祖，道传八方

香远益清金莲花

澳门一直是中西文化融合共存的地方。从传教士利玛窦到孙中山先生，他们都与中医药有着紧密的联系。当地中医药受到广东文化与外来文化的影响，且融合了多元文化下的民风民俗。

提到澳门，人们往往会说那是一座赌城。的确，博彩业曾是这里重要的经济支柱。笔者曾多次走访澳门，目睹了这片土地上发生的翻天覆地的变化。

1999年12月20日，我国政府恢复对澳门行使主权后，澳门比昔日更加繁荣。澳门回归之前，当地人口约为40万人，随着经济的发展，外来人口不断增加，近年人口已经增加到70余万人。原来被海水分割的3个部分——澳门半岛、氹仔岛、路环岛，已被三座大桥连在了一起，路环岛与氹仔岛间更是已经填成了一片陆地，修建了路氹连贯公路。如今澳门填海工程还在继续，四处仍在兴建各种设施，一座座新建筑拔地而起。澳门不但有了自己的机场，而且码头数量也增加了。一次澳门会议主办方安排人来接站，可当笔者到达后，一直没有见到接站之人，后来才知道，原来第二个客运码头已经投入了运营。

这个曾被葡萄牙殖民政府统治400年之久的弹丸小城，有文化发展的空间吗？中医药的地位有变化吗？这些是从事中医药工作多年的笔者一直探求的问题。

1. 利玛窦与中国

澳门从400多年前开埠，一直是中西文化融合共存的地方，在中外物质和文化交流方面都起到了枢纽作用。

至今澳门仍保留着大量的历史文化遗迹，并在当年的古炮台遗址上修建起了历史博物馆。在博物馆入门展厅的左右两侧，分别矗立着秦始皇兵马俑与1世纪葡萄牙卢济塔尼亚武士的花岗岩雕像。分布在馆内三层的展品和图片展现了数百年来澳门的历史变迁，华人与葡萄牙人在澳门的贸易、宗教和文化的往来，以及澳门的传统文化。在博物馆正门的左前方，有一座2010年为纪念利玛窦逝世400周年所铸造的铜像。离

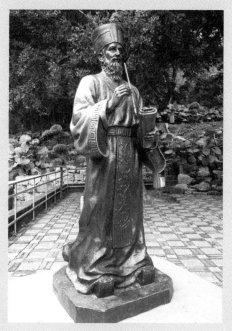

利玛窦像

炮台不远处则是利玛窦中学。

利玛窦生于 1552 年，明万历十年（1582）来华传教，到达的第一站就是澳门。他既是天主教在中国传教的开拓者之一，也是第一位阅读中国文学并对中国典籍进行钻研的西方学者。他以西方传教士的身份，用汉语著述的方式传播天主教教义。他脱下洋服，换上唐装，学习粤语。翌年，他便进入内地，并广交中国官员和社会名流。1601 年，他进入北京。利玛窦除传播天主教外，还传播西方天文学、数学、地理学等知识。他曾与徐光启等人合译《几何原本》等著作，不仅为中西交流做出了重要贡献，而且对日本和朝鲜半岛认识西方文明产生了重要影响。利玛窦不仅是 17 世纪以来"西学东渐"的第一人，也为"东学西渐"做出了重要贡献。

在大航海时代，葡萄牙扮演了重要的角色。在东西方贸易中，除了丝绸、瓷器，茶叶与中药材也占有很大的比例，如斯里兰卡的肉桂、印度的檀香、印度尼西亚的胡椒、中国的茶叶、南亚的肉豆蔻及丁香等。葡萄牙人可谓是最早认识古老东方香料的欧洲人。葡萄牙人以澳门为基地或中转站，在将这些物资源源不断地输入欧洲以赚取丰厚利润的同时，还将其引种到非洲、南美洲，促进了贸易的全球化与物种的大交换。正是这些看似不起眼的药草，在医人活命的同时，使人们的生活更加丰富多彩，使人类的历史更为跌宕起伏，并牵动了经济，改变了环境，融合了文化，也影响着人类的命运。谁又会想到，由茶叶、胡椒、丁香引发的一次次贸易摩擦以致战争，又与澳门有着历史渊源呢？

在澳门的老建筑中，笔者注意到其中两栋均冠以"同善堂"字样。笔者经过了解得知，创办于 1892 年的同善堂是一家民间慈善机构，日常的主要服务包括助贫施济、赠医施药、免费教育、免费托儿及紧急救援等内容。

2012 年，在同善堂成立 120 周年之际，同善堂值理会决定对同善堂总部的一座三层西洋式小楼进行改造，作为同善堂的历史档案陈列馆。这座小楼建成于 1924 年，一层过去是中医诊所的候诊室，现在为对外开放参观的主要空间；二层是办事处和会议室；三层过去是私塾，现在存放着一些文物，但参观一般要提前预约，而笔者作为不速之客，只能通过楼下的视频，从屏幕上看到孔子神龛、澳门现存最长的木楹联、古典家具、病案等珍贵的历史文物。

以大三巴牌坊为标志物的历史城区被列入世界文化遗产，见证着澳门的历史。在附近的人行道上，年代久远的鹅卵石平整光滑，镶嵌着海洋动物、船只等图案。道路两旁散布着葡萄牙风格的粉红色、鹅黄色与白色的建筑。在曲折的老街上，游人摩肩接踵。土特产店、传统手工艺店、古玩店、海产

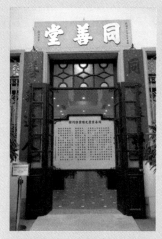

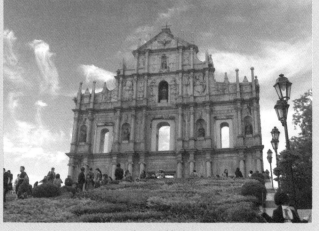

同善堂的历史档案陈列馆　　　　　　　　　大三巴牌坊

品店、药店鳞次栉比，鲍肚、鱼翅、参茸、虫草、燕窝老店的百年匾额与霓虹灯招牌新旧交错。

2. 孙中山与镜湖医院

在澳门镜湖医院前，矗立着一座青年孙中山的铜像。他英姿勃勃，身着中国传统对襟褂子，外披白大衣。陪笔者前来的李绍平教授说，这是世界上唯一一座孙中山先生医生形象的铜像。

孙中山先生于1892年毕业于香港西医书院（今香港大学医学院），甫出校门，便来到澳门镜湖医院开始行医。

镜湖医院创立于1871年，为一家传统的中医慈善医院，多年来赠医施药，救助民众。镜湖医院与中国香港的东华三院、新加坡的同济医院、马来西亚的同善医院创立于同一时期，体现了华人存心济世的品德与坚韧不拔的毅力，凝聚着中华民族之魂。

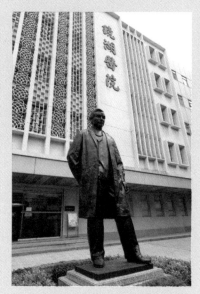

镜湖医院的孙中山铜像

镜湖医院创立时，中华民族正处于水深火热之中，住在澳门的中国人尤其是草根阶层，生活比以往更为艰难，若遇天灾，则生存更是难以为继。镜湖医院除了医疗服务外，还开展了多种慈善工作，如救济贫苦、施粥赈灾、赠棺殓葬、办药店、办义学等，做了许多裨益群生的善事。

孙中山先生少年时代就到过澳门，其父孙达成早年在此做过鞋匠。在香港求学期间，孙中山先生经澳门往返于故乡香山县与香港。当时，澳门已经不在清朝政府管辖范围内，民主思潮在澳门开始广泛传播，这无形之中为孙中山先生开展革命活动提供了有利条件。正如孙中山先生在《建国方略》中所述："予卒业之后，悬壶于澳门、羊城两地以问世，而实则为革命运动之开始也。"

孙中山先生就读于香港西医书院的最后一年，应镜湖医院的曹善业和何穗田邀请，来澳门为当地富绅张心湖的太夫人治病。由于药到病除，孙中山先生的医术被认可，遂名声大震。张心湖与镜湖医院关系密切，且是一位民主思想深厚的维新人士。由于孙中山先生在澳门人脉很广，因此，他刚一毕业便得到镜湖医院的邀请，也顺理成章地选择就职于此。1892 年，孙中山先生在短短几个月之内，两次得到镜湖医院的借款支持，计本银 2400 元，得以在澳门开设中西药局和孙医馆，而这些银两的数目接近镜湖医院当年全年支出的一半。

在现存的史料中，可见到一则孙中山先生在澳门开设中西药局的广告，广告中写道："本局拣选中西地道良药各按中西制法分配成方。中药则膏丹丸散色色俱全，并择上品药料监工督制，每日所发汤剂皆系鲜明饮片，参芪桂术不惜重资购储极品，以待士商惠顾冀为传播。"这则短文反映了当时澳门的社会需求，同时也证明了孙中山先生是中西医并用的先驱。

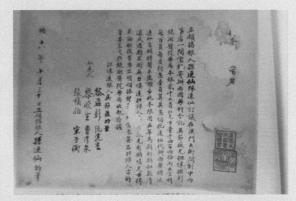

孙中山先生的借款单

孙中山先生每天在镜湖医院、中西药局、孙医馆三处应诊，每处 2 个小时。他免费医治，以惠贫穷；疗效显著，故求医者众。在 1893年出版的《镜海丛报》中，有人撰文赞扬孙中山先生这位澳门历史上第一位华人西医的医术与医德。

世人言："不为良相，

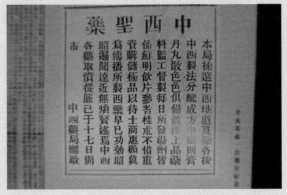

孙中山先生所开中西药局的广告

便为良医。" 孙中山先生则反其道而行之。由于目睹了清朝政府的腐败，孙中山先生深切地感到，比治病救人更为紧要的是唤醒民众，于是弃医从文，开创了革命伟业。

镜湖医院是孙中山先生认识世界、迈向世界的出发点。他领导的辛亥革命翻开了中国近代史的新篇章。他的丰功伟绩不仅为澳门增辉，也对日后镜湖医院中西医并重发展产生了深远的影响。

3. 太湖世界文化论坛在澳门

文化是一个国家的灵魂血脉，是一个民族的精神家园；科学是社会发展的动力；健康是人类生存的基础。源远流长的中医药集文化、科学、健康于一体，是中华民族精神文明和物质文明的一种具体体现。

太湖世界文化论坛得到我国政府的高度重视与大力支持，是继博鳌亚洲论坛之后，我国第一个自主创立的以论坛为组织名称的文化品牌。太湖世界文化论坛的中医药文化发展高级别会议，是中医药的文化盛会和高端学术会议，参会者来自近20个国家和地区，达千人之众，其中不乏中外文化界的顶尖级学者，国家领导人和一些外国政要也共襄盛举。

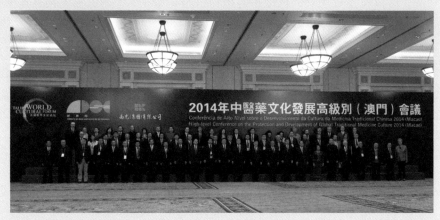

太湖世界文化论坛2014年中医药文化发展高级别（澳门）会议的嘉宾合影

中医药是中华文化对外交流的独特品牌，是我国特有的宝贵文化资源。弘扬祖国传统医药文化，有助于提高中华民族的国际影响力和竞争力。中医药潜在的经济效益巨大，在社会经济发展中大有用武之地。

目前，澳门特别行政区政府已经确定了中医药、会展、旅游和创意文化4个重点产业，希望以此为契机，不断为澳门的经济发展注入活力。同时，澳门特别行政区政府以中医药为载体，推动东西方的文化交流，通过加强文化软实力互动，以促进世界和平与发展。

4. 研修班授课体验

根据中国-葡语国家
经贸合作论坛（澳门）的
工作计划，由澳门大学承
办的"葡语系国家中医药
开发研修班"于 2012 年
11 月在澳门开办，开启了
港澳与葡语系国家之间的
中医药交流之门。笔者有

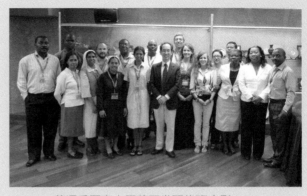

葡语系国家中医药开发研修班合影

幸成为这次研修班的讲者之一。几年过去了，那次经历依然令笔者印象深刻。

葡语系国家的传统医学有着悠久的历史，多以口传身授的方式在民间流传。
如今，葡语系国家认识到，传统医学与现代医学并用已经成为大的趋势。只有
建立传统医学相关的教学和研究机构，改善科研环境，注重人才培育，提高创
新能力，才能更好地开发当地药用植物资源，进而带动相关健康产业的发展。
这期研修班的 20 多名学员来自 7 个国家，其中，既有政府官员、企业界代表，
也有执业医师和执业药师。研修班的学员们各有期待，有的为寻医问药而来，
有的为寻找开发当地传统药物资源的方向而来。

在研修班 3 个小时的课程中，学习气氛十分热烈。学员们边记笔记，边
提问题，不知不觉已到下午 1 时，大家都意犹未尽。要不是当日下午笔者需
要返回香港，讨论还会持续下去。笔者希望并相信，此批学员在不久的将来
或许会成为中国与葡语系国家传统医药交流的使者。中医药在对外交流过程
中必将不断完善，进而为人类做出新的贡献。

莲花是澳门特别行政区的区花。宋代周敦颐的《爱莲说》写道："出淤
泥而不染，濯清涟而不妖。"在博彩业、旅游业发达的澳门，要弘扬传统文化，
发展中医药，没有点定力是做不到的。愿澳门的中医药事业及其他文化事业
不断发展，如莲花一样出淤泥而不染，香远益清。

赵中振

2020 年 10 月

目 录

世界传统医药之旅　　　　　　　　　　　　　　　1

扶桑学途归去来——日本Ⅰ　　　　　　　　　　13

但求珍本步东瀛——日本Ⅱ　　　　　　　　　　23

东医韩药亦风流——韩国　　　　　　　　　　　31

越南医药连华夏——越南　　　　　　　　　　　39

东马探险谓无忌——马来西亚　　　　　　　　　47

南洋姬花留人香——新加坡　　　　　　　　　　55

花开佛国曼陀罗——泰国　　　　　　　　　　　63

微笑吴哥寻龙脑——柬埔寨　　　　　　　　　　71

初探南洋千岛国——印度尼西亚　　　　　　　　77

婆娑树下遇猴枣——印度　　　　　　　　　　　85

绚丽缤纷孟加拉——孟加拉国　　　　　　　　　93

千年荒漠乳香浓——阿曼　　　　　　　　　　　99

浴火重生黎巴嫩——黎巴嫩　　　　　　　　　107

油城香市阿联酋——阿联酋　　115

文明融合土耳其——土耳其　　121

万里寻真俄罗斯——俄罗斯　　127

回眸一顾七千年——埃及　　133

长空大路通罗马——意大利　　141

寻迹中药在英伦——英国Ⅰ　　147

寰宇草木会邱园——英国Ⅱ　　153

孟夏漫行法兰西——法国　　161

东学西渐德意志——德国　　169

林深交响谱群芳——奥地利　　175

风驰荷兰郁金香——荷兰　　183

盛夏北欧见闻录——北欧　　191

银针引领新时代——美国Ⅰ　　199

世纪惊叹金华昌——美国Ⅱ　　205

走访天然墨西哥——墨西哥   213

广阔天地任君行——澳大利亚   231

最忆五色新西兰——新西兰   239

纯净南极腽肭考——南极洲   245

世界传统医药之旅

近些年，笔者在世界各地进行了传统药物学的考察，到访过七大洲 40 多个国家和地区，结合自己多年的经验和收集的有关素材，以全球化的视野，讲述从古至今有关世界传统医药的故事。本书回顾了东西方传统医学交流过程中的一些重要历史事件，介绍目前海外中医药发展的现状，对未来世界传统医药发展进行思考与展望。同时，笔者倡议并策划了大型系列文献纪录片《本草无疆》，由中国中医药出版社统筹推出。

自古以来，中医药就是我国对外文化与经济交流的重要内容。我国出口的有茶叶、药材、瓷器、漆器、丝绸等，引进了众多外来药材和香料，以及佛教、基督教、伊斯兰教和国外的科技与文化等。中外的交流既牵动了经济，改变了环境，融合了文化，也影响着人类的命运。目前，就中医药而言，已传播到全球 180 多个国家和地区。

在本书中，笔者尝试将走过的地方分为 10 站，让我们一同扬帆启程，进行一次世界传统医药之旅。

第一站　同根异枝萌新芽——日、韩、越

日本

日本的汉方医药源自中医药，并形成了自己的特色。我国汉代张仲景的《伤寒论》和宋代的《太平惠民和剂局方》在日本都有非常深远的影响。唐代高僧鉴真东渡，弘扬了佛法，传播了中医药，至今奈良正仓院还保存着当时的中药标本。《本草纲目》初版金陵本也流传到日本，一直被收藏、研究与应用。

日本是传统医药的一大消费市场，自 1976 年起，210 种汉方药制剂已经被纳入国民健康体系。目前，日本在汉方药的研究、临床应用与生产方面都卓有成效。

韩国

韩国最早有记载的医学就是中医学，在随后的几百年间形成了独特的韩医系统。1596 年，许浚通过参考大量我国的古医书开始编纂《东医宝鉴》。韩国的高丽参举世闻名，韩国的人参产业可谓经历了"以此为生，以此为业，以此为乐，以此为荣"的 4 个发展阶段。

韩国是一个多山的国家，蕴藏着丰富的药材资源，所产人参除自给自足之外，每年还可大量出口。

越南

越南地形南北狭长，看上去好似一条扁担挑着两个筐。越南自然资源丰富，药用植物种类超过 2000 种。目前，越南的传统医学与现代医学并行，其传统医学深受我国的影响，并逐渐演变成自己的医学系统，有"海上懒翁"等民族医药代表人物。

第二站　牵星过海到南洋——东南亚

马来西亚

马来西亚是一个拥有多元文化的国家，中医药在那里早已占有一席之地，而且近年来有着长足的发展。100 多年前，下南洋的华人开设了首家余仁生中药店。如今，崇尚自然、注重养生的理念越来越被大众所接受。马来西亚的特色药物"东革阿里"有"马来西亚人参"的美名，值得关注与深入研究。

新加坡

在新加坡的人口中，华人约占 70%。新加坡的同济医院是华人最早创办的中医院。由小小虎标万金油开创巨大产业的华侨胡文虎、胡文豹兄弟也将公司设立在新加坡。

泰国

泰国是信奉佛教的国家，是一个和谐的国度。泰国地处热带，雨量充沛，土地肥沃，一年四季都是收获季节。泰国传统医药与中医药有很多相似之处，追求大道至简，也就是强调平衡与整体观。近年来，从政府到民间，泰国传统医药都得到了重视，中医药在泰国的发展正在迎来黄金时期。

柬埔寨

吴哥窟是柬埔寨举世闻名的世界文化遗产。古老的柬埔寨水力资源丰富，土地肥沃，物产丰富，珍稀树种保存甚多，在那里人们可以找到最早制作龙脑香——梅花冰片的珍稀植物。

印度尼西亚

印度尼西亚是亚洲在南半球最大的国家，由 17000 多个岛屿组成，其植物资源仅次于巴西，位列世界第二。这里有大量的天然药用植物资源有待开发，其代表性传统草药制剂被称作"佳木"（JAMU），服用佳木已成为当地习俗。

第三站　文明古国看西域——南亚

印度

印度的地理位置与气候环境十分适合各种香料植物的生长。目前，印度是全球首要的香料生产、进出口和消费大国。

印度的传统医学内容很丰富，不但有阿育吠陀医学，还有悉达医学、尤那尼医学、自然疗法、顺势疗法。

印度传统医学有很多独到之处，早在我国汉代，佛教传入我国后，印度传统医学便对我国的医药发展产生了诸多影响。

孟加拉国

孟加拉国盛产天然染料与香料。人们将黄包车装扮得像接新娘的花轿，车夫的裙裤几乎没有相同的颜色，有些人连自己的胡须都染成了彩色的。2018年1月，在孟加拉国首都达卡成功举办了第十八届国际传统药物学大会。在孟加拉国同样流行传统药物疗法。

第四站　荒漠千年乳香浓——西亚

阿曼

宋代时我国的商船就已开至阿曼。在古代，阿曼素以擅长航海与造船而闻名，为开辟我国和阿拉伯国家之间的海上丝绸之路，做出了积极贡献。树脂类香料——乳香的交易中心从古至今都在阿曼。在临床上，乳香经常与没药一起配伍使用，成为中医常见的活血化瘀的药材。

黎巴嫩

文化的传承离不开语言、文字和文物，黎巴嫩国土面积虽小，却对世界文明史上这3个方面都做出了巨大贡献。该国历史悠久，一个个古代遗迹证明了其曾拥有辉煌的文明。

黎巴嫩和相邻的中东地区以阿拉伯传统医学为主，阿拉伯传统医学对于亚洲、欧洲、北美洲的医学发展有着重要的影响。

阿联酋

自香料由海路从印度运往欧洲开始，阿拉伯商人便成了世界香料交流的使者，途中经过阿拉伯半岛、红海、埃及的亚历山大港等地。如今那里的香料市场依旧热闹非凡。自从在海湾地区发现了石油，其经济迅猛发展，阿联酋声名鹊起，迪拜一跃成为世界级的大都市。

第五站 东西文明架虹桥——欧亚

土耳其

土耳其横跨欧亚大陆，东西方文明在此交融碰撞，"你中有我，我中有你"。

沿着丝绸之路，我国的瓷器行销海外。同时，土耳其人也制作出了自己的瓷器，自成体系。土耳其还是世界上最大的番红花集散地，随处可见一瓶瓶的番红花出售。番红花享有 3 个世界之最：最贵的药用植物，最好的染料，最高档的香料。

俄罗斯

俄罗斯在传统医学的发展方面自成体系。随着世界针刺麻醉热的兴起，中药进入俄罗斯，成为中俄医药交流的重要领域。

莫斯科大学是俄罗斯规模最大的名校。60 位世界级科学家的塑像在这里展示，我国著名医学家李时珍和杰出的数学家、天文学家祖冲之位列其中。

在莫斯科郊外，建于 1951 年的全俄药用与芳香植物研究所是俄罗斯重要的植物研究基地，曾对我国的药用植物学研究起到示范作用。

圣彼得堡国立大学是东方文献的主要珍藏地之一，藏有《本草纲目》明末清初的 5 个早期刻本。

第六站　回眸一顾七千年——非洲

埃及

古埃及人的造纸术是独一无二的，他们用纸莎草十字编织莎草纸，古埃及医学便是通过莎草纸传承了几千年。

如今的芳香疗法可以追溯到古埃及。香料是古埃及重要的贸易物品之一，亚历山大港的繁盛便得益于香料的贸易。不仅埃及盛产精油，而且埃及人爱用精油。香料、香水店铺遍布大街小巷，琳琅满目的香料包括姜黄、胡椒、丁香、肉豆蔻、小茴香、小豆蔻等。

南非

非洲多数地区以非洲传统医学为主，民间医学实践经验丰富，但其自然资源的分布很不均衡。非洲面积广阔，气候多样，植被丰富，广泛分布着沙漠、草原、雨林等。很多非洲传统的民间草药治疗经验面临失传，亟待整理与传承。非洲给人的印象往往是荒漠贫瘠，但南非并不荒芜。在南非的首都开普敦有中医药店，为非洲传统医药业注入了活力。

第七站　文艺复兴领风骚——欧洲

意大利

在意大利，古老的油画、雕塑、建筑和老字号的品牌到处可见，历尽沧桑的橄榄树仿佛在向人们致意。意大利人同时具有开放与内敛的特征。在这块神奇的土地上，绽放出了文艺复兴之花。马可·波罗（Marco Polo）和利玛窦（Matteo Ricci）都为中意文化交流做出了重大贡献。最早将中医药相关的信息、药物带到欧洲的就是传教士。罗马国立中央图书馆里珍藏着我国的古籍善本——明代官修《本草品汇精要》。

英国

英国伦敦自然历史博物馆里珍藏着 300 年前来自我国的中药，这对于探索东西方药物交流的历史极具参考价值。英国在现代植物分类学方面一直位于世界前列。位于伦敦的英国皇家植物园——邱园目前保存了超过 700 万份的植物标本，并建立了中药鉴定和保护中心。20 世纪 80 年代，来自广东的罗鼎辉医生用中药治愈了许多令西医感到棘手的湿疹病人，引发了英国的中医药热潮。

法国

2011 年，联合国教育、科学及文化组织（UNESCO）将《黄帝内经》《本草纲目》纳入《世界记忆名录》。2018 年 5 月 16 日，由世界中医药学会联合会（以下简称世中联）主办的第六届中欧中医药国际合作与发展论坛开幕式暨世中联法国中医药中心揭牌及纪念李时珍诞辰 500 周年"中医中药世界行"全球启动仪式在法国巴黎联合国教育、科学及文化组织总部隆重召开，对推动中医药的国际化与对外交流的意义非凡。

德国

德国不仅是新药研发与生产大国，也是欧洲使用植物药最多的国家。德国在对他国传统医学的现代研发方面很有建树，且对古老的中医药有着浓厚的兴趣，著名国际期刊《药用植物》（*Planta Medica*）即诞生于此。

在与我国传统医药的文化交流方面，德国涌现出很多卓越的学者，文树德（Paul Ulrich Unschuld）教授就是其中一位。

奥地利

奥地利是个浪漫的国度，仿佛沉浸在绿色的海洋中。在优雅欢乐的音乐声中，经济、教育、文化并行。2013 年，在奥地利格拉茨大学举办了第十二届中药全球化联盟研讨会，300 多名与会代表通过大会携手推动中药的现代化与国际化。

荷兰

荷兰地处欧洲大陆西北部，面朝大西洋的北海，背靠广袤的欧洲大陆，是以贸易见长的国度。15—17 世纪的地理大发现给欧洲带来了前所未有的商业繁荣。喜欢贸易、收藏的荷兰商人也少不了收集我国的工艺品及药物等，在莱顿博物馆里就收藏了大批来自东方的生药、植物标本。

北欧

北欧诸国唇齿相依，有着千丝万缕的联系。瑞典、丹麦等国都是世界上公认的高福利国家，拥有完善的社会保障制度。18 世纪，瑞典生物学家林奈倡导双名法，为现代动植物命名法奠定了基础，是"现代生物分类学之父"。由瑞典另一位名人诺贝尔的遗产创立的诺贝尔奖，推动着人类科学事业的发展。2015 年，我国屠呦呦教授因发现抗疟新药青蒿素而获得了诺贝尔生理学或医学奖。

第八站　海纳百川新大陆——美洲

北美洲

说到美洲，首先要提到的是最早发现于加拿大密林中的原生植物——现在北美洲栽培成功的"后起之秀"——西洋参。西洋参业已成为外来中药的代表。

追溯至百年前，伴随着大淘金时代华人在美国创业，中医药也来到了美国。俄勒冈州金华昌公司的创始人曾是海外华人创业的先驱、北美杏林的楷模，如今，金华昌公司已成为历史遗产保护区，是一面百年不倒的华人锦旗。

20 世纪 70 年代，一篇关于针灸解除手术后疼痛的报道引发了美国的针灸热。现在美国有近 3 万名针灸师，美国食品和药物管理局（FDA）公布了新的植物药标准，《美国药典》也正在收入中药的标准。

墨西哥具有悠久的历史、古老的文明、丰饶的自然资源。墨西哥的传统医药发展潜力巨大，中墨两国在传统医药领域的交流与合作空间也十分宽广。

南美洲

南美洲自然条件优越，气候潮湿，雨量充足，是世界上植物资源最丰富的地区。南美洲的传统医药有着悠久的历史和独特的优势。番薯、玉米、辣椒、番茄、马铃薯、烟草等诸多经济作物原产于南美洲，此地出产的传统药物金鸡纳、吐根等在世界范围内广泛应用。南美洲的植物资源可以用"大药库"来形容，而亚马孙河流域还有很多资源尚未开发，需要更加合理的保护与利用。

第九站　广阔天地任君行——大洋洲

澳大利亚

位于南半球的澳大利亚地广人稀，人口约为 2500 万人，其陆地面积约是中国的 80%。澳大利亚原住民具有一定的民间医药基础，但流行的民间传统医疗方式很少，以现代医学为主。大部分药用植物为温带和寒温带植物，有很多资源可利用，尚待开发。

近年来，澳大利亚开始关注中医药，并成立了中医管理局，以鼓励中医的发展。有不少农场、庄园都计划栽培中药，不过澳大利亚与中国存在很大差别，有许多需要考虑的因素。如欲前往一个新的地方栽培中药，则首先应考虑当地的生态环境、品种和市场需求，并做好调研，这是必要的前提。

<u>新西兰</u>

在新西兰，人与大自然融为一体。新西兰的青，是起伏连绵的草原，是苍翠交织的山林，是耀眼神秘的湖泊。新西兰的红，是晚霞相伴的夕阳，是初夏怒放的鲜花，是印证地球生命起源的红石滩。新西兰的黄，是绿野中片片金黄的油菜花田，是满山遍野苍黄的茅草山，是给山坡染上嫩黄的槐花丛。新西兰的白，是悠闲的羊群，是山峰圣洁的冰川，是变幻的白云。新西兰的黑，是代表着高雅的色之黑，是衬托着繁星的夜之黑，是萤火虫赖以生存的洞之黑。高大的银蕨是新西兰的国花。不但在人们的餐桌上可见到蕨类植物，药铺里也不乏它的踪影。

第十站　纯净南极腽肭考——南极洲

南极大陆拥有众多的世界之最，是最干燥、最寒冷、最神秘的大陆。那里常年被冰雪覆盖，却蕴藏着许多自然资源。在那里生活的极地动物与中医药有着些许联系。人类对于中药海狗肾的探索应当经历了一个从近海向极地拓展的过程，不过在南极，相对于开发，更为重要的是保护。人类应共同呵护南极，携手保护地球上的那片净土。

本草无疆正扬帆

我国国土幅员辽阔，文化延续数千年，中医药不断地得以继承和创新，如今已茁壮成长为世界传统医药之林中的参天大树，根深叶茂，枝繁果丰。

在对外交流的过程中，我们不仅可以学习外国先进的科学技术，而且可以了解其自然资源与借鉴其民间传统用药经验。中医药在国际化的进程中也在吸收着外来营养而健康发展。在世界众多的药用植物种类中，我国占了其中 1/3，另外 2/3 在哪里？都有哪些功效？这些问题值得进一步研究与探索。

　　我们应当以更加开阔的视野与博大的胸怀，将世界各地的传统医药的宝贵经验与资源兼收并蓄。这将有利于丰富中医药的宝库，促进中医药理论、实践、临床的进一步发展，进而迎来中医药与其他国家的传统医药的协作发展时代。

　　中医药需要世界，世界需要中医药。中医药的种子已经撒向了世界，中医药之花必将开遍全球。

扶桑学途归去来

———————　日本 I　———————

　　1987 年 4 月，笔者第一次跨出国门。当时是应日方之邀，由中国中医研究院（今中国中医科学院）选派，笔者作为客座研究员到日本东京药科大学交流，1 年后回国。1990 年年底，笔者再赴日本，前后在日本学习和工作了 10 年。

　　那是笔者人生中精力最充沛、学习吸收能力最强的 10 年。10 年间，笔者获得了博士学位，在日本企业第一线做了 7 年中药鉴定工作，积累了中药研究的学识与经验；10 年间，笔者对于日本文化和日本人民有了较深入的了解；10 年间，异国生活、海外旅行、与各地的人接触，这些之前几乎没有过的经历使笔者的人生有了更丰富的色彩。

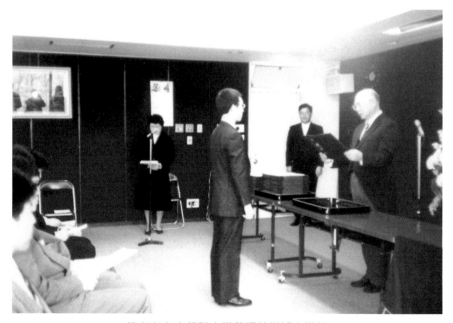

笔者在东京药科大学获得药学博士学位

笔者所在的东京药科大学是一所具有百年历史的学校，也是私立药学院校中规模最大、最典型的一所。中国生药界的老前辈赵燏黄先生早在辛亥革命时期曾就读于此。该校创立至今已有 2 万余名毕业生，人才济济，大都活跃在日本药学界。校园里种植了木兰科的 10 余种植物，学生食堂也是以"木兰"命名的。笔者所在研究室的时任教授指田丰，因发现了木兰科植物中的和厚朴酚而获得博士学位。

日本的很多词典和教科书都将"中医学"直接译成"汉方医学"，其实这并不准确，中医学与汉方医学有很大的区别。从历史源流看，汉方医学是中医学的一个海外流派。自公元 3 世纪开始，中医学经朝鲜半岛传入日本，后成为日本传统医学的主体。

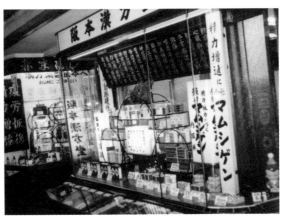

日本的汉方店

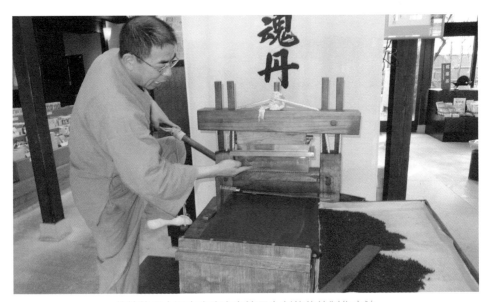

热情的日本汉方店店主在演示丸剂的传统制作方法

到了距今200多年的江户时代中期，为了与从荷兰传入的西洋医学"兰方"及日本自古以来的民间"和方"相区别，源自中国的传统医学在日本便被称为"汉方医学"。

日本市场上的中成药是由中国进口的，有的经日方重新包装销售。目前，在日本市场上可见的中成药有100多个品种，主要有片剂、丸剂（蜜丸、水蜜丸）、胶囊剂、颗粒剂等剂型。从数量和影响力上看，原四川华西医科大学制药厂生产、日本星火产业株式会社销售的冠元颗粒首屈一指。冠元颗粒是在中国冠心Ⅱ号方基础上加减而成的复方颗粒剂。该产品自1990年正式进入日本市场以来，在汉方医药市场上引起了轰动，销售量逐年上升。现在，汉方药越来越受欢迎，经营汉方药的店铺遍布全日本。日本的汉方药制剂已出口至世界许多国家。

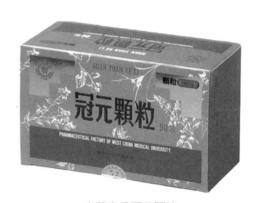

中药产品冠元颗粒

阿胶在临床上的应用十分广泛，疗效显著。在日本，以阿胶为主药的"妇宝当归膏"销售额一直位列前茅。

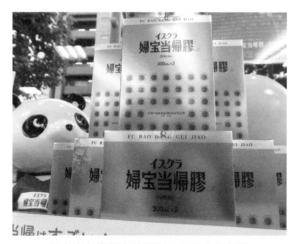

妇宝当归膏如今的衍生产品妇宝当归胶

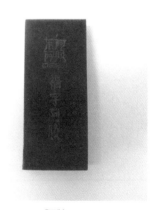

阿胶

1995 年的一个夏日，日本海关突然发出通告，禁止阿胶及其相关制品的进口，原因是此产品违反了国际自然保护条例。这一决定不但会影响中药的国际贸易，也使日本消费者对阿胶制品的需求得不到满足。日本政府部门对此高度重视，当日笔者以中医药专家的身份受邀来到日本海关接受咨询。

此事非同小可，不可等闲视之。笔者仔细查阅了相关资料。《华盛顿公约》收录了驴的学名，而制作阿胶的原料驴皮来自人工饲养的驴。驴的学名与其野生种一样，因而引起日本有关部门的误解。为了解决这个学术与实际脱节的问题，笔者便举了一个日本人生活中所熟悉的例子，即制作北京烤鸭用的鸭子同野生的绿头鸭使用同一学名。两种情况的性质完全一样，笔者将这个案例解释给日本海关的执法人员："如果照此处理，横滨中华街上备受日本消费者钟爱的北京烤鸭也要从餐桌上撤下来了吧。"经过讨论，日本海关执法人员认识到野生动物和养殖动物是两个不同的概念，阿胶及其相关制品可以继续进口到日本。为避免混淆，后来在所有进口资料中，驴的学名后加注"人工饲养"（domestic）字样。

在日本，有一个特别的组织——在日中国科学技术者联盟医学与药学协

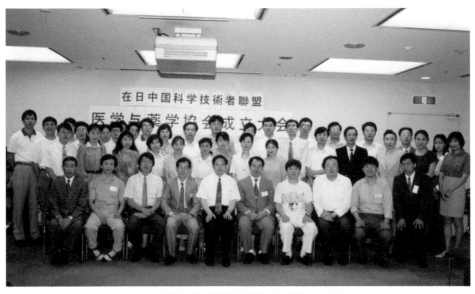

在日中国科学技术者联盟医学与药学协会成立大会

会（以下简称协会）。1996 年 6 月，协会正式成立之际，承蒙大家信赖，笔者被推选为会长。在"架桥、务实、贡献"的活动宗旨下，这里聚集了一批学术上有建树、肯奉献的访日学子。正是因为有这样一批中坚力量，协会才越办越红火。

戴昭宇是协会里的文豪，他当时在东洋学术出版社负责日文版《中医临床》等中医书刊的编辑工作，在协会活动中尤其注意人才资讯的收集，对在日中国医药学者的状况了如指掌。在他的主要策划下，编撰《日本传统医药学现状与趋势》的项目得以启动。1997 年，在该书的编撰过程中，昭宇博士生病住院，

他就将一摞摞书稿带到了病床上。在该书出版之际，曾一度遇到经费不足，又是他默默捐出 10 万日元。1999年，笔者离开日本后，协会在他的领导下继续发展。后来，他也来到香港浸会大学中医药学院，参与到培养杏林新人的工作中。

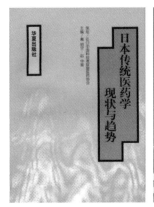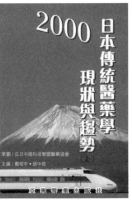

《日本传统医药学现状与趋势》中文简体版和繁体版封面

何仲涛是一位来自湖北省的名医，经由日本笹川医学奖学金推荐来日学习。他在东京创立了自己的诊所，从日本前首相到普通百姓皆慕名前往。何先生是一名老年病、妇科病专家，尤其长于不孕症的治疗，在日本有"送子观音"之美誉。何先生由于与台湾有关部门积极联系，还促成了协会代表团于 1998 年的访台交流活动。

奥洼夫妇——中日友好的民间使者

2008 年 11 月初，笔者收到了一封令人不安的电子邮件。邮件来自一对日本友人——奥洼夫妇。从信中得知，奥洼夫人身患肝癌，已经到了癌症晚期，

靠吗啡止痛，医生预计她的生命很难维持到月末。然而，令人感动的是，他们来函并不是为了告知这个令人悲痛的消息，而是表达奥洼夫人的强烈愿望：捐款 10 万美元，为香港浸会大学中医药学院设立一个中药奖学金，用以培育英才，促进中医药事业的发展。奥洼夫人在弥留之际，想到的竟是助力中药事业发展。读罢此信，笔者不禁热泪盈眶，一段段往事又浮现在脑海中。

笔者结识奥洼先生是在 1988 年的北京，已经 30 多年了。那时笔者只是一个普通的研究人员，和他并无交往。

想来笔者和奥洼先生真是很有缘分。1992 年，笔者在东京药科大学获得博士学位后，进入了日本星火产业株式会社的汉方研究中心工作。奥洼先生时任星火产业株式会社总部中国部部长。此后，笔者与他的接触渐渐多了起来。

奥洼先生是第二次世界大战后成长起来的日本人。这批人在日本被称为"团块世代"，译成中文应当为"出生于战后生育高峰期的日本社会基石"，他们身上有着勤奋、刻苦、奋发向上的优秀品质。他们平日像工蜂一样忙碌，日本经济的腾飞靠的正是这一代人。

奥洼先生是一位在事业上十分执着的人。20 世纪 60 年代中成药输入日本之初，日本民众对于中成药几乎一无所知。奥洼先生作为公司的推销员，首先从推广治疗皮癣的华佗膏寻找突破点。他提着小包挨家挨户地拜访客户，推介中成药。凭着执着的精神，从华佗膏、六味地黄丸、补中益气丸、舒筋丸、至宝三鞭丸，再到冠元颗粒，他让一个个中国名优中成药品种先后进入了日本市场。这一切都凝聚着奥洼先生的心血。

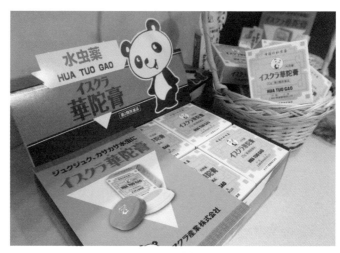

中成药华佗膏

为使中医药在日本得到普及，奥洼先生 40 年间往返中国超过 200 次。他所在的公司是热衷于中日友好的日本中药会社之一。他是让中医药走进日本市场的开拓者之一，在日本全国先后推动建立了超过 1000 家的中医药会员店。从 20 世纪中日关系未解冻的年代直到今天，近半个世纪以来，奥洼先生结交了各界的中国朋友。每逢新年，奥洼先生都会收到来自中国各地友人的贺卡，从外交部、对外贸易部、卫生部、中国人民对外友好协会，到大学、药厂，既有部长、教授、老中医，又有一般工作人员，可见中国人民对这位为中日友好和交流做出重要贡献的"民间外交家"的感激之情。

奥洼先生在公司是高级管理人员，平日不苟言笑，从不提工作之外的事情。在日本这个等级严明的纵向社会，他常给人一种不怒自威的感觉。虽然他不是中医药专业出身，但经过几十年在第一线工作的磨炼，他积累了丰富的中成药管理经验。他经常深入生产车间、包装车间、药材市场及药材生产基地，以至于后来在与科技人员探讨中成药片剂包装、丸剂霉变、颗粒结块等问题时，常可一针见血地指出关键问题之所在，堪称自学成才的中成药专家。笔者一直视奥洼先生为课堂之外最好的老师。奥洼先生为人正直，在日本星火产业株式会社的日本员工与中国员工中都拥有很高的威望。

奥洼先生在工作上吃苦耐劳，身先士卒。记得有一次他来笔者所在的汉方研究中心实验室检查工作，恰值日本连降数日大雨，实验室屋顶一处出现漏水，大家正忙着用盆和桶接水。只见奥洼先生脱下西装、解去领带，钻入满是泥灰的天棚，用塑料布补，用锤子钉，三下五除二就把问题解决了。

笔者更深入地了解奥洼先生的为人，是通过他的夫人奥洼荣子女士——一位典型的日本家庭主妇。他们与一般的日本工薪阶层一样，住在普通的居民公寓中，平日过着十分俭朴的生活。可每逢新年之际，他们都要把公司里的中国员工、来日进修生及其家属请到家中，十数年如一日，这在日本社会并不多见。在他们不宽敞的家中，有时招待多达几十位客人。荣子夫人为大家精心准备丰盛的日本餐饮，如昆布、年糕、鲷鱼、金箔酒等，所用到的各式各样的盘、碗、杯、碟至少上百件。因为每年都有新的研修生来，她不厌其烦地一遍遍讲解有关每种日本菜肴的习俗与典故。更令身处异国的中国学子们感动的是，在奥洼家中每年都可以吃到好似中国的水饺，不时从饺子馅中显现的贺喜钱币更令人喜出望外。在冬日的阳光下，大家围坐在奥洼家的暖炉旁，欢声笑语、其乐融融的场景至今令人难忘。

为了与中国朋友充分交流，荣子夫人从很早以前就开始坚持不懈地学习中文。同事们都把荣子夫人当作亲人，有些中国朋友虽离开日本回中国工作，但他们在日本求学的子女仍旧得到荣子夫人的关照。如今已经长大成人的孩子们都时常回忆起慈祥的荣子夫人，并保存着当年给他们发奖学金所用的新年"小红包"。

奥洼先生是一位十分重情谊的人，笔者自1999年来香港浸会大学中医药学院执教的20余年中，一直得到他的指导与关照。奥洼先生先后几次访问笔者所在的学院。他为香港中医药事业的发展而欣喜，对笔者的工作进展不断给予鼓励，同时也对中医药的发展提出了很多中肯的意见。

奥洼先生对中国文化、风土人情有着很深的了解，常戏称自己是"日本气管炎（妻管严）协会会长"。他对夫人荣子关爱有加，但从来公私分明。

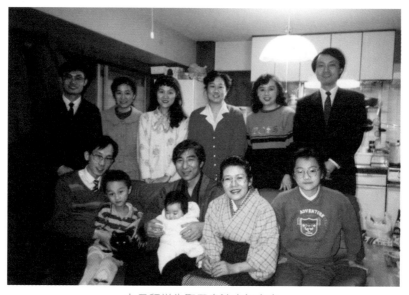

在日留学生聚于奥洼夫妇家中

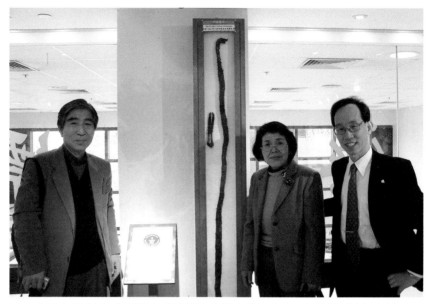

奥洼夫妇 2006 年初春在香港浸会大学中药标本中心与笔者（右）合影
（图中肉苁蓉被列入吉尼斯世界纪录）

在工作的 40 多年间，他往来中日之间数百次，但从来没有带过夫人荣子出游。2006 年初春，退休后的奥洼先生终于陪同夫人荣子来到香港。其间，笔者曾陪奥洼夫妇在维多利亚港湾短暂漫步，不曾想，荣子夫人当时已经身患绝症，这次相聚竟成了人生的永别。笔者更不知道，荣子夫人此行之后，竟默默许下了为笔者所在的香港浸会大学中医药学院捐赠的心愿。

人在生病时最需要用钱。笔者深知奥洼夫妇作为普通的工薪阶层，勤俭持家，节省下 10 万美元是何等不易。荣子夫人看病需要钱，未来奥洼先生养老也需要钱，让人怎能忍心接受这笔捐款。当笔者再度与奥洼先生联络，婉言谢绝此笔捐赠时，电话中传来了奥洼先生一如既往的爽朗、坚定的声音。他再次表达了与荣子夫人一起发自肺腑的意愿："请理解我们的心愿，赶快办，拜托了。"

笔者明白，这一"拜托"不单单是对笔者个人工作的支持，更是一种重托，是对中日友好交流的珍视，是这对日本友人对中医药事业发展的期盼。

2008 年 11 月 19 日，笔者惊悉噩耗，荣子夫人已于上午 11 时 51 分与世长辞。奥洼先生来电转达：荣子夫人临终前得知通过最快的手续设立奖学金事宜已落实而深感欣慰，能为中医药事业的发展尽最后的绵薄之力，荣子夫人终于含笑九泉。

2009年，奥洼先生手捧荣子夫人的遗像，不顾身患重感冒，如期赴约，参加了香港浸会大学中医药学院举办的奖学金捐赠仪式。在此之前，他刚刚驾车陪伴荣子夫人的骨灰完成了环绕日本的旅行。

笔者与奥洼先生相识20余年，在他领导的部门共事7年，深深地为其精神所感染。荣子夫人虽然离开了我们，但她留给我们的除了一笔奖学金外，还有更为宝贵的精神财富。

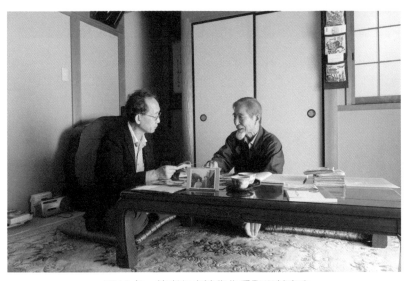

2018年，笔者与奥洼先生重聚于其家中

历史与文化是最具凝聚力的药之魂。与其他国家和地区的传统医药相比，与中医药相关的史料、文物和非物质文化遗产最为丰富。笔者越来越感觉到在中医药传统文化的继承与传播上要做的事情还有很多。

在日本学习、工作与生活的10年间，随着一扇又一扇窗的打开，笔者能从多个角度看中药、看日本汉方、看世界植物药。中日两国的传统医学相互交流与借鉴必大有裨益。

但求珍本步东瀛

日本 II

　　李时珍《本草纲目》的初刻本金陵本刊行于 1593—1596 年，被称作《本草纲目》的祖本，有着极高的文献价值与学术价值。金陵本问世 400 多年来，历经战乱等，全卷存世者屈指可数，更显弥足珍贵。

　　20 世纪 70 年代末，刘衡如校勘《本草纲目》是以江西本为底本的。当这一宏大工程将近完成时，刘衡如才得见金陵原本。于是，他不顾年迈体弱，又另起炉灶重校。后有刘山永子承父业，以愚公移山之志，再次承担起历史的重任。

　　1981 年，邬家林教授、郑金生教授得到日本春阳堂书店出版的金陵本《本草纲目》影印本，如获至宝，兴奋不已，奋战几个昼夜，在与明末钱蔚起本和清末张绍棠本进行比较后，发表了《〈本草纲目〉图版的讨论》一文，首次提出《本草纲目》一本三系的见解。

　　历史上文化交流、贸易往来等使中国很多古代典籍，包括本草等医药书籍，流往海外，其中以日本所藏数目最多。

《本草纲目》原貌考

　　2016 年，在香港举办的第十四次本草读书会会议上，来自日本的真柳诚教授发表了他的最新考察结果：日本最少还可见 7~9 部《本草纲目》金陵本（全本及残本），保存较完好的在仙台东北大学图书馆狩野文库、东京的东洋文库、日本国立国会图书馆、内阁文库四大藏书所。2017 年 3 月底，借赴日本进行科研合作之机，笔者特去实地考察，一探究竟。

狩野文库

鲁迅先生曾就读于仙台医学专门学校，这里是鲁迅人生中弃医从文的转折点，也是日本东北大学的前身。在仙台东北大学图书馆的入口处，有鲁迅先生与藤野先生的半身铜像，旁边的展示窗里陈列着《藤野先生》一文原稿和藤野先生"惜别"周君的手迹，体现了日本学界对鲁迅先生的崇敬之情。在东北大学图书馆狩野文库，笔者见到了《本草纲目》金陵本。

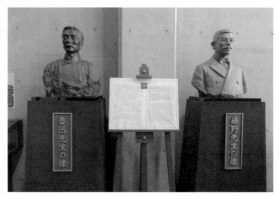

仙台东北大学图书馆鲁迅先生像和藤野先生像

狩野文库的《本草纲目》共 4 函 20 册 52 卷。乍一看，笔者以为就是江西本，书中插入了夏良心、张鼎思的序言，

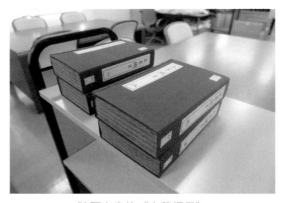

狩野文库的《本草纲目》

并有李时珍之子给朝廷献书的进疏。但仔细一看，这几十页完全是手抄的，其工整秀美程度远胜过木刻版本。内容的排列次序也发生了改变，从目录处断开，将图的部分插入，只是装订线略微新了一点。笔者与同行的许军博士一起将 1109 幅图逐一进行对照，确认全部绘图的内容与金陵本特征完全吻合。该套藏书是金陵本无疑，可以排除覆刻的可能性。

东洋文库

东洋文库位于东京的文京区，离东京大学不远，是日本最大、全球第五大的亚洲研究图书馆。

　　说起这里的藏书可谓大有来历，起初是莫理循的藏书。莫理循是位"中国通"，酷爱藏书。有人称莫理循的文库为"永乐大典"，也有人将其书库比作"小敦煌"，可见藏书之丰。1917年，莫理循在华收藏的大量东方学文献被日本岩崎氏收购，后来陆续加入欧洲各地文献及亚洲各种语言的文献，才渐渐发展成现在95万册的规模，《本草纲目》金陵本就在其中。

　　日本人利用书、爱惜书，不少人享有"书虫"的雅号。不仅日本人收藏的古籍有明显的使用痕迹，而且日本人善于拾零补缺。藏书中残缺蛀损、字迹模糊、笔画缺损者甚多，但藏书人多予以填补涂改，"补丁摞补丁"，有的改对了，也有的改错了，可见这些藏书确实是被认真阅读和研究过的。

　　在东洋文库所藏的《本草纲目》中有60多页是狼毫小楷的手抄页，非常工整；每卷有藏书人自己标记的卷号；在第四十三卷中，将缺少的2页7幅图（龙、龙骨、鲮鲤、蛤蚧、壁虎、石龙子、守宫）手绘重补，其与原版十分相似。但其中有不少页有重影，如第99页"山鸡、锦鸡"。也有些页油墨过重，如第100页"五灵脂"。从印刷质量来看，本书当属次品。

日本国立国会图书馆

　　日本国立国会图书馆位于东京都永田町，对面就是国会议事堂和最高法院，周围的警备十分森严，与东京都中心闹市区形成鲜明反差。该馆始建于1890年，现藏书超过700万册，100多年来其藏书可谓由涓涓细流汇聚而成。它不仅是日本国内规模

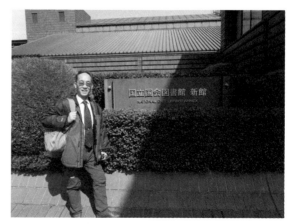

笔者在日本国立国会图书馆前

最大的图书馆，也是世界知名的图书馆。

　　在古籍资料室内，不但收藏有江户时代以前的日本古籍，也有中国清代以前的汉文古籍与西洋文字的古籍。所藏《本草纲目》有 8 页是补写进来的，但也属于全本。笔者经过此次考察得知，《本草纲目》金陵本的原始排列次序应为胡承龙序—两卷附图—目录—凡例—正文。很多在日本的贵重古籍都备受呵护，被另外加上了书皮，《本草纲目》也不例外。不但日本国立国会图书馆为《本草纲目》加上了厚厚的棕红色书皮，而且上面好似还涂上了一层保护漆，并有明显的钢印图章。

内阁文库

　　内阁文库为日本国立公文书馆的一部分，位于东京的千代田区，马路对面就是皇居东御苑。文库馆藏的中国古籍颇丰，不仅有中国明清两代的医书精品，更为难得的是还藏有宋版《庐山记》等镇馆之宝。

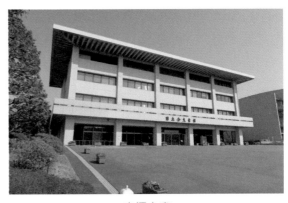

内阁文库

　　在内阁文库，笔者同时见到了金陵本与江西本《本草纲目》原版，恰可对照比较。

　　江西本是金陵本的第一次覆刻，以金陵本为底本，附图亦基本仿照金陵本，二者属于同一个系统。各处金陵本与江西本藏书的损失程

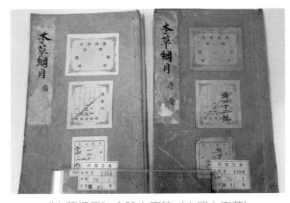

《本草纲目》金陵本原貌（内阁文库藏）

度与部位不一，可作相互补充之用。

近些年，笔者接触了《本草纲目》的一些刻本。关于如何分辨《本草纲目》的 3 个系统，最直接的办法就是看图。

金陵本每卷的开篇基本上是每页 4 幅图，其余部分大致是每页 6 幅图，共1109 幅图。原图为李时珍之子李建元、李建木所绘，二人不是专业画家，难免失真。金陵本附图虽然比较粗糙，但可起到示意作用，比后来的钱蔚起本、张绍棠本的学术价值高很多，能够体现李时珍的原意，可做正本清源之用。

江西本大部分沿袭了金陵本的风格，附图虽没有本质的区别，但猕猴变小了，鹤变漂亮了，大猩猩变成了黑色。

通过综合比较，内阁文库所藏《本草纲目》金陵本是最接近原貌且完整的版本，装订次序完全是原装。纸质柔韧，印刷的墨迹也比较清晰，没有浓墨的污迹与重影等印刷质量问题。

樱花盛开的时节，在日本内阁文库，笔者终于看到了《本草纲目》金陵本的原始风貌，尽管书页泛黄，但这部巨著依然散发着传世的芬芳。

拜访真柳诚先生

真柳诚先生是日本著名的本草文献学家。笔者与他初次相识是在 1987 年。那时笔者初到日本，随指导教授指田丰先生到北里大学东洋医学综合研究所（简称北里研究所），真柳诚先生向笔者展示了北里研究所珍藏的大塚恭男先生收藏的《本草品汇精要》的彩图。

真柳诚先生曾经在 20 世纪 80 年代初到北京中医药大学学习。30 多年来，他一直在本草文献领域耕耘，矢志不移，

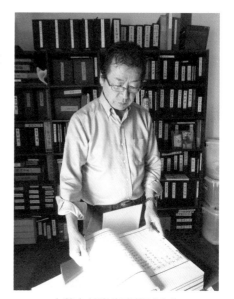

本草文献学家真柳诚先生

成果甚丰。他在每天上、下班的电车上读《黄帝内经》《伤寒论》《千金方》，是一位典型的日本式"书虫"。

真柳诚先生现在虽然已经退休，但比以前更忙了。他专程从横滨赶到东京与笔者相聚。在东京的新大谷饭店，他背着一个旅行包，兴奋地说："今天给你带宝贝来了。"原来他送给笔者的是《本草纲目》的3个日本江户时代刻本的残卷，甚为珍贵。喜获真柳诚先生的慷慨馈赠，笔者告诉他，这些书将为香港浸会大学的中医药博物馆再添珍品，他十分欣慰。

真柳诚先生是性情中人，小酌几杯之后，便畅谈起来。他风趣地说："很多中国人都叫我柳教授，其实我是真柳，不是假柳。"

共进晚餐时，笔者抓住难得的机会向真柳诚先生讨教。

笔者：《本草纲目》何时传到了日本？

真柳诚先生：按照一般的说法，江户时代庆长十二年，也就是1607年。但这是根据林罗山购入《本草纲目》进献给德川家康的年代记录的。根据我的考证，《本草纲目》传入日本的时间应当在1604年之前。

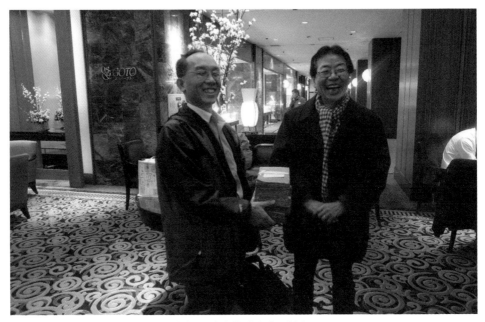

笔者拜访真柳诚先生（右）

笔者：最早的金陵本存世有多少套，在日本有多少套？

真柳诚先生：根据我本人的考察，存世的已经发现有 13 套（全本及残本）。原记载日本有 7 套，美国 1 套，中国北京、上海、洛阳各 1 套等（笔者注：前几年在洛阳发现的版本经郑金生教授鉴定为文锦堂的金陵本递修本，并非全部属于金陵本）。继续调查，还有可能会有新的发现。

笔者：《本草纲目》江西本序文中说"初刻未工，行之不广"，您认为《本草纲目》初版大概印刷了多少套？

真柳诚先生：应当不会很多，因为中国印刷多用梓木，而日本多用樱木。梓木相对材质较软，一般可以印 1000 部，而樱木可以印刷 2000 部。如果材料不好，可能印得更少。

笔者：日本为何有这么多的金陵本？而在越南、朝鲜见不到呢？

真柳诚先生：日本人对中国文化典籍的重视由来已久。从古代到近代，不断有日本人来中国淘书。在江户时代，金陵（今南京）是出版印刷地，中国当时的商船多从江苏出发，经过海路运往日本比经过陆路运到北京与朝鲜还要快些。这也是其中的原因之一。

日本与朝鲜和越南不一样，朝鲜和越南与中国都有领土接壤，取得书相对容易，而去日本则要过海，太不容易了！

由于越南潮湿、高温的天气容易造成纸张破损，因此想要将古书保留到今日实属不易。我至今没有发现越南保存的《本草纲目》古版本。

笔者：历史上日本人为何如此重视《本草纲目》？

真柳诚先生：有的日本人是真学，也有很多人是为了装饰门面，有的医生开诊所，在自己的身后摆上《本草纲目》以显示自己有学问，我把他们称为"本草盲目"。起初的本草书，都是直接从中国购入，后来日本人自己刻印，刻本前后共有 14 种。到了 1929 年，日本人开始翻译，由春阳堂书店出版。那个版本翻译得不是很好，但头注部分很有价值。

笔者：日本现在的医史文献研究情况如何？

话题至此，在场的常年从事文献学研究的郭秀梅教授不无感触地说：对

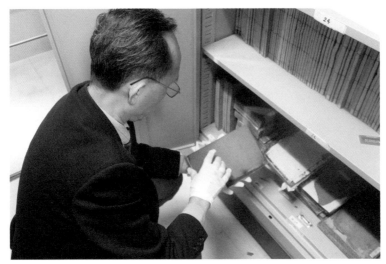

笔者在日本津村古书库内查找古籍

于日本来说，关于《本草纲目》的研究几乎已经成为历史，停留在江户时代末期以前。在日本，像真柳教授这样的人凤毛麟角，现在的日本基本没有精力和兴趣研究中国古典医书，包括本草书籍。而这样的现象实属时代使然。现在众多的相关研究者无疑在中国，也只有中国能够为如此大型、广泛、深入、持久的研究提供各方面的支持和资助。而研究、发扬祖国文化，作为中国人是责无旁贷的。

以《本草纲目》为代表的中医药古典文献在日本产生了重大的影响。津村株式会社是日本历史最久、规模最大的汉方制药企业，在其善本图书室内，至今珍藏并使用着《本草纲目》及多种古今中医药书籍。《本草纲目》虽是文物，但更是实用的宝典；《本草纲目》虽是历史，但更是创新发展的源泉。

从日本传统医药的摇篮富山，到对外交流港口长崎、横滨的中华街，再到岐阜药业博物馆、杏雨书屋，还有那每年一度、经久不衰地在东京汤岛圣堂内举行的"神农祭"，对传统医药文化如此"精工细作"，体现着日本的传承精神。我国的中医药传统文化更为广博深远，在继承与传播上仍需更多人的理解与参与，要做的事情还有很多。

东医韩药亦风流

—— 韩国 ——

近些年，笔者曾多次到过韩国，可不知为什么对这个理应越来越熟悉的国度，反而觉得越来越陌生。1994 年，第一次去韩国，那时街上随处可见汉字，乘车无需问人。20 年过去了，韩国日新月异，但现在街头的汉字标牌寥寥无几，连首都的名字都从汉城变成了首尔。然而，无论社会发生了怎样的变化，历史是不可更改的。传统医药是历史文化的产物，就从传统医药入手来说说韩国吧。

自古以来，从政治、经济到文化，中国对韩国影响至深。其中，文化方面包括中国的《周易》思想、道家思想、儒家思想及文字等。韩国的国旗源于中国的阴阳八卦图，据韩国官方解释，韩国国旗太极图中的红色代表阳，蓝色代表阴，阴阳合一代表宇宙的平衡与和谐。

韩国受中国文化影响颇深，是一个崇文重教的国家。在韩国，大学教授的地位很高，受到全社会的尊重。韩国对于教育的重视程度从大学校园的建设上便可知晓。首尔市内虽有奥林匹克公园、景福宫等名胜，但景色最美的地方还是大学校园。

《东医宝鉴》

从传统医药的发展史上看，日本和韩国等国家的医学主要源自中国传统医学。此后，它们在各自的发展过程中又形成了自身的特色。

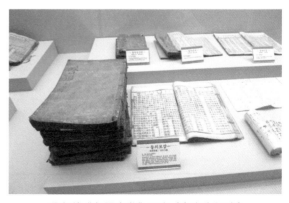

现存的《东医宝鉴》原书（全文为汉字）

韩国最早有记载的医学就是中医学。1613 年，许浚编著的《东医宝鉴》问世，"东医学"一词成为韩国传统医学的特定名称。《东医宝鉴》约有 2/3 的内容源于中国的古医书，且作者标明了出处。该书分为内景篇(内科)、外形篇(外科)、杂病篇、汤液篇（药学）、针灸篇五大部分。日据时期，韩国跟随日本将"东医学"改称为"汉（方）医学"，如今将其称为"韩医学"（Korean Oriental Medicine）。

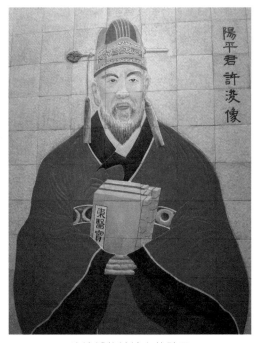

许浚博物馆墙上的壁画

四象（太阳、太阴、少阳、少阴）医学由 19 世纪末韩国医生李济马所创立。在其代表作《东医寿世保元》（1894）中，李济马参照中国《黄帝内经》中的"阴阳二十五人"篇，将人体体质归纳成四象，提出了"四维之四象"的论述。先辨象、后辨证是韩医在诊断上的独到之处。药物也依四象加以分类，被分为太阳人用药、太阴人用药、少阳人用药、少阴人用药，韩医强调按象用药，并在此基础上组成 4 类方剂，用于对相应之象病人的各种病证的治疗。在方剂的使用方面，韩医总结出了一系列规律，如少阳人宜用六味地黄汤，少阴人宜用补中益气汤等。在百花齐放的传统医药领域，韩医这一流派值得中医界人士深入了解，加强交流。

药材市场

在韩国各地分布有大大小小的药材市场，其中最为出名的是首尔药材市场（汉字写为"药令市"）。该市场位于首尔东大门区祭基洞和龙头洞一带，占地面积 26 万平方米，据称这里是韩国最大的药材市场。门楼上"药令门"中间的"令"字意味深长，使人联想到"命令""发号施令"之意。传统药材市场冠以此名，想必是为了彰显药市的权威性吧。1995 年 6 月，位处繁华地带的"药令市"被首尔市政府指定为传统的药材市场。

这个"药令市"聚集了 1000 多家药店，在这里进行交易的药材占韩国药材的 70%。这里还有 185 家韩医诊所，以及各种小吃店和杂货店。所以，每天不仅有药业人员在此进行交易，还有当地百姓到此寻医问药、购物。这里已成为首尔的旅游景点，整个"药令市"被划分为 12 个区，似迷宫一般，入夜后灯火通明。

在首尔药材市场中，80% 售卖的药材来自中国，也有不少韩国特产药材，如桑黄、白首乌、海桐皮、五味子、松针、野葛、东当归、韩川芎、韩羌活、韩独活、韩续断、韩厚朴、大枸杞及马鹿茸等，还有颇具地方特色的保健品，如肉桂松子茶、五味子茶等草药茶及草药香囊、草药米酒等，不少商店门前还栽培着各种药草，如紫苏、薄荷、紫仙人掌、人参等。

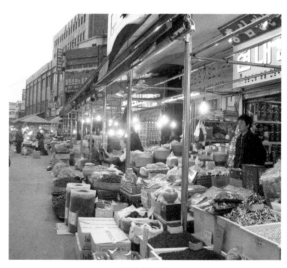

药材市场

在一家煎药店铺门前，地上晾晒着药渣。中国旧时也有煎药后将药渣撒在门前的习俗。为何要这样做？民间说法不一：有的说把药渣

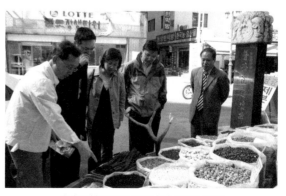

多年前笔者在韩国药材市场考察

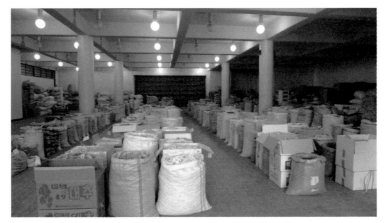

韩国大邱药材市场的药材

倒在路上，任千人踩、万人踏，有助于病人早日康复；有的说端午节焚烧药渣可驱邪避瘟。那天正值端午节前日，不知店家如此做是否为应节之举。虽然踏药渣治病或驱邪并无科学道理，但从临床实践来看，观察药渣确有必要。李时珍曾通过识别药渣来确定病人用药的真假，有经验的中医也会叮嘱病人在煎药后保留药渣，以便有疑问时复核。

除了首尔的"药令市"，大邱的药材市场也相当著名。大邱药市的"药令门"自朝鲜王朝时期便已存在，至今已有350年的历史。在300米长的药材街上聚集了150余家韩药零售批发店和几家医院。

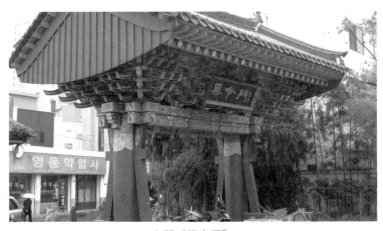

大邱"药令门"

　　韩国人十分注重清洁，药材市场也一样被打理得干干净净。加工后的药材被装在麻袋中整齐地成排摆放，像在等候检阅。在大邱药市大厅最显眼的位置悬挂着一块黑板，上面用粉笔写着药材当日的牌价。听管理者介绍，韩国大部分药材的价格由大邱药市来决定，这块小黑板上的数字竟好似纳斯达克指数。

人参产业

　　提起韩国的物产，人们自然会想到高丽参。高丽参是韩国传统医药领域最成功的开发范例。韩国鼓励民众用国货，并流行一句话，叫作"身土不二"，意思是指在一个地方长大的人应该吃、用这块土地上产出的东西。高丽参早已走上韩国民众的餐桌，在韩国的药食文化中占有首要地位。韩国还利用一切可能的机会宣传高丽参，使之不但扬名海外，还要成为"世界之最"。

　　人参在韩国的历史可追溯到韩国的三国时代以前。中国南北朝时期陶弘景所著《本草经集注》中关于人参有这样的记载："人参生上党山谷及辽东。上党人参形长而黄，润实而甘，百济人参形细而坚白，高丽人参形大而虚软，并不及上党者。"李时珍在《本草纲目》中称朝鲜半岛所产人参为"百济参"。

　　在宋代，高丽向中国朝廷进献人参，后因野生的人参数量不能满足需求，当地药农开始尝试栽培。宋徽宗宣和年间，徐兢奉命出使高丽，前后逗留1个多月，回到中国后，把所见所闻撰写成《宣和奉使高丽图经》。该书中记载了高丽王朝的历史、政治、社会等方面的情况，共有40卷，是研究当时朝鲜半岛历史的重要典籍。在《宣和奉使高丽图经》中，有关于运送的贡品人参"涉夏而损虫，不若经汤斧耳，熟者可久留"的文字记录。这是笔者见到的关于熟制人参（红参）的最早记载。

　　为了将历史上质量不及上党人参的百济参或高丽参变成特色产品，韩国人进行了大量扎实的工作。经过数百年坚持不懈的努力，从高丽参药用历史、人工栽培、化学成分、药理活性到临床疗效，韩国都积累了大量资料，终于打造出了"锦山人参"等品牌。

锦山位于韩国中部，素有"人参之乡"的美誉。在这里，人们栽培、加工人参，进行人参贸易，似乎所有行业、所有的人都在围绕人参工作。在锦山宁静的山地田间，一片片人参荫棚构成了独特的风景。清新的空气、肥沃的土壤、良好的水质为人参的生长提供了适宜的环境。农户的精耕细作、多年的经验积累促进了栽培技术的成熟。

在人参的栽培基地，笔者参观了一家普通参农的参棚，看到了1~6年生人参的生长情况。锦山与中国山西上党（今长治）都位于北纬36°的区域，人参在锦山栽培成功的实例再次证实了人参可以在这一纬度生长，从另外一个角度佐证了历史上上党可能有野生人参的说法。

4~6年生的人参可以供应市场。人们趁新鲜将一部分人参去除参须，然后加工成红参。高丽红参根据生长年限及烘干工艺的不同，参照其大小、形状、颜色、芦头等根和根茎的外部特征，分为"天""地""良""切参""尾参"5个等级。锦山作为韩国人参的交易中心，专门销售人参的店铺有190余家，是笔者所见到的最具规模的人参市场。

人参的气味弥漫在锦山，人参的印记在锦山无处不在，有用钢筋水泥铸造的人参造型塔，也有各式各样的人参招牌，就连街头石墩、厕所里的装饰画上都有人参的图案。人参相关产业在这里越做越大，健康保健品开始占据市场主流。

首尔药市、大邱药市及"人参之乡"锦山都设有与传统医药文化相关的主题博物馆。在首尔药市的韩医学博物馆里，展示了朝鲜王朝（1392—1910）500多年间的医药发展过程与药材市场的历史变迁。在朝鲜王朝建立初期，首尔药市的所在地有一个专门为赈济灾民所设立的场所——普济院，院内有医生免费配发药汤，收容穷人，并逐渐形成了药业街道。博物馆内有古代采集、加工、煎煮、储存药物的实物展品，一切看上去是那样的亲切与贴近生活。

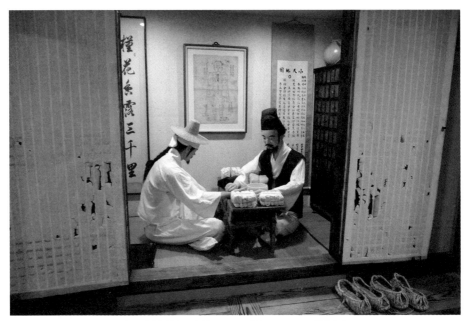

韩医学博物馆内的寻医问药情景再现（蜡像）

锦山的博物馆是以人参为主题的博物馆，让参观者可以充分了解人参文化。博物馆内展示了人参与西洋参在中国、日本、韩国、朝鲜、美国、加拿大的栽培情况，还展示有越南、尼泊尔等国人参属植物的分布情况，将人参产业的视野从本国扩大到了世界。

韩国每年都会举办人参国际专题研讨会，邀请世界上对人参研究有所建树的学者前来交流，并将他们的研究成果汇集成册，以加速自身产业的发展。韩国人做事十分执着，一旦选择了目标，便锲而不舍。在打造品牌、营造产品文化方面，比高丽参更为人们熟知的韩国物产——泡菜，可谓另一典型范例。

韩国的日常餐饮以米饭、汤、泡菜为主，再搭配以辣味为主的各式小菜，爽口开胃。一些电视剧热播以后，泡菜产品更是风靡亚洲。有位韩国朋友曾不无得意地告诉笔者，一个美国大兵在朝鲜当了 5 年战俘，渐渐对泡菜上了瘾，他被释放后，便要求妻子学做泡菜。2003 年，SARS 肆虐全球，韩国却得以幸免，许多韩国人将之归功于泡菜。

泡菜文化现已渗透到韩国的每一个角落。笔者曾见过硕大的泡菜坛子点缀在现代化的仁川国际机场。一次，笔者乘首尔的地铁去机场，踏入车厢，见到有人在贩卖泡菜，原以为搭错了车，定睛一看，才知是登上了传统美食专列。

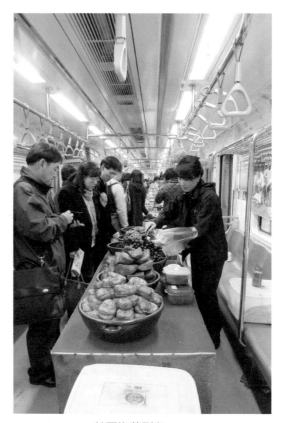

韩国泡菜列车

腾飞中的韩国正在寻找新的发展突破点，能够将经济增长与文化建设结合在一起的传统医药产业备受关注。韩国人注重美容，植物药在此方面具有潜在优势。现在，以传统中药或韩药为原料的产品已形成了美容产品、健康保健品、韩药"三分天下"的市场格局。

孔子曰："三人行，必有我师焉。"与韩国进行对比，我们应能得到一些启示。以人参为例，中国是人参原产国，但中国的人参产品在国际上的名声却逊于韩国。不论是从外观到质量，还是从研究到宣传，韩国人都将人参产品做到了极致。

笔者将韩国的人参产业发展历程概括为以此为生、以此为业、以此为乐、以此为荣4个阶段，这也是人生从业的4个境界吧。而中国的中药业及其从业人员处于哪个阶段呢？

越南医药连华夏

—— 越南 ——

　　越南对于笔者这一代中国人来说是再熟悉不过的邻国，其名有越族聚集在南方的意思。越南有 54 个民族，其中越族占了全部人口的 85% 以上。越南地形南北狭长，属热带季风气候，11 月到翌年 4 月为旱季，气候宜人。

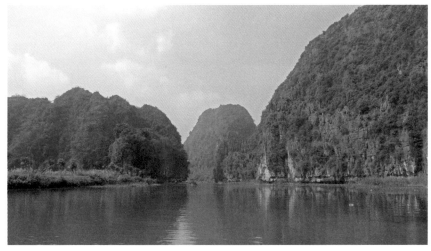

越南秀美的湖光山色

　　首都河内四处大兴土木，街上摩托车疾驶而过，几乎人人都戴着防尘口罩。若在闹市中过马路，则如同在枪林弹雨中穿行，令笔者这个初来乍到者战战兢兢，几次都是跟在挑担的老婆婆后边才过得了马路。在与市民的接触中，笔者能够感觉到他们的眼神与话语中透露着对新生活的渴望。

河内寻古

　　中国的文化与习俗曾对越南产生了巨大而深远的影响。至今，在越南的古建筑上还可见到汉字。春节、端午节在越南均为盛大节日。越南还有和中国一样的筷子文化，一样使用十二生肖，只是在越南黄牛变成了水牛，排行第四的白兔变成了黑猫。一说中国的十二生肖传入越南时，由于"卯兔"的"卯"与汉语"猫"的读音相似，结果"卯年"被误读成了"猫年"。

2000 年前，儒学传入越南。河内的孔庙（现称作文庙）始建于 1070 年，几经修葺，气势恢宏。庙内孔子端坐其中，亚圣孟子、宗圣曾子、复圣颜子、述圣子思位列两侧。越南还从中国引入了科举制，作为越南君王选拔人才的重要途径，考试以儒学为主，在 1075—1917 年期间，共有 2000 多人取得功名。如同北京的国子监一样，文庙院内矗立的石碑上镌刻着历史上中举者的名单。"忠、恕、孝、悌、仁、义、德、才、智、信"，一个个巨大的汉字让人回味无穷。一副"道德宫墙自古今，纲常栋干存天地"的对联反映出越南人对儒家的推崇。

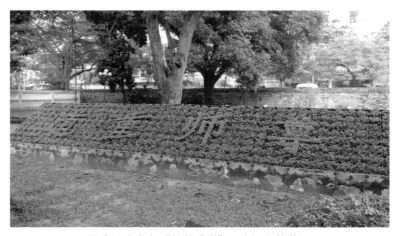

河内孔庙内有"尊师重道"4 个汉字的花坛

药市漫步

河内市中心的还剑湖风景秀美。传说黎太祖凭借天赐宝剑夺得天下后，神龟又将宝剑叼走，还剑湖由此得名。周边则是热闹的购物街与"36 条古街区"，后者因那里的每条街都有一个固定行业而得名。到达河内的当天下午，笔者便迫不及待地去探寻草药街。

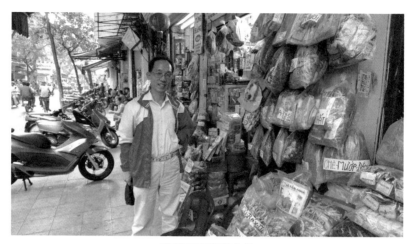

笔者漫步草药市场

　　在一条百十来米长的小街上聚集着几十家药店，还有人卖鲜花、蔬菜和油炸食品。人们来来往往，十分热闹，但也有人闹中取静，纳凉下棋。小街看上去显得杂乱无章，但还是以卖药为主。

　　这里的铺面一般都很窄小，纵深很长，据说是因为政府收税按照铺面大小来计算。店铺当中有的古朴陈旧，有的装潢现代，但多数还是沿袭着传统药店百子柜的陈列方式，部分药店有医师坐堂。

　　百子柜上用汉字清晰地标着甘草、大枣、枸杞子、地黄、当归、黄芪、丹参等药材名称。从来源一看便知，这些中药都来自中国，在当地被称为"北药"。

　　店铺内的畅销产品或在当地被称作"南药"的当地产草药中有的

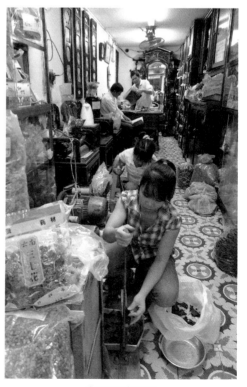

窄而深的药店

悬挂在庭前，有的用口袋装好放置在门前。笔者粗略看了看，有豆蔻、肉桂、桂圆、鸡血藤、砂仁、檀香、罗汉果、香茅、芭乐叶、十大功劳木等，其中不乏近年流行的桑黄、灵芝。大多数药材都是新采收的，故药香中带着浓浓的青草味。

笔者也见到了一些假药与混淆品，且价格昂贵，如用黑色染料染制的沉香，以石竹科的草石蚕充当的冬虫夏草。

大部分中成药是从中国进口的，如北京同仁堂的安宫牛黄丸、乌鸡白凤丸、六味地黄丸及云南白药集团的云南白药等。还有一些产品较为抢眼，其中最让人大开眼界的是增肥丸，增肥丸在香港可能滞销，在这里却备受欢迎，仔细一想也有道理，因为在越南街上几乎见不到胖人。

资源初探

笔者走访了河内药科大学，校内有一座有着百年历史的法式深黄色建筑，校园里的一切包括桌椅、书籍都称得上是文物。由于正逢 50 周年校庆，到处可见庆典的横幅标语，运动场上年轻人身着印有校庆标志的短衫，更加透出青春的活力。草药园内学生们边认药、边做笔记，十分投入。

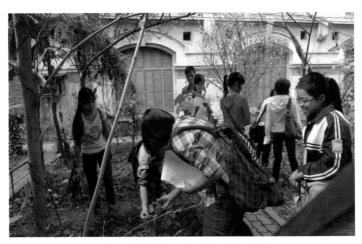

草药园内学生们十分认真，边看边记

　　越南河内国家大学医药专业毕业生的就业前景很好，听说当时每年招收的医药专业新生约为 500 人，全校共有学生 5590 人。在过去 50 年间，越南虽然培养了上万名药剂师，但由于城乡之间人才分配不均，导致药剂师总体上仍供不应求。该大学已经将 2030 年在校学生人数定在 8050 人，其课程设置是西医与传统医学兼修。与传统医药相关的特色课程有营养保健食品学、药物加工学、传统医学与临床药学、传统药学、方剂学、中药炮制学、生药学等。学生毕业 5 年后，在具备一定的实际工作经验后方可参加全国统一考试，考试合格即可获得药剂师执照。

　　1989 年，世界卫生组织（WHO）曾资助出版过 3 册介绍传统植物药的图书。第 1 册介绍的是韩国，第 2 册是中国，第 3 册则是越南。恩师谢宗万教授带领笔者一同编著了 *Medicinal Plants in China*（《中国药用植物》）一书。当时参加的三国之间实行互相校稿制度，笔者承担校稿的便是越南分册。正是从那时起，笔者开始关注越南传统医药。后来得知，WHO 之所以只选了中国、韩国、越南，是因为这 3 个国家是 WHO 认可的世界上传统医学体系与现代医学体系并存的国家。

　　越南自然资源丰富，高

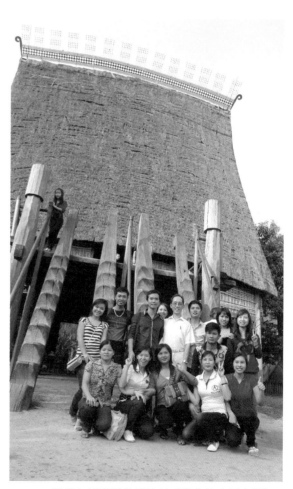

笔者在越南民族博物馆"巴拿族高顶房屋"
前与越南大学生们合影

等植物超过 12000 种，归属于 385 科，已知药用植物约 2000 种。在越南国家药物研究院的陈列室中，笔者看到被列为濒危植物品种的蛇菇科的蛇菇、五加科的越南人参、小檗科的十大功劳等，研究院院长还向笔者展示了一棵野生的大黄精。

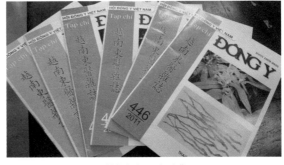

《越南东医杂志》

越南国家药物研究院的资料室内展示着《越南东医杂志》，该杂志已出版至 400 多期，虽然内文是越南文，但封面上的中文与植物照片已经让人知道了大概的内容。另有一本刊物《草药》，以越南文出版，附有英文摘要。目前，越南对于植物药的研究尚处于资源普查阶段，而传统药物鉴定人才十分短缺。

在《越南药典》中，收录了不少具有地方特色的品种，如《中华人民共和国药典》（以下简称《中国药典》）未收的功劳木、叶下珠、越南人参、白千层、越南安息香、宽筋藤、鹅掌柴、鸡蛋花、长春花、刺桐等。还有些品种，与传统中药所使用的药用部位不同，如曼陀罗叶、红背叶、接骨草、海滨木巴戟、台湾海棠、磨盘草、臭茉莉、野甘草、罗勒、叶下珠、山竹、毛当归、崖豆藤、云木香、赤蜈蚣等。其他一些同属

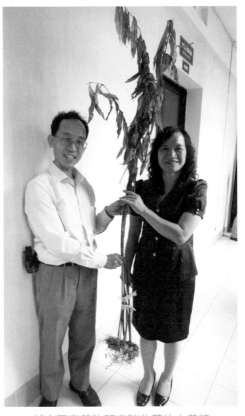

越南国家药物研究院收藏的大黄精

不同种的植物，如越南马钱子、越南巴豆都值得进一步比较研究。虽然越南的研究尚处于初级阶段，但相关研究机构已经建立了文献、资源、栽培、炮制加工、化学、分析、药理、制剂等研究室，在民间药物研究与开发方面大有潜力。

"懒翁"新传

在越南的医药卫生领域，传统医学与现代医学并行。越南的医疗保险覆盖传统医学东医与东药的治疗。在传统医药中，有来自中国的"北药"与本地生长的"南药"之分。这一点与西医、中医、汉方医并存的日本类似。

越南90%的地区已经建成了医疗网，设立了众多卫生院或医院，遍及乡镇，70%以上的省与直辖市有传统医院。此次访问的越南中央传统医学医院直属于越南卫生部，在越南卫生系统中居于龙头地位，1988年被列为WHO传统医学合作中心。

如同日本的丹波元简、朝鲜王朝的许浚一样，越南也有其民族医药的代表人物，即别号"海上懒翁"的黎有卓（1720—1791），他用中文编著了28集66卷《海上医宗心领》，后被翻译成越南文，广泛流传。在越南传统医药领域，提到"海上懒翁"几乎无人不知。在越南传统医药的相关场所，到处

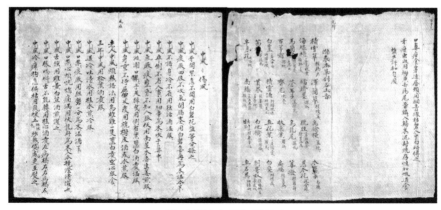

《海上医宗心领》手抄本

可见他的塑像、画像和书籍。

在越南中央传统医学医院入口处，便有一座巨大的"海上懒翁"石像。负责接待的陈国平院长为该院的第7任掌门人。陈院长会讲流利的中文，并多次到中国进行学术交流。据陈院长介绍，该院建于1957年，距今已有60多年的历史，该院的主要任务是将传统医学与现代医学相结合，用于疾病的诊断与治疗；同时，提供人才培训，并加强国际交流。

历史上，中华文化对于周边国家影响深远，由此中、日、朝、韩、越形成了所谓的"儒文化圈"。作为中国文化的重要组成部分，中医药文化在对外传播中与当地文化结合后结出了累累硕果。

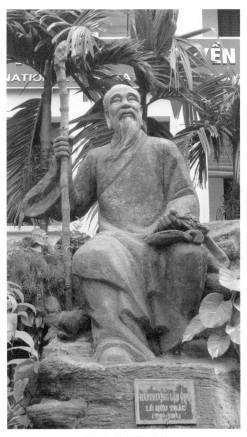

"海上懒翁"雕像

越南的传统医药源于中国，在发展过程中融入了自身特色。笔者曾经引用"同根异枝，同源异流"来比喻中日与中韩传统医药，这句话也同样适用于中越传统医药。

传统医药作为越南卫生保健事业的重要组成部分，由于具有政府的支持、民众的基础和充足的资源，故得以蓬勃发展。中越在传统医药方面互相借鉴交流，不但可使双方互惠互利，而且对传统医药学科的发展、对人类的保健事业都将做出贡献。

湄公河水汇聚了多国的细流，载有多民族的文化与风情，愿世界传统医学如同湄公河水一样奔腾不息，不断涌出新的浪花。

东马探险谓无忌

—— 马来西亚 ——

　　"新马泰之旅"是 20 世纪 90 年代流行起来的中国人海外旅行路线，大多数中国人对于马来西亚并不陌生。笔者曾几次到过马来西亚，其中一次被邀请在吉隆坡的中草药讲习班授课，课上有学员问："您到过砂拉越州吗？"听他的口气，感觉砂拉越州是代表马来西亚的一个很重要的地方。后来才知道，位于加里曼丹岛西北部的砂拉越州是马来西亚最大的一个州，与相邻的沙巴州一同被称作"东马"（沙巴砂拉越）。据说，东马在行政、移民和司法制度上与马来西亚半岛的其他行政区明显不同。也有人说，没到过东马就等于没有到过马来西亚。

初识东马

　　加里曼丹岛北部是马来西亚地界，东北部是文莱，南部大片土地则属于印度尼西亚。

　　想要从西马到达东马需要分别入境。东马在 1963 年并入马来西亚，因此，东马和西马的管理制度有所不同。

　　2018 年，笔者因公第一次来到东马，直观感受到东马的确与西马风格不同，西马偏于现代，东马接近自然，且与中国有着更深的渊源。就说街牌吧，看到的都是中文、英文与马来文 3 种语言并列。整个东马人口中约有 1/4 为华人，中国人来东马旅游、工作基本不存在语言障碍。搭乘出租车时，司机拿出自己的身份证给笔者看，上面有"K"字标志，为东马人独有。司机说："我们东马人可以自由地去西马工作，西马人却不能随便来我们这里工作。"言语之间透着一种优越感。

古晋为砂拉越州的首府，又有"猫城"之称。整个城市生活节奏缓慢，仿佛是一只悠闲的猫，轻柔中带有仙气，精灵中透出活泼可爱。古晋社会治安好、民风古朴、生活富庶、物价低廉。

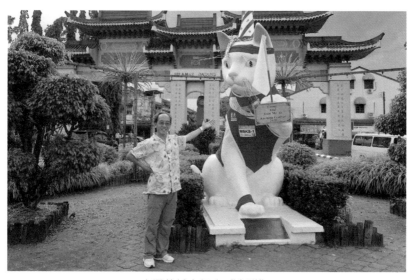

古晋的城市标志"白猫"

街边的水果摊上"热带水果之王"榴莲散发的特有气味引人驻足。摊主向笔者推荐了一种山里野生的优质榴莲品种，美其名曰"猫山王的王中之王"。敲开布满棘刺的坚硬外壳，果肉表面呈杏黄色，吃起来口感很有弹性，味道浓郁，有点嚼果脯的感觉。

当地的唐人街被称作亚答街。"亚答"为棕榈树的马来语发音，因街道两侧的茅屋屋顶最初多用棕榈树叶覆盖而得名。走在街上，多见与华人社会相关的金店、当铺、中医诊所、中药店。笔者走访了一家药材店，老

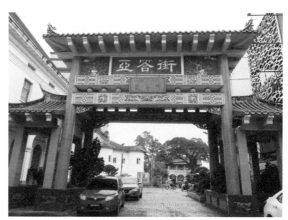

亚答街

板姓王，原籍福建，是定居马来西亚的第 3 代华人。店铺里售卖的中药材有上千个品种，药柜上却一个字都没有，看来王老板对斗谱全部了然于胸。店铺里还有中成药与药酒，如中国同仁堂的产品及日本的养命酒。虽然购买中药在当地都是自费的，但由于中药在华人社会中有着广泛的民众基础，中药房的生意都很红火。

为了探寻东马华人的历史，笔者来到了位于古晋市区的华族历史文物馆。自 19 世纪以来，客家人、潮州人、福建人、广府人在这里淘金、务农、种胡椒、割橡胶，为当地经济的繁荣做出了巨大贡献。

400 年前，胡椒从印度西南部传到东马，此后在华人的辛勤耕耘下形成品牌，驰名天下。这里出产的黑胡椒久负盛名，价格不菲。正如文物馆门前的一副对联所概括的："历史百年作证记当时斩棘披荆启山林，华族万里投荒喜今日丰衣足食安衽席。"

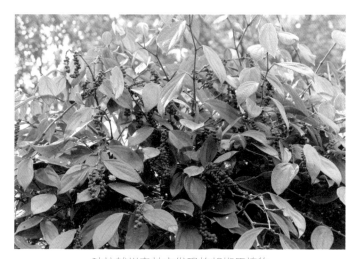

砂拉越州森林中发现的胡椒原植物

森林探险

东马遍布国家自然保护公园，到东马应去热带雨林走一遭。砂拉越州素有马来西亚的"绿肺"之称，最高峰海拔 4000 多米，比西马的最高峰几乎高出 1 倍。在东马的岛上，要想爬山，有时要先涉水。

笔者的目的地是砂拉越州历史最悠久的巴哥国家公园。当地人告诉笔者，去岛上需要搭早班船，否则潮水一退，便到不了对岸了。清晨，笔者乘上了

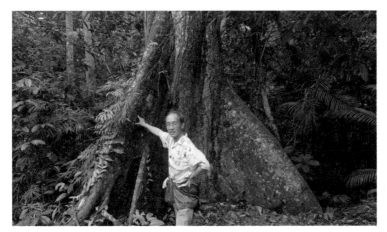

板状根在热带雨林中很常见

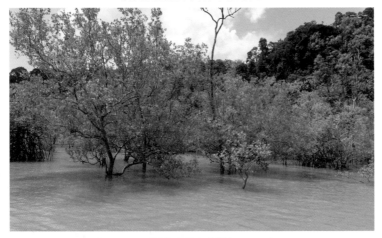

河水中的红树林

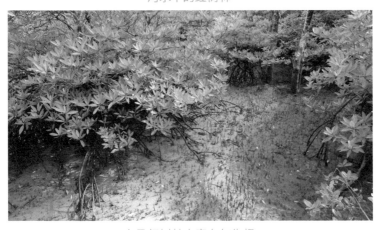

东马红树林中密布气生根

一艘快艇，船头冲破层层白浪，驰向对岸，好像怕被混浊河水中潜伏的鳄鱼赶上一般。两岸是茂盛的红树林，滩涂上有气生根相迎送。望着宽阔的河水，笔者想起了唐代王湾的诗句："潮平两岸阔，风正一帆悬。"很快小艇在离岸边几十米处靠岸，笔者下了船，挽起裤腿，涉水向岸上走去。一踏上平静的沙滩，到处可见行走如飞的小蟹。

巴哥国家公园对公众开放，但这里人迹罕至，偶尔能见到几个背包客。进入原始森林后时间尚早，笔者选择了一条最长的步道，全程 5800 米。这个路程，若是平路 1 个小时便可完成，在这里却足足用了 4 个多小时。因每日下午热带雨林必有一场滂沱大雨，所以树林中处处有水洼，一路上十分崎岖，好在有老树盘根错节，形成了阶梯似的边缘，使人可以勉强行走。

丛林中蚊虫飞舞、蚂蚁成群，还有蜥蜴从脚边爬过。为避免荆棘的伤害与蚊虫的叮咬，出发前笔者在身上涂上了强力的驱蚊油，并穿上长衣长裤，尽管如此，依旧难免被蚊虫叮咬。这里提醒大家一定要穿长衣长裤并扎紧袖口与裤脚。记得 30 年前，笔者去海南岛尖峰岭原始森林时，因为没将裤脚扎紧，被水蛭叮咬得血流不止。

在生物界，一般都是动物食植物，但在巴哥国家公园的原始丛林中，笔者却见到了多种食虫植物，有猪笼草科植物，也有瓶子草科植物，在植物分类体系中曾将两者一同并入猪笼草目。这类植物拥有敞开的"瓶口"，除了可以吞噬蚊虫外，也曾将掉进去的老鼠消化吸收。

在这片热带雨林中有世界上唯一的红毛猩猩生态保护区。为了观察红毛猩猩，近距离接触这种人类的近亲，笔者进入了这片红毛猩猩保护区。

大猩猩又称人猿，世界上仅存 4 种，其中只有 1 种生活在亚洲，如今比大熊猫还稀罕。保护区的管理人员介绍说，这个生态保护区共有 21 只红毛猩猩，并强调："你们虽远道而来，但不一定能见到。在森林中行走，动作一定要轻，不可喧哗，大猩猩可能会从天而降呀。"

大家小心翼翼地缓步而行，来到一处人工设置的喂食台附近。忽然，伴随着一片哗啦啦的树叶声，红毛猩猩出现了。现身的这只红毛猩猩身高 2~3 米，虽然重达几百斤，但身体异常灵活，前后肢并用，穿越于枝头。红毛猩猩的智力相当于人类 2~3 岁的水平，吃番薯时能自己剥皮。管理人员说，这只猩猩是一位 43 岁的"老祖母"，迄今为止，红毛猩猩最长可活到 50 多岁。

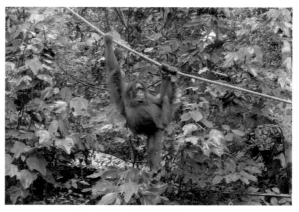

与红毛猩猩相遇

同行的一位朋友问，《本草纲目》中收录了大猩猩吗？笔者答到："有，《本草纲目》最后一张附图就是大猩猩。"《本草纲目》不仅是一部药学著作，更是一部博物学著作。如明代大文豪王世贞在序言中所说："上自坟典，下及传奇，凡有相关，靡不备采。"但有药性者不一定都能拿来入药，有疗效、有资源、符合医学伦理者方可考虑。

此次热带雨林之行，笔者有幸能够大开眼界，多少辛苦都是值得的。

人们常将树胶与树脂混为一谈，但从专业的角度讲，二者是不同的。树胶是亲水的，是高等植物受到外来刺激后的渗出物，是出自植物抵御外界不良因素的一种本能反应，因而是一种病理产物，常见的有阿拉伯胶等。树脂则不溶于水，是植物的分泌物，有的是正常的代谢产物，也有的是受外来刺激产生的异常次生代谢产物，如阿魏、乳香、没药、安息香、苏合香、藤黄、血竭等。

记得当年笔者在海南的热带雨林中考察的时候，用柴刀开路，看到刀口上鲜血淋淋之状，吓了一跳，仔细一看发现原来是豆科植物鸡血藤流出的树脂。

说起森林中比毒蛇猛兽更需要提防的是小型生物。笔者不禁想起多年前的一段往事。1992 年，年近古稀之年的恩师谢宗万教授为了寻找进口中药血竭的资源，受当时卫生部的委托深入云南与老挝交界的原始森林考察，住在当地傣族老乡家里。那里的卫生条件很差，没有防蚊设施，被蚊虫叮咬不可避免。而当地的很多蚊子体内带有疟原虫。谢老师完成任务回到北京不久便疟疾发作，胸部疼痛难忍，高热超过 40℃，不得不住进医院。笔者当时正在日本留学，听说后焦急万分，多次打电话询问。后得知多亏使用了中国中医研究院（今中国中医科学院）中药研究所屠呦呦教授研究的还原青蒿素才转危为安。屠呦呦教授也曾向笔者讲述此事，谢老师后来专门撰文在中国中医研究院院刊上致谢："是青蒿素给了我第二次生命。"

藤黄追踪

这次在东马原始森林考察，最大的收获是意外发现了藤黄的原植物。

藤黄，从字面上理解，会让人以为是指植物的茎藤中含有黄色树脂。李时珍在《本草纲目》中将藤黄收录于草部。同一卷中还有紫金藤、南藤、清风藤等藤本植物。藤黄作为外科用药，用于治疗痈疽、肿毒、蛀齿、溃疡、顽癣等，近年有研究报道称其有抗肿瘤等功效，并有多篇论文发表。《香港中药材标准》也记载过藤黄的研究，但所用材料多为进口，没有人实地进行过采集，甚至没有一张原植物的照片。

藤黄主产于柬埔寨、越南、马来西亚等地，其英文名称 gamboge 即源于柬埔寨（Cambodia）一词。

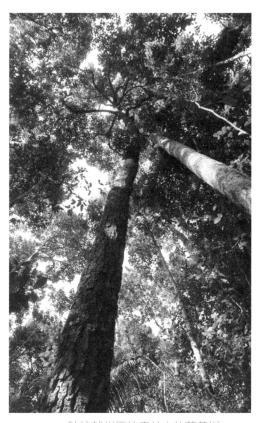

砂拉越州原始森林中的藤黄树

藤黄早在唐代《海药本草》中即被作为外来药收录。李时珍将其从木部移入《本草纲目》草部第十八卷："今画家所用藤黄，皆经煎炼成者，舐之麻人。"同时，引用周达观《真腊记》云："国有画黄，乃树脂。番人以刀斫树枝滴下，次年收之。"《真腊记》即《真腊风土记》，由元代周达观所著，是一部介绍位于柬埔寨地区的古国真腊的历史、文化的中国古籍。笔者在柬埔寨考察龙脑香时也从此书中得到了重要的启示。有趣的是，在《本草纲目》的金陵本与江西本中均缺失藤黄一图，这也成为目前版本考证的佐证之一了。

藤黄除药用外，也可用作染料。在古晋民俗文化村的一个画摊上，笔者见到了众多色彩鲜艳的动植物画，老画师手里的染料中便有藤黄。他介绍当地采集藤黄如同割橡胶一样，将茎干的皮部做螺旋状的割伤，伤口内插一竹筒，盛流出的树脂，然后加热蒸干即可。由于时间所限，笔者没能去藤黄的加工作坊，只能留待以后考察了。

回程之日，早上6点半，同行的小许博士打来电话，笔者预定的马来西亚航班被取消了。问及原因，对方回答："我们经常取消航班呀。"闻言，真令人无言以对。

课题组中头脑灵活的小许随即改购了另外一家航空公司从古晋到吉隆坡的航班，避免一迟再迟，能接上从吉隆坡飞往香港的港龙航班。1个半小时后，当笔者赶到吉隆坡的接驳站时，马来西亚航空的值班人员告诉我们："你们原定港龙的航班已经没有位置了，给你们改为马航了！"又是一次单方指令性的决定。笔者似乎别无选择，如果不坐，可能会等到半夜的。

东马之行，有惊无险非历险，故曰探险之旅。

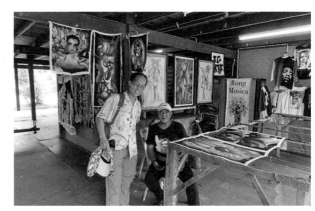

以藤黄作颜料的马来西亚画家（右）

南洋姬花留人香

　　新加坡是位于马来半岛最南端的一个城市国家。那里没有明显的四季差别，除了午后时有骤雨，其他时候都是晴朗的好天气。在本岛南边还紧贴着一个小岛——圣淘沙。那是大自然赐给新加坡的奇妙礼物，是旅游胜地，有"小夏威夷"之称。

　　人们常用香蕉来形容新加坡人，说的是他们外表是黄皮肤，内在却完全西化了，但在笔者看来，新加坡在不少地方还是很中国化的。在飞机上，空姐穿的是改良版的旗袍；市中心有些建筑的顶部是中国古典建筑风格的大屋顶；宴会厅里播放的是《茉莉花》的旋律；华文报刊上使用的是简体中文，甚至在公交车车身上都可见"能用华语是福气"的大幅广告。可以说，新加坡处处洋溢着浓浓的中国气息。

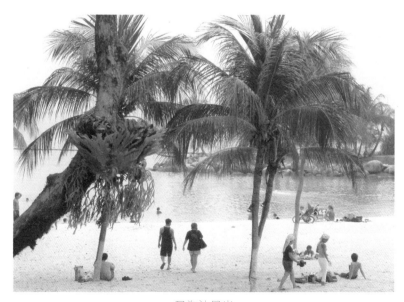

圣淘沙风光

花园城市

那里是名副其实的花园城市。花把整个城市装扮得绚丽多彩，公园里、街道旁，就连过街天桥上都开满了鲜花，使新加坡成为花的世界。新加坡的市政管理井井有条，街上干净整洁，见不到烟头、纸屑、口香糖的污迹。从彬彬有礼的路人身上可以感受到新加坡人的文明与礼貌。

当地还有一个旅游的好去处，即新加坡植物园。在植物园内首先要看看胡姬花，它是新加坡的国花。此外，园内热带植物的品种非常多，有的果实

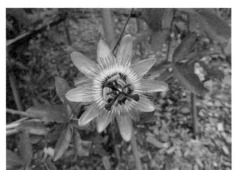
西番莲

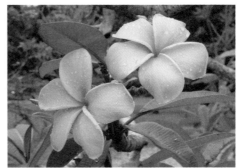
鸡蛋花

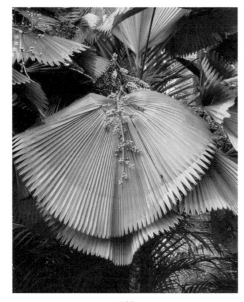
王棕

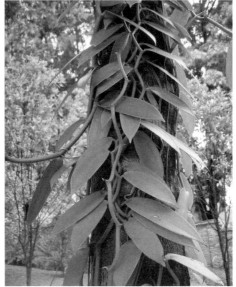
香荚兰

滋味甜美，如番木瓜、人心果、芒果、红毛丹、山竹、杨桃、莲雾、菠萝蜜等；有的形态艳丽，如扶桑、西番莲、鸡蛋花、夹竹桃、凤凰木、腊肠树、木麻黄、槟榔、王棕、炮弹树、鹿角蕨类、猪笼草等。另有色彩鲜艳、香气扑鼻的艾纳香、香荚兰、胡椒、丁香等热带香料。植物园还是鸟的世界，鸟儿欢快的叫声不绝于耳。听鸟语、品花香，好一个世外桃源。

华人先驱

在新加坡的人口中 70% 是华人，很多人与香港有着千丝万缕的联系。如香港注册中医学会首任会长吴钟能教授便是新加坡华侨，他在治疗骨伤方面非常著名。年过七旬的吴教授仍活跃在中国香港、新加坡临床一线。

中医药的文化传统在新加坡具有深远的影响，中医药在这里有着广泛的民众基础，特别是中老年华人大多对中医药非常依赖。新加坡比较潮湿，患腰腿痛的病人很多，他们信赖中医的针灸、汤药。在当地，中药店、杂货店、

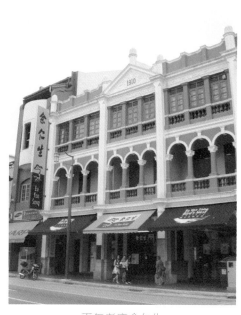

百年老店余仁生

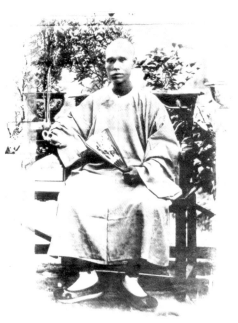

百年老店余仁生创始人余广

大超市出售的凉茶和很多甜品都是以中草药为原材料制作的，主要用于清热解毒、祛暑除湿。在日常保健方面，当地人喜欢服用枸杞、党参、山药、黄芪、地黄、白术、茯苓、西洋参、雪蛤、燕窝等滋补品，八珍汤、四君子汤等补益剂也很畅销。

提到新加坡的虎标牌万金油，人们自然会想到其创始人胡文虎、胡文豹兄弟，这两位新加坡华侨的辉煌创业史享誉东南亚。像这样在南洋的华人创业成功的例子还有很多，如经营中药材和中成药的百年老店余仁生。

创立至今，余仁生公司致力打击曾经的新加坡"毒瘤"，积极支持教育发展及慈善活动，为改善华裔的教育做出了不少贡献，其常以无名氏名义捐款筹办孤儿院、图书馆和学校。1930年，余仁生公司向香港大学捐款，为改善香港的教育出力。近年来，余仁生公司还是在香港率先实行生产质量管理规范的中成药生产企业之一，并与教学、科研机构合作，探索对传统产品的质量控制。保婴丹在香港市场很受欢迎，新一代产品已销售到中国内地。百年老店余仁生走过的历程告诉我们：既要继承传统，也要不断创新，与时俱进是企业生存之道。

燕窝溯源

关于燕窝的由来，互联网上盛传在明代李时珍所撰《本草纲目》中即已记录为金丝燕唾液筑成的巢。但《本草纲目》中并无燕窝的记载。而这段关于燕窝的记载实际源于清代《本草纲目拾遗》。为了辨明其历史沿革，笔者进行了实地考察。

燕窝为华人所钟爱，是中国很多高档餐厅里名贵的滋补汤料。其实，燕窝的药用历史并不是很长，始载于清代张璐的《本经逢原》（1695），其味甘、性平，无毒，可养阴清肺、益气补中、化痰止咳。

新加坡是不出产燕窝的，但笔者对于燕窝的认识却始于新加坡燕窝博物馆。新加坡是燕窝的主要消费市场之一，同时也是观察马来西亚燕窝市场的窗口。新加坡在 1965 年独立之前，原本是马来西亚的一部分，两国之间有着千丝万缕的联系。对于燕窝，看市场，也要看产地；看过产地，再来看市场会有更透彻的了解。

笔者在燕窝产地深入考察了燕窝的情况，特别是近些年来当地筑屋引燕、发展燕窝生产的现状。

燕窝来自金丝燕 *Collocalia esculenta* L. 的巢穴，由金丝燕的唾液与绒羽等混合物凝结而成。这种金丝燕多见于印度尼西亚、泰国、马来西亚等热带沿海地区，飞翔能力很强，一般在岛屿险峻的岩洞深暗处筑巢聚居。金丝燕喉部的唾液腺在产卵前非常发达，所筑巢若色白洁净，则被称为"白燕"；但往往会夹杂一些绒羽，色泽稍暗，被称作"毛燕"。

野生的金丝燕因筑巢于山洞内而被称为"洞燕"。现今，人们多不再采集洞燕的巢穴，不仅因为危险，而且也因为有了更好的方式来大量生产燕窝。

人们搭建了专门的燕屋，并播放录制的金丝燕的叫声，吸引金丝燕飞来筑巢，但并不喂养。燕屋主人说，不知道金丝燕飞到哪里觅食，它们具有特殊的能力，无论飞出去多远，都会记住这个遮风挡雨之所。在燕屋筑巢的金丝燕被称为"屋燕"。

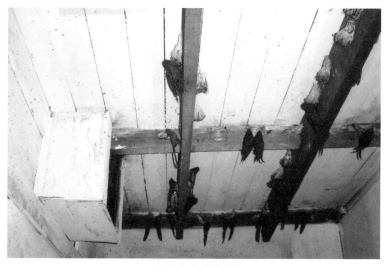

屋燕在房顶筑巢

这种模仿野生环境的筑巢方式，既为燕子营造了繁衍后代的良好环境，又满足了人类对燕窝的需求。燕屋最早是由印度尼西亚华人修建的，如今在印度尼西亚、马来西亚和泰国都有大量的燕屋，已经形成了燕窝的产业链，完全可以满足市场的需求。应当说这是开发天然资源、保障资源永续利用的成功范例。

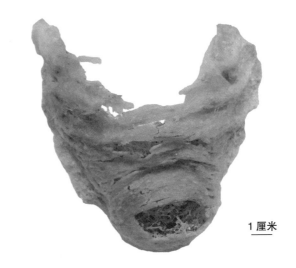

1 厘米

香港浸会大学中医药学院中药标本中心的燕窝展品
（百成堂提供）

在马来西亚，燕屋的修建大都是各家各户自己进行的，设计上各有奥妙。觅食的燕子早出晚归，漆黑的屋内只有孵卵的母燕和雏燕，通常不会让外人打扰。在当地中医药界人士的特别安排下，笔者得

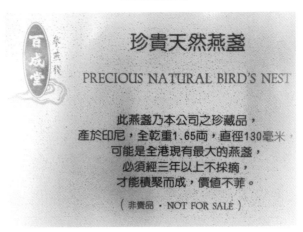

燕窝展品说明

以进入一户人家的燕屋。友善的主人还特意打开照明灯，并让笔者登上梯子近距离观察和拍摄。

燕屋屋顶下是一个个长方形格子状的木制棚架，金丝燕就在高高的棚架上筑窝。据主人介绍，屋燕 1 年可以筑窝 3 次，母燕孵卵的时间一般为 2 周，屋燕的寿命约为 10 年。现在，人们已经摒弃了过去那种摘取燕窝时不管雏燕是否已经离巢的残忍做法，只摘取金丝燕已经使用过的巢穴。

燕窝药材一般重 5~6 克，在香港浸会大学中医药学院的中国银行（香港）中药标本中心保存着香港中药业协会时任理事长李应生先生捐献的一个大燕窝，重 60 克以上，那是几代金丝燕居住的"老房子"。

燕窝采摘后，还要经过浸泡清洗、挑毛除杂、定型、烘干等加工步骤，最终制成燕窝成品。笔者隔窗参观了一个封闭式的燕窝加工车间，主人介绍说，所有工序都有着严格的质量管理，以确保加工的产品符合卫生检验标准。笔者看到，车间确实窗明几净，工人们也穿着整齐。

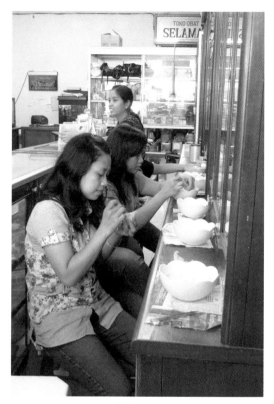

燕窝加工

还有一种燕窝叫作"血燕"，也称"红燕"。曾经有过不少关于血燕的传说，有些学术书刊也以讹传讹。商人抓住了消费者的心理，将血燕作为噱头大肆渲染，如说母燕辛苦建造了燕窝，却被人采走，几经反复，母燕耗尽津液，最后只有啼血筑巢。故事被说得煞有介事。笔者早知此说，也没有怀疑，直到第一次到新加坡参观燕窝博物馆才了解到血燕形成的真相。原来血燕的形成与金丝燕的生活环境有关，只有洞燕的巢被含铁元素的岩壁矿物质渗入时才会呈现晕染状的铁锈色，成为血燕。在马来西亚的这个燕窝加工厂，有一个完整的血燕样品，可看到最先形成的两端所呈红色深于中部，证实以上说法比较真实。天然血燕数量很少，根本无法批量生产。

2011 年下半年，香港报刊披露有不法商人为谋取暴利，用鸟粪熏制以制造人工血燕。消费者一时群情激奋，但有关商会声明"清白"，并向政府监管机构提出抗议，使得血燕成为媒体的热点话题。

有位对血燕生成不清楚的代理商找到笔者，让笔者出面说句"公道话"，帮助"摆平"这件事，即以科学的方法证明血燕是自然的产物，完全无害。该代理商愿意资助完成相关的研究，因为手中积压了数以吨计的所谓血燕，如无法售出，将损失惨重。虽然笔者对血燕有了一定的了解，心中知道大概，但为了慎重起见，笔者还是请药商们将他们的白燕与血燕样品拿到笔者的实验室，在控制温度和湿度的条件下进行加速稳定性试验。一个星期过去了，白色的燕窝并没有如药商们所期盼的那样变成血燕。

同时，我们把这些所谓血燕与来自印度尼西亚、泰国、越南的洞燕和屋燕产的天然白燕及血燕进行比较。测试结果表明，天然血燕中所含硝酸盐／亚硝酸钠含量最低仅为 42 毫克／千克，而人工制造的血燕的亚硝酸盐含量最高竟达 68750 毫克／千克，令人震惊。看到实验报告，代理商心服口服，撤回了原来的诉求。

另外，我们还运用性状鉴别与显微鉴别相结合的方法，鉴定了 6 种市售的燕窝伪品。结果发现，有的加有琼脂，有的是用猪皮膨化后制成燕窝状。真正的燕窝主要含有蛋白与唾液酸，其疗效和特殊的营养价值还有待进一步研究。

通过这件事，我们更真切地认识到，中药深奥复杂，进行品种研究一定要以实际调查为基础。另外，要科学地评价中药产品的效用和质量，对中药的神化与夸大不利于中药事业的发展。

在考察过程中，笔者拜访了老朋友洪世忠先生。洪先生是当地的华人，也是一位针灸师。1988 年，中国与新加坡还没有正式建交，他积极参与举办首届国际全息生物学学术讨论会。如今，中国与新加坡的交流已经走上正轨，洪先生仍为之发挥着积极的作用。

中医药要在世界上广为传播，应当驶上资讯产业的高速公路。新加坡作为资讯中心，在东西方交流过程中发挥着重要的桥梁作用。

花开佛国曼陀罗

——— 泰国 ———

笔者第一次到泰国是在 1996 年 12 月，转眼间 20 多年过去了。那次是单纯的家庭旅游，记得离开曼谷回日本时，儿子曾问笔者一句话："咱们住在这儿不走了行吗？"童言无忌，却道出了我们当时对泰国的良好印象。那次旅行后，笔者拍摄的一张泰国王宫照片还发表在 1997 年 2 月 10 日的《人民日报》海外版上。

虽然泰国与中国没有接壤，但历史上从经济到文化两国的交往都十分密切。特别是从 13 世纪以来，大批华人移民至泰国，目前泰国华裔人口的比例已经超过 14%。自古华人、泰人通婚，若再论上亲缘关系，不少泰国家庭具有华人血统。泰国是东南亚诸国中华人地位最高、华人和当地原住民相处最和谐的地方，历史上几乎未发生过排华事件，也从未出现过大的民族纠纷。

到访佛国

这里是信奉佛教的国家，是一个和谐的国度。中国中央电视台拍摄电视剧 1986 版《西游记》时，曾专程来泰国取景。剧中的"天竺国""极乐世界""大雷音寺"等取景地就呈现在人们面前。

听一位泰国司机介绍说，泰国约有 95% 的人信奉佛教，可以说佛教就是泰国的国教。泰国僧侣的地位很高，待遇也很不错。笔者问道："听说男子一生中至少要剃度出家一次，如同义务服兵役一样？"司机回答："并非如此，出家完全是出于自愿的，寺庙是安身、安心之所，也是很好的学校。所以，多数男子选择在年满 20 岁时出家，此后也可以还俗。有些家庭贫困的人会争着去当和尚，如果名额有限时，还要抽签看运气。"

在泰国街头，听不到高声喧哗，见不到争吵，行人见面，合掌行礼，面带微笑，彬彬有礼，一派祥和景象。这里说一件笔者遇到的小事，在北部城市清迈，我们准备租自行车出行。在一家租车行，老板对笔者说："我家店里主要出租摩托车，只有几辆破旧的自行车可用。不过你只要多走几步路，那里同样的价钱，可以租到更好的车。"诚实的市民，淳朴的民风，由此可见一斑，真是一个礼仪之邦。

泰国由于地处热带，雨量充沛，土地肥沃，一年四季好像都是收获的季节。稻米一年最少收两季，吃不完的粮食出口到国外，采不尽的鲜花也空运销往国外。树上的香蕉触手可及，高高悬挂的椰子仿佛一不小心便会掉下来。公共场所装饰用的蝴蝶兰绚烂夺目并发出淡淡清香，不用问，百分之百是真的，因为在这里使用当地自然植物的成本远远低于人造品。

笔者特意游览了清迈的因他农山国家公园，泰国最高的山峰便在这里。这里树木茂盛，云来雾往，如同仙境一般。在无污染的环境中，蕨类植物遍布，松萝藤蔓疏挂于枝杈间，树干上着生有苔藓与兰花。山中有一处大瀑布飞流直下，水雾弥漫，好一个避暑圣地。

物种丰富

在泰国原始森林中走路可要当心，这里不是指小心毒蛇，而是指小心地上忙碌的蚂蚁。若一不小心踩上了蚂蚁窝，那惹出的麻烦可能不亚于捅了马蜂窝。在《本草纲目》虫部第四十卷中有古人食蚁、制作蚁酱的记录："今惟南夷食之……非尊贵不可得也。"泰国将蚂蚁列为重要的强身补品，泡酒可治疗风湿病。泰国人的姓氏中亦有"蚁"姓。关于此姓氏的来源说法不一，其中一说是由古人对图腾或动物的崇拜逐步演变而来的。

泰国不但是花的海洋，还是天然的果园。热带水果应有尽有，简单的摊位上摆着各式鲜果，如椰子、百香果、榴莲、山竹、蛇皮果、番木瓜、芒果、人参果、牛油果、番石榴、石榴、菠萝蜜、香蕉等。

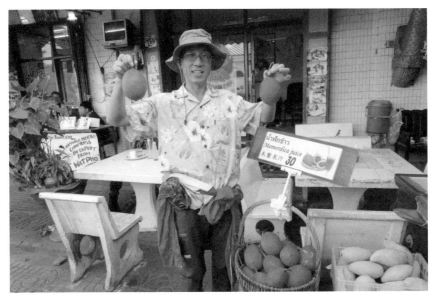

木鳖果鲜果

一种特别的水果引起了我们的注意。笔者曾经见过木鳖子药材，到了泰国终于看到了木鳖子的果实，它就像一个橙红色的大瓜蒌，表面有些刺，剖开果实，可以见到瓠果众多的种子。那红色鲜嫩的假种皮，经过简单的离心后，便可制成一杯酸酸甜甜的果汁，余下的种子清洗晒干后便是木鳖子药材。

木鳖子在《本草纲目》中被列在草部，有消肿散结、祛毒之功效。马钱子与木鳖子之间易混淆。马钱子以番木鳖之名始载于《本草纲目》，但《本草纲目》之附图与木鳖子相混淆，可能李时珍首次将外来的马钱子收入《本草纲目》时还没有来得及考察马钱子的原植物。长久以来，马钱子与木鳖子大小均如衣扣，木鳖子来自葫芦科木鳖 *Momordica cochinchinensis* (Lour.) Spreng.，马钱子来自马钱科马钱 *Strychnos nux-vomica* L.。若木鳖子中混入马钱子，则达不到预期疗效；若马钱子被当作木鳖子，则就要出事故了。

兴隆的中医药产业

世界上华人聚居的地方，常能形成唐人街。泰国首都曼谷市区西部就有一处繁华的唐人街，其规模在东南亚各地的唐人街中首屈一指。若说它与其他地区的唐人街有何不同，则此处不是一条街，而是由三聘街、耀华力路、石龙军路3条主街及许多街巷连接而成，长约2000米。说到此处唐人街，则以金店、中药店、中餐馆为主。其他特色小吃，如柿饼、糖炒栗子，也是应有尽有。与笔者同行、来自美国的学生Eric Brand酷爱喝咖啡，可在几条街上转来转去竟未见一家咖啡店，看着他失望的眼神，笔者安慰说："我也还没有见到一家茶馆呀。"

在这条唐人街上的中药铺中，既有上百年的老店，也有后入驻的新店。近年来代表我国形象的"同仁堂"金字招牌在此处格外醒目。一副"炮制虽繁必不敢省人工，品味虽贵必不敢减物力"的对联，道出了中医药人的传统与精神。泰国物价偏低，平均的商品物价仅为香港的1/4。但在这里出售的名贵中成药安宫牛黄丸、云南白药、片仔癀的价格与香港的价格相差无几，可见这几种国宝级的中成药在当地的接受程度与人气之高。中国春节到来之际，这几种中成药更是被摆放在柜台的显著位置，成为华人送礼的主要商品。

清迈的唐人街规模虽远不如曼谷的，但风格一致。在一家老药店里有传统的坐堂医，前来就医的既有亚洲人，也有欧美人。搭脉、看舌苔、遣方抓药，祖制一脉相承。在店铺内，出售中药、草药500余种，常用中药如三七、枸杞、杜仲、当归、党参、黄芪、菊花、甘草等来自中国；胖大

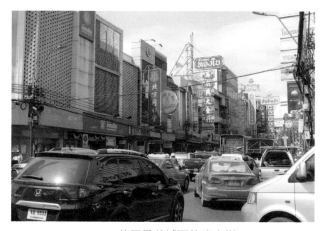

位于曼谷城西的唐人街

海、青果、陈皮和部分民间
草药，则就地取材。在药店
内，品种混淆的情况仍存在。
如马兜铃科的关木通仍被当
作木通售卖；细辛本来只可
用根和根茎，但这里连同不
该用的叶子一并混用；经过
熏染的所谓血燕还在以高昂

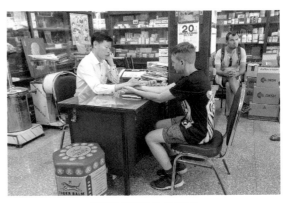

泰国诊所里的坐堂医

的价格出售。实际上，如今大多数燕窝来自人工筑屋引燕，不会形成所谓血燕，
不明情况的人误以为红色的燕窝更有价值，而去高价购买人工着色的"血燕"。

　　泰医与中医具有很多相似之处，也有着不少业务交叉的领域，在500种
常用药物中有49%是相同的。泰国传统医学认为人体的状态与"风、土、水、
火"4个因素密切相关，而中医理论遵从五行。泰国的草药也有处方，有君、
佐、使，但没有臣。大道至简，泰医与中医理论在基础上是互通的，那就是
平衡与整体观。泰医认为，当4种要素平衡时，人体就健康；当其失衡时，
人体就会产生疾病。

　　在泰国华侨中医院笔者有幸见到了周少华副院长。抚今追昔，周副院长
感叹道，第二次世界大战以后，随着西医药大量涌入，西医成为主流医学。
特别是在城市，传统医学的接受程度逐渐下降。自20世纪80年代之后，

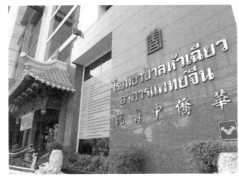

泰国华侨中医院

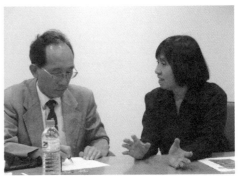

笔者与泰国华侨中医院周少华副院长交流

WHO大力提倡传统医学。外在环境与内部需求促成了泰国传统医药的大发展，也带动了中泰两国的传统医药交流，使之迈上了新的台阶。近年来，从政府到民间，传统医药备受重视，中医药在泰国的发展迎来黄金时期。有大学开始开办中医药课程，着手进行中医人才培养工作。

根据泰国公共卫生部提供的最新数据，传统医学在医疗服务中所占的比例正在稳步增长。目前，泰国的中医药服务还是以私人诊所为主。华侨中医院是泰国建立最早、规模最大的一家私立中医院，在一定意义上说有着探索与示范作用。

华侨中医院的蚁锦桐院长是一位敦厚、谦逊的长者，他听说笔者来访，一定要见一面。走进院长的办公室，一面墙上写着"精气神"，苍劲有力的书法格外醒目。另外一面墙上是斗大的"悟"字。蚁院长诙谐而又认真地说："我从事中医药工作20年，已经没有什么'精气神'了，目前已经处在'悟'的阶段。"年逾八旬的蚁院长可谓老骥伏枥，壮心不已，短短10分钟的会晤，他向笔者道出了医院未来的发展规划。医院大楼明年要重建，增加独立的药材仓库与炮制楼、博物馆。华侨中医院是泰国中医药发展的一面旗帜，不仅

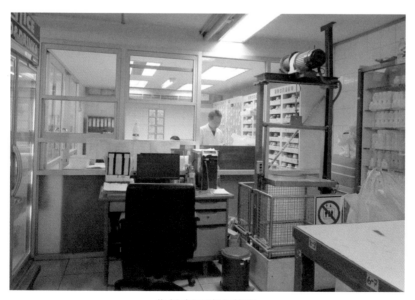

华侨中医院中药房

为华侨，也为当地泰国民众的健康事业做出了巨大贡献。

　　在中医院药房里，笔者碰到一位来自中国广西的姑娘小陆。她主要负责药房的采购与管理。小陆在中国国内是学泰文专业的，在泰国实习期间，因钟情中药，便改了行。经过几年的历练，她已经成为行家里手。她兴奋地告诉笔者，她在日常的工作中用笔者编著的《中药材鉴别图典》参照学习。她也很喜欢看《中振说本草》的节目，对此笔者感到十分欣慰。中医药的对外交流，需要这样既熟悉当地的风土民情与语言又有活力的年轻一代。他们是中泰文化交流的民间大使。

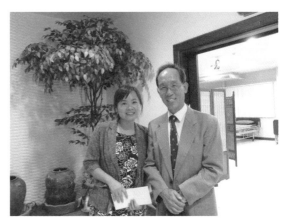

笔者与广西姑娘小陆的合影

"天雨曼陀罗"

　　这里是佛教的国度，佛教有五树六花，还有很多圣花、圣果之说。

　　中药洋金花就来自白花曼陀罗和毛曼陀罗的花。那么，佛教中的曼陀罗花是指草本曼陀罗还是木本曼陀罗？笔者原来以为两种均可，而在清迈寺庙所见均为木本，很有气势与意境，那一刻笔者觉得佛教中的曼陀罗似乎更应指

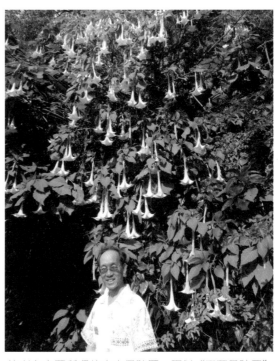

笔者在泰国所遇的木本曼陀罗，更似"天雨曼陀罗"

木本者。在泰国众多寺庙附近也遍植木本曼陀罗，可见到紫花、黄花、白花与粉花 4 种。

在《本草纲目》中，李时珍曾经对曼陀罗有过一段非常生动的描述，他曾听到民间流传用曼陀罗花酿酒，饮后会使人发笑和跳舞，认为它有麻醉作用。而李时珍记载的曼陀罗，即今洋金花，确实被证实有镇静麻醉的功能。笔者喜欢曼陀罗花，因为其洁净、疏朗、大气磅礴而更显神秘莫测，值得继续探索。

中医药是在 700 多年前伴随着中国东南沿海的华人移民而传入泰国的。海外华人是中医药传播的使者，同时也推动了当地经济与文化的发展与繁荣。

微笑吴哥寻龙脑

柬埔寨

柬埔寨对于笔者这一代人来说，再熟悉不过了。

柬埔寨前国王西哈努克曾在中国的公众传媒中频繁出现，当年西哈努克夫妇在中国一会儿走访大西北，一会儿游览大西南，一会儿看叼羊比赛，一会儿访乐山大佛。

一首由西哈努克作词、作曲的《怀念中国》委婉动听，在民间广为传颂："啊，亲爱的中国啊，我的心没有变，它永远把你怀念。啊，亲爱的朋友，我们高棉人哪，有了你的支持，就把忧愁驱散。你是一个大国，毫不自私傲慢，待人谦虚有礼，不分大小、平等相待……"

吴哥巡行

吴哥窟是世界文化遗产，是游人到柬埔寨的必访之地。

柬埔寨在历史上曾经是东南亚的强国，早在公元 1 世纪即已建立了统一的王国，是当时东南亚最强大的国家，国土面积包括如今柬埔寨的全部，以及泰国、老挝和越南的一部分。

公元 802 年建立首都吴哥，但吴哥王朝在繁荣昌盛了 600 年以后，不知何故，一下子变得无声无息了。

19 世纪，欧洲人的到来，使得被热带雨林所淹没的这座古都的遗迹再次呈现在世人面前。

中国古诗云："南朝四百八十寺，多少楼台烟雨中。"行至此地，方知天外有天，吴哥窟的寺庙数以千计。虽然如今仅可见其遗迹，但仍可想象出昔日的恢宏和精美。

大吴哥城（Angkor Thom）又名大吴哥，是古代柬埔寨历时最久的国都，其名有"大城市""大都会"的意思。大吴哥边长 3000 米，周长 12 千米，外围还有护城河。它曾盛极一时，似坚不可摧，据元朝使节周达观的《真腊风土记》所描述，13 世纪末的大吴哥城到处繁华热闹，建筑物金碧辉煌。

小吴哥（Angkor Wat）是吴哥寺的别称，又叫吴哥窟，是吴哥古迹中最大且保存最好的建筑，占地超过 1 平方千米，也是法国人亨利最早发现的建筑。建造它所

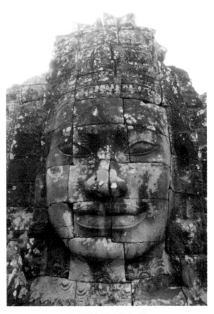

微笑的吴哥大佛

使用石材的体积超过埃及金字塔 10 倍。它的中心神庙被比作宇宙的中心，外边有代表着通往天堂的彩虹桥，桥头上镌刻着七头蛇。

吴哥是艺术的殿堂，在这里可以观赏的不仅仅是寺庙，还有回廊上精巧的石雕，这些石雕至今仍被保存得十分完整。石雕的题材取自印度的神话故事，驻足于此就好似看连环画一般，一个个形象活灵活现。石料全部取自 40 千米之外的扁担山，这种砂岩石颗粒细腻松软，便于古代工匠们进行艺术创作，尽展艺术才华。

吴哥又是摄影之城，不少摄影团队都来此寻幽探古，因而使其名声远扬，并增添了不少神秘色彩。漫步在古迹中，从石块间冒出的植物使人印象深刻。"远芳侵古道，晴翠接荒城。"热带树种——榕树有一个特性，就是它的种子有黏性，生命力极强，即使掉到石缝里也能生根发芽，长大的枝干如千斤顶一般能将坚固的城墙从内部挤开一道道缝隙，甚至使城墙崩塌。有些巨树似蟒蛇缠身一般，与古迹融为一体，紧紧包裹着它。自 20 世纪开始，当这些古建筑被人类从森林的"巨掌"中解放出来后，因失去了加固网，整个古建筑恐会散架，因此尚有不少植物未被清除，也就形成了今天的古迹奇观。如

何加以保护成为人们面临的巨大挑战。

吴哥窟有过辉煌的历史，又突然消失得无影无踪，找不到任何相关记载。世界多个古文明，如非洲的古埃及、南美洲的印加帝国，都经历过灭顶之灾。原因是多重的，或许因为宗教信仰而使人口迁移，或许因为战乱而使人口流失，或许因为疾病而灭绝。这里埋藏了太多的历史谜团，令人无限遐想，也吸引着一批批探险者前来。

冰片一瞥

柬埔寨国土面积 18 万平方千米，地处低纬度，热带气候，境内三面环山，北部是老挝，东部是越南，西部是泰国，南部是泰国湾，版图似一只"玉兔"。柬埔寨境内有湄公河与洞里萨河两条河流穿过，较少发生台风、地震等自然灾害；水力资源丰富，土地肥沃，物产丰富，珍稀物种保存甚多。笔者初来宝地，有幸见到从事中药工作多年而从未见过的中药冰片原植物。

冰片为常用中药，为无色透明或白色半透明的片状松脆结晶，最早发现与提取自龙脑香树。从龙脑香树的树脂和挥发油中取得的结晶又名龙脑冰片，根据其结晶的形状又称梅花冰片。这种从树脂中析出的天然结晶的化学成分主要为右旋龙脑，可以治疗目疾，而其他冰片则不可。

笔者在柬埔寨吴哥所见的是龙脑香科的杨那树（音译自泰国树名"Yang Na"，学名 *Dipterocarpus alatus* Roxb.），与其同属植物羯布罗香 *Dipterocarpus turbinatus* Gaertn. f. 均为

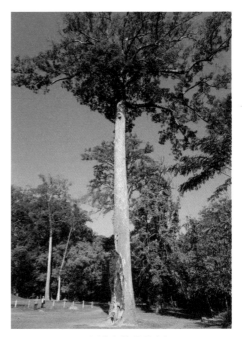

柬埔寨的杨那树

龙脑冰片的原树种。据当地人介绍，笔者所见的几棵大树种植于1899年，算起来已经120岁了。因这些树木体内含有树脂，流出时呈黑色，故在当地有黑橡胶之称。

中药冰片自唐代《新修本草》起就被收录，为开窍醒神、清热解毒之常用中药。明代《本草品汇精要》中所绘冰片彩绘原植物图正是龙脑香树。因冰片应用广泛，仅靠天然的龙脑香树实在是供不应求。龙脑香树渐渐被砍伐殆尽，现已成为濒危植物。

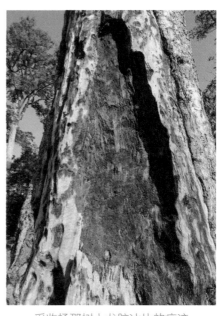

采收杨那树上龙脑冰片的痕迹

后来，人们发现用樟树的枝、叶和树皮所提取的樟脑亦可用于制作冰片。李时珍在《本草纲目》第三十四卷中首次记录樟脑，并记载了樟脑的制造方法，有煎樟脑法、炼樟脑法等。在抗日战争胜利前，由于日本在台湾过度采伐樟树，以致于台湾的樟树资源已经很少了。在江西的药都樟树也很少能见到大的樟树。

为了开发冰片的新资源，现在人们研究并开发出了菊科草本植物艾纳香 *Blumea balsamifera* (L.) DC.。海南所产的艾纳香质量上乘。中国热带农业科学院作物所的科研人员将一块特大的冰片送给香港浸会大学中医药学院的中国银行（香港）中药标本中心珍藏。

冰片是中西药兼用的，既有天然提取的，也有人工合成的，其应用十分广泛。冰片及合成冰片所用的樟脑分别被收入《中国药典》一部、二部。

纷扰频仍

柬埔寨虽少台风、地震等灾害，但多人祸。在近现代史上，柬埔寨是个动荡的国度,人民饱尝战乱之苦。

1863 年,柬埔寨沦为法国的殖民地,1940 年被日本占领,1945 年再次被法国占领。1953 年,柬埔寨王国独立,人们好不容易过了 17 年的安定生活。从 1970 年开始,柬埔寨又经历了 29 年的战乱。1970 年 3 月 18 日,发生朗诺政变;1975 年 4 月 17 日,波尔布特极端组织"红色高棉"夺取了政权;1979 年,越南占领了柬埔寨;1993 年,西哈努克重新组建柬埔寨王国。1999 年,战乱终于平息,柬埔寨进入重建时期。

在暹粒的柬埔寨战争博物馆内,可以看到各个国家不同时期的兵器。从地雷、步枪、机关枪,到坦克、飞机、高射炮,不一而足。其实,在柬埔寨,何止博物馆内,整个国家就是一个战争陈列馆。柬埔寨 1/3 的国土曾遍布地雷,导致其成为世界上截肢率最高的国家。在街上常见衣衫褴褛的残疾士兵、沿街乞讨的流浪儿,却几乎看不到头发花白的老人。

到柬埔寨旅游,还有一个永远都绕不开的话题。以波尔布特为首的极端政权在管治期间,用暴政、强制手段"清洗"城市,竟迫害致近 200 万人死亡,当年柬埔寨总人口不过 700 万人,这是人类史上最恐怖的惨案之一。

据导游介绍,1975 年 4 月 17 日,"红色高棉"推翻了朗诺政府,4 天之内,他的一家人与所有金边人一样被迫离开了世世代代居住的家园,放弃所有财产,被驱逐到乡下,从事高强度的体力劳动,重返原始社会那样刀耕火种、食不果腹的日子。许多人因为劳累、饥饿、营养不良和疾病而死去。如今的柬埔寨仍旧处在战后的恢复当中。在金边,除了金边王宫、独立纪念碑与国家博物馆以外,似乎没有其他观光之所可去。

在旅行社安排的金边的 2 个"观光点",所见景象令人震惊。

万人冢是波尔布特统治时期的屠戮场之一,数以万计无辜的百姓被残忍杀害。在中心广场建了一座由 6000 个骷髅头组成的灵塔,很多死者都是不足 20 岁的青少年。导游介绍,曾有 1 个家族 9 个家庭,最后仅 1 家生还。据估计,仅在这个中心一处就有 20000 人遇害,就地掘出近 9000 具尸体。每逢大雨过后,都可看到新露出的白骨。许多陈列的头盖骨上都留有被斧头砍出的裂痕。

再有一处是金边监狱，代号 S-21。这里原本是一所中学，在恐怖时代被用作秘密监狱，主要用来进行审讯、拷打和处决，现在已经被列入联合国教育、科学及文化组织的记忆名录。如今在监狱的铁笼内有 4 个柬埔寨罪人的头像，如同秦桧一般，被后人所唾骂。在这里被囚禁的 12000 人中仅 7 人生还，现还在世的只有 4 人，Chum Mey 先生是其中之一。作为历史的见证者，他以顽强的生命力活了下来，并以非凡的勇气向世人述说这段悲惨的历史。老人年逾八旬，心态平和，他介绍说，柬埔寨有一句话，"一条疯狗咬你，不要咬回去，如果你咬了，那代表你也疯了。"这是 20 世纪 70 年代人类历史上的悲剧，笔者希望这样的恐怖事件不再上演。

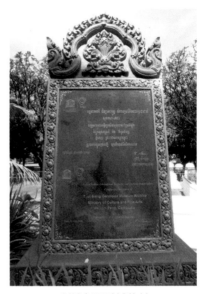

吐斯廉屠杀博物馆

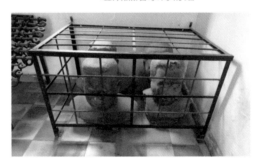

吐斯廉屠杀博物馆内铁笼中的柬埔寨罪人

在吴哥窟东北郊外有一荔枝山（Phnom Kulen），又名八角山。据说中国元代的使者周达观来此游览，将随身携带的荔枝种子撒在山上，逐渐生长成林，故叫荔枝山。

离开吴哥前，笔者观看了一场大型史诗舞台剧《吴哥的微笑》。舞蹈的灵感源自吴哥浮雕，演绎的是辉煌的王朝、复活的众神、歌舞升平的时代。演出的主题是"四海之内皆兄弟，走向佛国"。

短短的柬埔寨走马观花之旅结束了，笔者为柬埔寨人民祈祷，愿历经苦难的柬埔寨人重新回到童话般的吴哥世界。

初探南洋千岛国

印度尼西亚

2010 年 10 月底，应印度尼西亚科技部之邀，笔者参加了雅加达国际传统药物学大会。虽然笔者仅逗留了短暂的 48 小时，对那里的认识还很肤浅，但印象却非常深刻。

笔者对印度尼西亚的最初印象来自小时候看过的一本画报，其中有关于 1955 年万隆会议的画面。万隆会议是新中国外交史上重要的里程碑，和平共处五项原则便出自这次会议。画面上会议所在地印度尼西亚的风光引人入胜，宽阔碧绿的芭蕉叶被雨水打过后水灵灵的，一栋栋白色的建筑物虽不高大雄伟，却玲珑秀美。印度尼西亚也是当年郑和下西洋的驻足之处之一，那一片万业兴隆的土地令人憧憬。

椰城印象

媒体时常报道关于印度尼西亚火山与地震的消息，其中，2004 年的那次震惊世界的大海啸造成了巨大的人员伤亡和财产损失，在那次海啸发生后，香港是赈灾捐款最为踊跃的地区之一。

印度尼西亚地跨赤道，是亚洲在南半球最大的国家，其疆域跨度之大可以和中国相比。其领海面积达 300 万平方千米，与中国的领海面积相当。印度尼西亚有"千岛之国"之称，整个国家由 17000 多个岛屿组成，是世界上最大的岛屿国家。从飞机上俯瞰，无数岛屿似一颗颗璀璨的明珠，被镶嵌在汪洋之上。印度尼西亚常年盛夏，具有典型的热带雨林气候，几乎每日下午都会迎来阵雨的冲刷，因此，尽管闹市中车流不息，空气却很清新。雨过天晴，人们可以尽情享受阳光、蓝天和白云。

印度尼西亚是当今世界第四人口大国。平日提到中国有 56 个民族，人们往往觉得很多，而印度尼西亚的民族已超过 100 个。印度尼西亚还是世界上穆斯林人口最多的国家，这里有 87% 的人信奉伊斯兰教。在黄昏时分的雅加达能听到远远传来的颂经之声，颂经声祥和悠闲，为这座城市平添了几分宁静。

首都雅加达位于爪哇岛，为印度尼西亚第一大城市，同时也是印度尼西亚政治、经济、文化的中心与海陆交通的枢纽。因为这里盛产椰子，故有"椰城"之称。雅加达的社会治安整体上还比较好，但在大宾馆的入口通道，需将汽车的前后车盖打开接受例行检查。住客进门之前，也必须通过安检通道。同时，缉毒犬来回嗅闻，不免增加了一些紧张气氛。

在总督府前的大草坪上，上千只梅花鹿在悠闲地漫步；而与之一步之遥的地方便是杂乱的贫民窟，衣衫褴褛的穷人聚居在一起，奢华与贫困对比鲜明。

雅加达的交通困扰着人们，在路上被堵一两个小时如同家常便饭。各种型号的摩托车在汽车之间穿梭，让人揪心。在上下班高峰期，可见一幕奇特的场景，人们站在路旁，有的还抱着小孩，他们向私人轿车伸出一根或两根手指打着招呼，

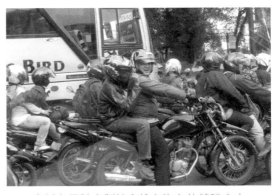

摩托车风驰电掣地穿梭在汽车的缝隙之中

令笔者这个外来客十分不解。经询问才知道，原来印度尼西亚政府为了缓解交通压力与保护环境，规定私人轿车只有满员搭载才可以优先走快车道，于是便涌现了这批"搭车送客族"。

药物资源

印度尼西亚的森林覆盖率约为 74%，高等植物有 8 万余种，其物种丰富程度可与巴西相媲美。其中，已经发现的药用植物有 7000 多种，在亚洲名

列前茅。

笔者驱车前往位于雅加达郊外 60 千米的茂物，这里有建于 1817 年的亚洲最古老、最大的波格尔植物园。"茂物"这个名称翻译得很好，这里的确物产丰茂。以水果为例，"水果之王"榴莲、"水果之后"山竹在这里为寻常之物，红毛丹、蛇皮果、人心果、牛心果、西番莲、香蕉、凤梨、牛油果、柑橘、番木瓜、无花果、槟榔、柠檬、椰子、番石榴、洋蒲桃等热带水果更是数不胜数，仅芒果就可见几十个品系。在一个小果摊上，笔者还品尝到了一种香甜可口的棕色果实，名叫杜古（Duku）。

在植物园内，翠竹挺拔，溪水蜿蜒，大自然的美景令人目不暇接。高大的榕树上覆满青苔，五色的鸡蛋花竞相开放，无数小鸟欢快地啼鸣。

印度尼西亚不仅有极为丰富的天然药物资源，还有悠久的民族药用历史。在这块多民族聚集、多文化交融的土地上，诞生了不同的传统医药理论，积累了丰富的传统医药知识。在印度尼西亚的传统医药中，药物原料来自动物、植物、矿物，非药物疗法则包括脊医、针刺、气功、太极拳、瑜伽等。

植物园的民俗博物馆展示了印度尼西亚人民如何将自然疗法应用于疾病的预防、治疗和康复中。馆内的藏品从渔猎垦荒的大型器具到衣食住行的细小物件，无一不收，仅药用植物的种子就超过 5000 种。

盛情的馆长还向笔者详细介绍了印度尼西亚的传统草药制剂——佳木。佳木原是印度尼西亚古代宫廷的御用秘方。古代印度尼西亚人为了繁育后代，比较关注壮阳药物。经过 4 个世纪的传承发展，现在佳木已经是印度尼西亚当地所有优良草药制剂的统称。佳木产品不仅涉及壮阳药、妇科药，也包括当地治疗常见病的胃肠药、抗风湿药、哮喘药等；剂型有粉剂、片剂，但多为液体制剂。

在印度尼西亚，服饮佳木产品已成为习俗，如同在香港饮凉茶一样。据当地人介绍，生产佳木的作坊超过 4000 家。在雅加达，笔者走访了两家佳木专卖店，其规模类似于街头卖糖果、烟酒的小摊，但货品不少。笔者好奇地饮了一杯佳木，感觉生姜与桂皮的味道浓烈，大概这是用来驱逐胃寒吧。

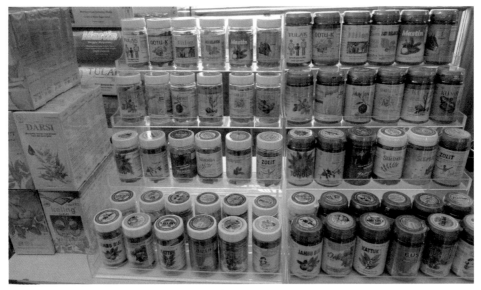

各种当地草药制品

在印度尼西亚，目前传统药物主要还是来自野生资源。但滥采滥伐导致资源被破坏、生态失衡，甚至物种灭绝，其中以濒危树种最为严重，如萝芙木、苏木、紫杉等。这些已经引起印度尼西亚政府的警觉，政府颁布法律，禁止非法采伐，并已将药用植物资源保护研究确立为国家项目。

潜力无限

由于人口迅速增长及西药费用昂贵、存在一定的副作用，如何发展医疗卫生事业成为摆在印度尼西亚政府面前的棘手课题。人们日益重视民间药物宝库。

近年来，印度尼西亚传统医药市场迅猛扩大，每年都在以超过 15% 的速度增长。无论是在大城市还是在边远的离岛，印度尼西亚的传统医学都被广泛使用。不到印度尼西亚，很难想象这里竟然有超过 300 万人在从事传统医药行业，传统医药企业有 1200 多家，产品数以千计。

2010 年的国际传统药物学大会由印度尼西亚科技部主办，有 100 多位专家、学者参加，主要为印度尼西亚、马来西亚的大学与研究所的科研人员，产业界与政府部门的代表，以及医生和消费者。

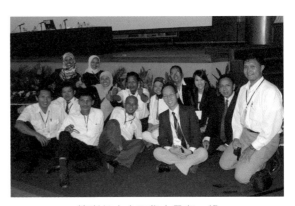

笔者与大会工作人员在一起

笔者应邀在大会上做了主题报告，介绍了中药的资源保护和质量控制的方法，同时也介绍了香港浸会大学中医药学院在中药标准化与国际化方面所做的努力和取得的成绩，并指出传统医药的研发与中药质量的控制一样要从源头做起。在印度尼西亚，传统药物的开发研究有些类似于中国改革开放初

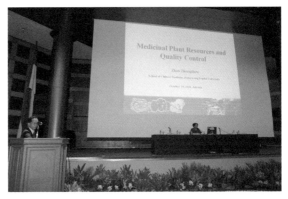

笔者在大会上发言

期传统药物的研发情况，但目前研究人员较分散，教育尚未开始，法规亦未确立。与会者认为，中国在药用植物开发过程中所得到的经验对印度尼西亚很有参考借鉴意义。

印度尼西亚国家药品食品管理局目前将天然药物分为3类：传统草药、标准提取物和植物药。有5种药在佳木中出现的频率最高，有的产品已经注册了商标，拟优先开发，这5种药是姜黄 *Curcuma longa* L.、穿心莲 *Andrographis paniculata* (Burm. f.) Nees、积雪草 *Centella asiatica* (L.) Urban、姜 *Zingiber officinale* Rosc.、大高良姜 *Alpinia galanga* (L.) Willd.。

在印度尼西亚人口中，华人约占5%。华人将中医药传播到了这里。自古以来，中国与印度尼西亚便在传统药物方面互通有无，中国的甘草、黄芪输往南洋，而印度尼西亚的砂仁、豆蔻等成为中医临床用药中不可缺少的药材。

以前笔者只听说片仔癀在印度尼西亚最受欢迎，此次笔者发现，在印度尼西亚受欢迎的中成药还包括安宫牛黄丸、牛黄清心丸、云南白药等。名牌中成药的价格可达一般药的6倍。

目前，印度尼西亚还没有正规的传统医药教育，依然采用师带徒的方式。一些有志投身传统医药事业的印度尼西亚年轻人踏上了海外求学之路，香港浸会大学中医药学院的硕士研究生班中便有来自印度尼西亚的同学。

近年来，印度尼西亚兴起了香薰疗法，很多外国人专程来印度尼西亚进行体验。此外，传统药物作为功能性食品的重要来源备受关注。目前，印度尼西亚尚未确立功能性食品的相应法规，只有关于食品添加剂的法案。药品、保健品与化妆品在印度尼西亚天然产物市场已经形成了三足鼎立的格局。印度尼西亚所走的多元化发展之路值得中国借鉴。

香料之王

香料一般是指可提供色、香、味，甚至质感的所有植物产品。近年来，笔者所在的课题组结合岭南草药的调查，对此开展了相关研究。

大多数香料作为植物药，几千年来一直被应用于传统医疗领域，在人类战胜疾病的历程中留下了不可磨灭的功绩，其代表性的品种有胡椒、小豆蔻、丁香、肉豆蔻等。

14—15世纪，香料贸易竞争日益激烈，从东方获取香料也是开辟新航路的目的之一。在此后的几个世纪中，在西方国家的掠夺之下，印度洋沿岸及西太平洋各香料原产地相继沦为殖民地或半殖民地。

印度、印度尼西亚等国常年气候炎热，盛产香料，自古以来便以香料为药。印度尼西亚的传统草药制剂佳木和印度阿育吠陀医学流传至今的处方中都不乏香料的存在。

以胡椒为例，有人说："香料贸易的历史，基本上就是寻求胡椒的历史。"早在3000多年前，胡椒便由阿拉伯商人从原产地印度带到了埃及和欧洲。黑

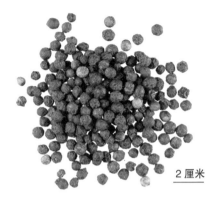

2 厘米

黑胡椒

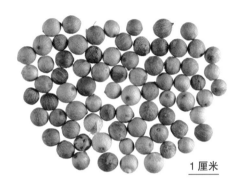

1 厘米

白胡椒

胡椒更被称为"香料之王"，在历史上曾担任过货币的角色。许多帝国和贸易航线的兴衰都与胡椒息息相关。直至今日，胡椒依然是西餐调味品的主角。从总产量和经济价值来看，胡椒仍是最重要的香料。

在印度尼西亚众多的香料中，让笔者印象最深的便是胡椒。如果说印度的小豆蔻是"香料之后"，那印度尼西亚的胡椒则是当之无愧的"香料之王"。

中药胡椒来源于胡椒科（Piperaceae）植物胡椒 *Piper nigrum* L.，其入药部位为干燥近成熟或成熟果实。

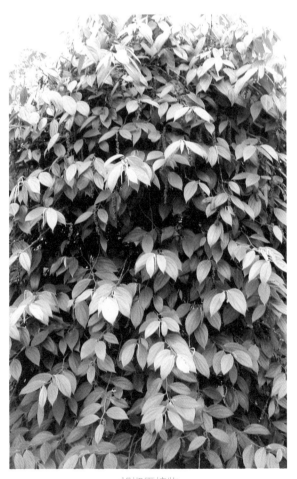

胡椒原植物

胡椒药材有黑白之分：果实呈暗绿色时采收，晒干，为黑胡椒；果实变红时采收，用水浸渍数日，擦去果肉，晒干，为白胡椒。黑胡椒是中国原卫生部规定的药食同源品种之一。

胡椒属（*Piper*）植物在全世界约有 2000 种，分布于热带地区，主产于印度尼西亚与印度，中国有 60 种、4 个变种，分布于台湾南部各地区。广东、海南地区已有栽培。

胡椒之药名始载于《新修本草》。胡椒在中国自唐代开始变得十分流行。唐代段成式在其笔记小说集《酉阳杂俎》中写道："胡椒……子形似汉椒，至辛辣，六月采，今人作胡盘肉食皆用之。"唐代宗时期，丞相元载因贪污被唐代宗下令抄了家。抄家时，在他家里不仅发现了很多金银财宝，而且还发现了八百石胡椒，换算成现在的计量单位，则有几十吨。存那么多胡椒做什么？那时候胡椒的经济价值非常高，存胡椒相当于囤积资产。

李时珍在《本草纲目》中记载胡椒时描述：他从小十分喜欢吃胡椒，胡椒药性辛热，而他每年闹"火眼"，即眼部生疮。起初不知道是什么原因，后来他把胡椒戒了就好了。胡椒的功能是温中散寒、下气止痛、止泻、开胃。虽然胡椒在处方中出现的频率比不上常用中药，但它在东西方餐饮中的地位却是其他药食两用的材料难以匹敌的。

中国与印度尼西亚均为新兴的发展中国家，在整理传统经验、合理利用自然资源、加强知识产权保护、打造国际品牌方面有很多共同点与合作领域。在中国传统医药的对外交流中，与欧美的交流固然重要，而与第三世界国家特别是东盟国家的交流同样不可忽视。

婆娑树下遇猴枣

—— 印度 ——

印度印象

  印度处于热带地区，其地理位置和气候环境适合各种热带植物特别是香料植物的生长。由于天气炎热，食物易变质，印度人需要使用能调理肠胃和防止食物变质的香料，如各种香辛精油、油性树脂、红辣椒、姜黄、小茴香、胡椒、生姜、小豆蔻、香菜、肉豆蔻和大蒜等。香料恰有防腐甚至杀菌的作用，可谓一方水土出一方药。印度是全球最大的香料出口和生产国及最大的香料消费国，政府专门设立了香料局，负责香料事务。在印度香料贸易中，一直占有重要地位的品种是被称作"香料之王"的胡椒和被称作"香料之后"

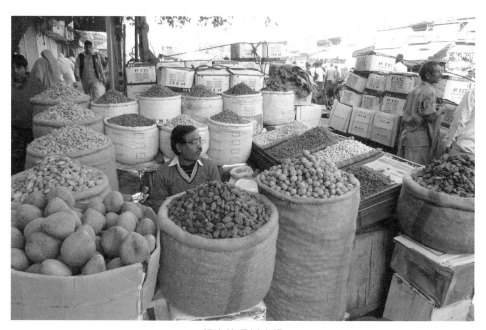

印度的香料市场

的小豆蔻。阿拉伯人主要用小豆蔻为茶和咖啡调味。小豆蔻很早就进入中国，成为藏医的常用药物。

在一次长途旅行中，笔者饱览了沿途数百里的印度风景。一路上，牛、狗、猪、羊、鸡、孔雀、鹦鹉、猴子、骆驼、毛驴和松鼠随处可见，再加上耍蛇人手中的眼镜蛇和挥之不去的蚊蝇，感觉仿佛到了天然动物园。这里的动物都很温顺，可见到载人的骆驼在公路上缓行。路遇堵车，笔者未关车门，突然觉得脚边有些异样，低头看才发现一只松鼠爬上了笔者的脚，还会对着镜头眨眼睛。一次，我们的同伴打开车门，赫然见到巨大的牛头伸了进来。街上猴子的数量之多超过动物园猴山。在停车场，一群猴子蹲在旁边的矮墙上，东张西望。虽然无人喂食，但这些猴子任人近距离拍照，对人毫无戒意，十分亲近。

印度传统医学源远流长，具有完整的理论体系。印度的传统医学体系主要有以下 6 个部分：阿育吠陀医学、尤那尼医学、悉达医学、瑜伽、自然疗法和顺势疗法。不同的医学体系有着各自特有的系统理论、诊断方法、治疗手段和用药理论。

千年来，中印两个文明古国的文化交流和贸易往来十分频繁。印度有着悠久的历史、多源的传统医药理论、广泛的临床应用和丰富的草药资源。积极学习印度传统医药的经验，必将促进中医药事业的发展。

缘起

猴枣为一味用于小儿化痰的进口名贵中药，市面上的主要制剂叫作"猴枣散"。在《全国中药成药处方集》中，收录有上海、南京、杭州的猴枣散的不同中成药组方。1997 年，猴枣散被列

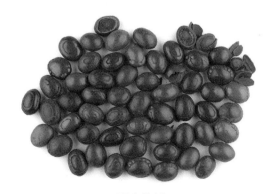

猴枣药材

入全国中医医院急诊必备中成药目录，临床主要用于高热、支气管炎、肺炎、哮喘等有里热症状者。目前，在中国内地，有11家厂商注册生产猴枣相关制品；在香港注册的中成药中含有猴枣组分的产品超过百余种，其中2家厂商的制品在中国内地有销售。

然而，长期以来，由于很少有人真正了解这味中药，即使是中医药研究人员多数时候见到的也是市售品，对其基原及产地知之甚少，有投机者以讹传讹，误导他人。至今，对猴枣及其相关制剂的科学研究很少，更谈不上进一步开发。对猴枣这样使用历史悠久的中药，先明确其基原是非常重要的。

纷扰

动物类中药中包含多种结石类的病理产物，例如，牛黄是牛的胆囊结石，马宝为马的胃肠道结石，狗宝为狗的胃结石。反观猴枣，从名称上看，人们自然想到其为猴子的结石，这样的认知也已被记入文献。有关猴枣的来源，众说纷纭，《中华本草》记述猴枣的来源为猴科动物猕猴 *Macaca mulatta* Zimmermann 或 *Macaca speciosa* F. Cuvier 等的肠胃结石。猕猴生长于印度、马来半岛及马来群岛等地。后又有考察组研究认为，猴枣来自印度母山羊的肠与胃幽门之间的结石；也有研究发现，其来自普通牧羊的肠胃结石（phytobezoar）。

笔者专门走访了中药界的老前辈——李震熊先生。

李震熊先生年逾八旬，在香港经营名贵中药店已超过一个甲子，在行业内有"活字典"的美誉。他的药材店收藏有各种贵重中药，其中便包括猴枣。根据李震熊先生的介绍，猴枣主要为进口，商品猴枣有2种，一种为马来西亚猴枣，也叫域枣；另一种为印度猴枣。经过对市场与生产厂家的调查，笔者发现长久以来用于投料生产的均为印度猴枣。

据闻，猴枣最初指的是来自东南亚猕猴颊部食囊的结石，而不是胃肠的结石。可是其一年全球的收获量只有几千克，最多不会超过十几千克，还包括偶见的大猩猩食囊的结石。上述猴枣在市场上几乎绝迹。

李震熊先生又介绍，印度猴枣取自羊体内肠胃间的结石，最早产自伊朗一带，后主产于印度。年投入市场量 200~400 千克，除少量使用单品外，多数用于中成药。从他祖上经营店铺开始，便进口此种猴枣，在中国已有 200~300 年的使用历史了。

对于来源不明、成分不清、贵重的中药猴枣，在迄今公开的资料中，尚无记载有人目睹从猴子或羊体内取出猴枣，故有关猴枣的来源往往含糊不清。人们怀疑猴枣的来源可能不止一种动物的结石，既然长久以来主流用药的印度猴枣出自羊体内，那么为何在已有推断指出有山羊肠胃结石或山羊肠胃人工培育结石的情况下，国内的山羊体内没有产生出猴枣？

为了探寻市售猴枣主流品种究竟为何物，了解其形成机制、收集方法和生态链，2018 年 1 月中旬，笔者所在研究组一行 4 人，包括研究组成员 Eric Brand（白效龙）、专业媒体制作人浣一平和柴林，以占实际使用量 95% 以上的市售主流猴枣商品为目标，专程前往印度中南部开启了一次探索之旅。

西行

我们研究组一行人首先抵达海得拉巴（Hyderabad），在当地专门从事猴枣贸易的 Aijaz Mahboob Khan（A. M. Khan）先生的带领下，驱车 4 个多小时到达了中南部的特伦甘纳邦（Telangana），并深入到 2 个村镇

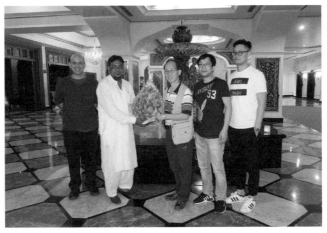

笔者所在研究组到达印度（从左至右依次为：Eric Brand、Aijaz Mahboob Khan、赵中振、浣一平、柴林）

（Karim Nagar, Nizamabad）。此地为农牧混交区，一年中有旱季与雨季之别，出产棉花、玉米、水稻、香蕉等。

研究组走访了这 2 个村镇的 2 户牧羊人家，对环境进行了实地观察，采集了相关植物标本；同时，对 2 只山羊进行了现场解剖，考察全过程由浣一平、柴林摄像记录。采集的植物标本保存于香港浸会大学中医药学院的中国银行（香港）中药标本中心。

印度当地的牧民介绍，当地饲养了大量的山羊 *Capra aegagrus hircus* L.。山羊为群居动物，觅食力强，食性杂，对于各种牧草、树木枝叶等均采食。

每年 4 月，当地称作"Tumma chettu"（babul tree）树木的果实成熟之后，牧民用木棒敲打树枝，让果实开裂，然后将散落在地上的种子收集起来。因其味道较苦，故牧民用盐水浸泡处理后再喂给羊吃。

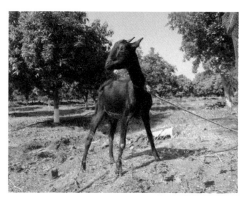

山羊

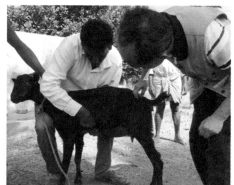

摸山羊肚子

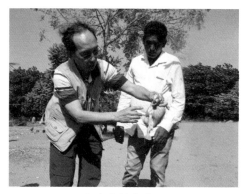

取出山羊的盲肠

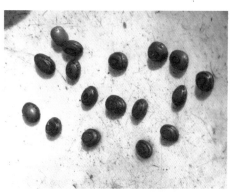

从一只山羊的盲肠内取出的羊枣

有经验的牧民通过触摸羊的腹部，以感受颗粒状硬结物的存在，便可知哪些羊已经有"枣"了。对于没有"枣"的山羊，直接当作肉羊饲养；有"枣"的山羊，则继续留下，并加以特别的饲养，即用货车将大批量的山羊运载到数千米外的山林中放牧。山羊食用各种树叶，有利于吸收营养，进而使"猴枣"变大成熟。山羊从 6 月草木繁盛的雨季开始喂养，到 11 月的旱季进行宰杀。羊体内一般 120 天可以形成"枣"。

依照印度的传统日历，每年的 10—11 月正值"排灯节"，此节日源自印度的古老史诗《罗摩衍那》中的传说。罗摩王子被国王放逐森林 14 年，历经磨难，终于将他的妻子悉多从魔王岛中救出，当其重归故里时，举国上下点起油灯欢迎他们的归来。如今每年在这一传统节日里，当地要大宴宾朋，摆上丰盛的千羊宴。此时，大量的山羊被宰杀，亦正是牧民采收猴枣之时。一般在 3000~4000 张餐桌上能够获取 1 千克的猴枣。

通过对山羊的现场解剖，笔者所在研究组发现结石形成的准确部位是盲肠，当地人统称为"cirdan"，也就是肠胃里，好似中文泛指的"肚子里"。

用清水一遍遍地洗涤盲肠的过程，如沙里淘金一般，最后终于得到了一粒粒黑褐色发亮的"枣"，而其中一只羊的腹中竟然出现了 17 颗品相完好的"猴枣"，与在香港市场上多见的猴枣外形相同。除去灰色的结石外层包膜后，再剥离种皮，依然可见豆科植物的 2 个豆瓣状子叶。在同一个盲肠囊袋中，还有小石子与几粒黑小豆，但都没有形成结石，而只有基于阿拉伯金合欢的种子才能形成结石。

当地牧民带领研究组找到了 babul tree，其为小乔木或乔木，高 3~5 米，树皮灰棕色，嫩枝被茸毛。羽片 2~11 对，小叶 7~25 对，长圆形，被短柔毛。荚果带状，长可达 20 厘米，宽 1~2 厘米，直或弯曲，种子间缢缩呈念珠状，被茸毛，不开裂。

经鉴定此植物为豆科金合欢属植物阿拉伯金合欢 *Acacia nilotica* (L.) Delile。阿拉伯金合欢的荚果一般在 4 月成熟，由于笔者到达的时间是 1 月中旬，因而其还是嫩果，有些类似槐角，表面发黏，荚果内的种子尝起来味

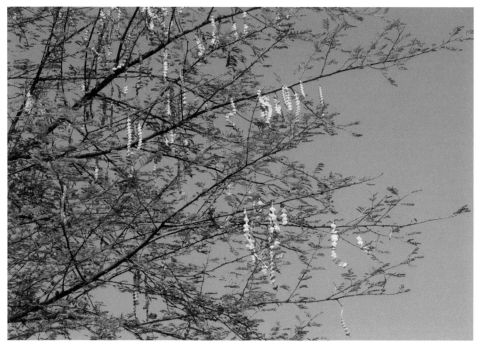

阿拉伯金合欢植物

道有些苦。种子成熟时会变为褐色。此植物原产于非洲,后传至阿拉伯、阿富汗、印度等地,现在世界上很多地方都有栽培。在海南、云南等地,目前已有人工引种栽培。

在阿拉伯金合欢周围的环境中还生长着其近缘种植物黄豆树 *Albizia procera* (Roxb.) Benth.。环顾四周,还有很多植物为山羊所喜爱,如使君子科、大戟科、芸香科及豆科的一些植物。良好的牧场环境满足了羊群的需求,为羊群提供了充足的食物与营养。

此生态链与猴枣的形成密不可分。若植物的种子进入了山羊的盲肠囊袋里,则无法排出体外。在阿拉伯金合欢种子这种"引物"的刺激下,动物体内分泌出抗炎物质,又因种子富含单宁,与蛋白质结合后,会在种子表面形成一种天然的保护层,如珍珠的形成一样,层层加厚,实现了动物的自我保护。

此外，以往文献中说只有母山羊可以产生结石是不准确的，公山羊同样可以产生结石。而为何绵羊不产结石呢？这是因为绵羊的特性是仅吃草，而山羊除了吃草外，还吃各种树叶、果实，吃得树梢之果，方得羊肠结"枣"。

从专业角度来看，其中文名称可考虑用"羊肠枣"（别名：印度猴枣），以表明其基原为"来自山羊 *Capra aegagrus hircus* L. 的盲肠内以阿拉伯金合欢的种子为内核形成的结石"。

续航

从印度回来后，2018 年 2 月 13 日，笔者与住在北京的国医大师金世元先生通了电话，咨询此事。金先生从事中药行业近 80 载，据金先生介绍，猴枣与牛黄一样均为传统名贵中药，以前虽有接触，但因是外来药，且条件所限，故没有到实地考察过其基原。国内主要的生产厂家在南方，如上海、杭州、南京等地。根据他的回忆，所见商品形状偏长，表面发亮、发蓝，晃动时内有响声为真品。金先生表示这个课题很有意义，亦认为中医用药的宝贵经验、中药优良的品种万万不能失传。

中药品种丰富，用药历史源远流长。李时珍云"古今药物兴废不同"。中药品种既有延续，也有变迁，如广东产的茜草科巴戟天、新疆产的紫草科新疆紫草等取代了早期的巴戟天与硬紫草。而中药主流商品与正品的形成包含两大要素：一是疗效稳定，二是资源众多。

自古外来药物便是中药的重要组成部分，猴枣是丝绸之路上的结晶之一，用作儿科化痰药已有百年历史了。产生"羊肠枣"的山羊有足够的存栏数，有良好的食物链与生存环境，以及相对成熟的饲养技术，为"羊肠枣"的可持续利用提供了基本的保障。由于其有疗效，有应用历史，有资源，有成熟的培育技术，有稳定的供应，且从医学伦理的角度考虑亦可以接受，故为传统猴枣的最佳资源值得进一步开发研究与择优利用，避免传统用药经验失传。

绚丽缤纷孟加拉

—— 孟加拉国 ——

1971 年笔者在上中学时，东巴基斯坦宣告独立，随后孟加拉人民共和国诞生。笔者自那时起知道了"孟加拉国"的存在。

孟加拉族是南亚次大陆上的古老民族之一，13 世纪受外来影响信仰伊斯兰教。印度、巴基斯坦、孟加拉国原本作为一个整体是一个国家。1757 年，孟加拉国沦于英国之手。1947 年，印巴分治，印度和巴基斯坦独立。而巴基斯坦又被分成了东巴基斯坦与西巴基斯坦两部分，二者相隔 2000 千米，好似印度的左右手一般。与巴基斯坦相比，孟加拉国与印度的联系更为紧密。达卡原本是东巴基斯坦的首府，1971 年，在独立战争中遭到破坏，之后被重建，在孟加拉国成立时，达卡成为首都。

孟加拉国是一个少有人关注的地方。在街上的书店中，甚至找不到一本有关孟加拉国的导游书。

认识达卡

2018 年 1 月，第十八届国际传统药物学大会在孟加拉国首都达卡隆重召开，由此笔者走进了这个未知的都市。

达卡位于恒河三角洲布里甘加河的北岸，属热带气候，夏季气温可达到 38℃以上，旱季为 11 月至翌年 2 月，比较凉爽。笔者到达时正值 1 月，气温为十几摄氏度。达卡海拔很低，只有 6~7 米，具有肥沃的冲积平原，盛产黄麻、稻米、甘蔗、油菜籽等。

目前，孟加拉国被列为世界上最贫困、拥挤与污染严重的国家之一。

谈到贫困，孟加拉国的国内生产总值（GDP）截至 2018 年只有 6370 亿美元，

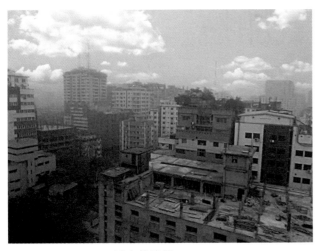

达卡的清晨

人均日收入只有2美元。这里的消费水平很低。车一停下便会有乞讨者迎面走来，流浪儿在街边的垃圾桶里寻觅着一切可食可用之物。

若论城市的拥挤程度，很多人可能会联想到印度，但是印度的人口密度是每平方千米400人，而孟加拉国是900人，比印度的2倍还多。而在达卡360平方千米的土地上，人口竟然超过1500万人。街上人如潮涌，远远望去，密密麻麻，不身临其境，难以想象。

清晨的达卡，人们伴随着雾霾开始了一天的生活。这里的能见度很低，太阳不再耀眼，浓烟与雾霾混在一起，呛得人喘不过气来。树叶上、街道上到处都覆盖着一层灰。外出一趟回来，嗓子呛得难受，鼻孔是黑黢黢的。而笔者到达时是当地一年当中最凉爽的季节，难以想象人们在闷热的夏季如何度过。

三轮车、摩托车、公交车是当地的三大交通工具。其中，公交车可以说是"体无完肤，遍体鳞伤"，车窗不完整；车门从来不关，总有人站在车门边；公交车行驶在大街上，喇叭声刺耳，足有70分贝以上。摩托车外形如同鸡笼一般，招手即停，尾部嘟嘟地响，并冒着黑烟，穿梭于大街小巷。

而最惊人的景观莫过于人力三轮车了。达卡的三轮车数目达百万之多，打破了世界纪录。这里无交通规则，马路上没有斑马线，行车不分左右，车辆交叉纵横，一旦融入其中，时常让人动弹不得，进退两难。这便是真正考验车夫的反应速度与驾驶技术的时候了。堵车时，对于坐在车上的观光客来说，环顾四周，绝不会感到寂寞，车夫们如表演杂技一般，个个技艺高超。年轻人喜欢飙车，时不时来个急刹车，好似在炫耀技巧。乘客在车里上下颠簸、左右摇晃，好似坐过山车一样刺激，十分考验乘车人的心理承受能力。

三轮车除了承载乘客之外，还常常装载蔬菜、水果、布匹、

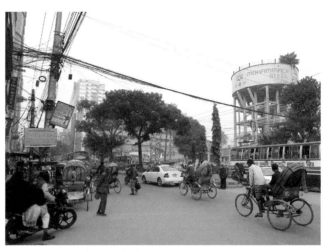

三轮车为达卡街头的主要交通工具之一

家具、电器等五花八门的杂物。这与中国 20 世纪七八十年代自行车的功能差不多，唯一的区别是没有驮上煤气罐。

在如此杂乱、毫无秩序的交通中，磕碰肯定时有发生，但街上一派和睦之象，不见人们发生口角、互相谩骂，更无拳脚相加。三轮车车夫总是笑眯眯的，向他表示感谢时，他会习惯性地摇摇头，让人感觉暖暖的。

在一些地区，小狗们悠闲自在，没有人去打扰，即便在喧闹的大街正中，也可以安然入睡。在校园内，更是开辟有供小狗们休息和玩耍的专属区域。

与另一个贫困的亚洲国家柬埔寨相比，这里是不夜之城，到了深夜 1 点钟，路上依旧在堵车。这也可能是人们长期以来为避开夏日白天的高温所形成的习惯吧。

一个地方流行什么，大概都与其物产直接相关。达卡是一个五彩缤纷的都市。如果用中国人所称的"黄包车"来称呼这里的三轮车的话，肯定不合适。达卡的三轮车被涂抹得五颜六色，车上画有精美的图案，如孔雀、鹦鹉等，如同花轿一般。车夫通常裹一块花布在腰上，遍观街头，每个车夫的行头几乎没有重样的花色。而车上乘坐的不乏衣冠楚楚、衣着华丽之士。

染料缤纷

　　爱美之心人皆有之，孟加拉国的男子以蓄长须为美，很多男士都会给自己的胡子染色。虽未来得及问他们用的是何种染料，但笔者猜测这染料一定是天然的，因为孟加拉国盛产各种染料。

　　这里究竟以盛产哪些染料为主？带着疑问，笔者来到郊外的达卡国家植物园寻求答案。

　　植物园面积达 0.83 平方千米，园内植物超过 5 万种，有水生的，有旱生的，格外引人注目的是那 100 多种玫瑰品种。对于达卡来说，这里是世外桃源，空气质量比市中心好多了。当时正值玫瑰花盛开的季节，穿着整齐、打扮漂亮的年轻伴侣漫步其间，四周看上去好似孔雀开屏一般，充满了浪漫的色彩。

　　孟加拉国盛产染料与香料，笔者逐一辨认这里的染料植物，发现粉红色的有草莓、覆盆子、玫瑰、薰衣草、茜草根，红色的有芙蓉花、槟榔等，蓝色的有紫甘蓝、菘蓝、桑椹、矢车菊、黑莓，橙色的有洋葱皮、胡萝卜、丁香、姜黄，棕色的有咖啡、茶叶、蒲公英根，绿色的有菠菜叶、芭蕉根等，黄色的有番红花、鲜红花、洋葱皮、万寿菊、姜黄、大丽花、向日葵。

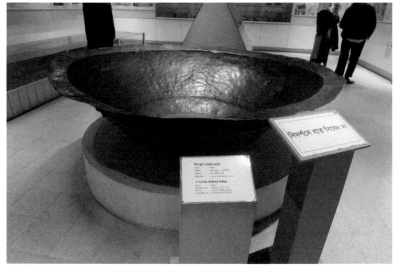

孟加拉国 200 年前熬制靛蓝的大锅

这里还有豆科富含单宁类成分的多种合欢与胭脂树科胭脂树 *Bixa orellana* L.。这些都是热带地区最有名的染料的原植物。另外，植物园专门开辟了一个小的药用植物园，其中有鱼腥草、大风子、罗勒、印度马钱子、诃子、儿茶，还有很多是中国不出产的。

青出于蓝

笔者不禁联想到，有一味中药在印染的发展历史中占有非常重要的地位，那就是青黛。《荀子·劝学》曰："青，取之于蓝而青于蓝。"青黛最早记载于宋代的《开宝本草》，书中写道："青黛从波斯国来。今以太原并庐陵、南康等处，染淀瓮上沫紫碧色者用之，与青黛同功。""黛"是用来画眉的。李时珍曰："黛，眉色也。"刘熙的《释名》云："灭去眉毛，以此代之，故谓之黛。"

《本草纲目》曰："波斯青黛，亦是外国蓝靛花，既不可得，则中国靛花亦可用。"有趣的是，民间用药时如果没有青黛怎么办？李时珍有云："或不得已，用青布浸汁代之。货者复以干淀充之，然有锻石，入服饵药中当详之。"

本来就有一些中药是来自植物、动物或矿物的加工品，其中青黛是典型代表。青黛来源于植物，最终呈现的则是加工后的粉末。青黛是由什么做的呢？它是爵床科植物板蓝 *Baphicacanthus cusia* (Nees) Bremek.、蓼科植物蓼蓝 *Polygonum tinctorium* Ait. 或十字花科植物菘蓝 *Isatis indigotica* Fortune. 的叶或茎叶经加工制得的干燥粉末或团块，与中药板蓝根有共同的植物来源——十字花科菘蓝。经过长时间浸泡、沉淀、去除碎渣、晒干才能形成质轻，易飞扬，可黏手、黏纸的蓝色粉末，这便是所谓"青出于蓝，而胜于蓝"的青黛，其具草腥气，味微酸，以蓝色均匀、能浮于水面、火烧产生紫红色烟雾时间较长者为佳。

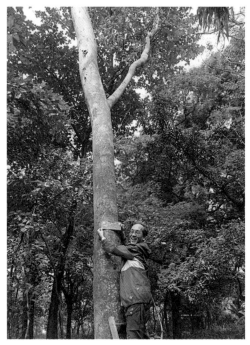

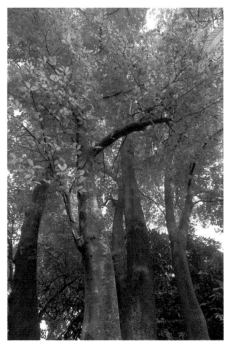

在孟加拉国邂逅高大的正品沉香原植物　　　国产沉香原植物白木香

青黛味咸，性寒，具有清热解毒、凉血消斑、清肝泻火、定惊的功效，用于温病热盛、斑疹、吐血咯血、小儿惊痫、疮肿、丹毒、蛇虫咬伤。

在达卡的国家博物馆内，馆藏可谓十分丰富。博物馆共有 4 层 60 个展区，展出的展品仅为馆藏的 1/10。在二楼的展区，有一幅图对照展示了世界文明史与世界科技史的发展，在中国的部分中有中国人发明的珠算、风筝、火药、造纸术、印刷术、指南针等。在漫长的历史征程中，各个国家与民族的科技进步有先有后，发展过程有快有慢，各有所长，文化互补，相互借鉴。

在孟加拉国，人们热情、友好、吃苦耐劳。这是一个文明古国，这是一个具有发展潜力的国度。

千年荒漠乳香浓

—— 阿曼 ——

　　1990 年，应阿曼苏丹国（以下简称阿曼）卫生部的邀请，中国医药学术专家组到阿曼进行了为期 1 周的学术考察。考察组共 3 人，其中年龄最大的是中国中医研究院（今中国中医科学院）针灸研究所的薛崇成教授。薛老于 1919 年出生，时已年逾七旬。早在 1935 年，他便拜四川名医蒲辅周为师；1948 年，获华西协合大学和美国纽约州立大学医学博士学位。他是一位通晓中西医学的老前辈。前几年笔者回北京见到薛老，老人家已 90 多岁，仍精神矍铄。考察组的另一位成员是原卫生部的阿拉伯语翻译邢汉平先生。邢先生年富力强，精通阿拉伯语，多年来往于中国与阿拉伯国家之间，堪称中国医药卫生领域与阿拉伯国家交流的民间大使。考察组第 3 位成员是笔者，那时 30 岁出头，硕士研究生毕业不久，这次任务侧重于对当地的草药资源进行初步考察。临行前，笔者认真学习了阿曼及阿拉伯的有关知识，期待能够实地增长见识。

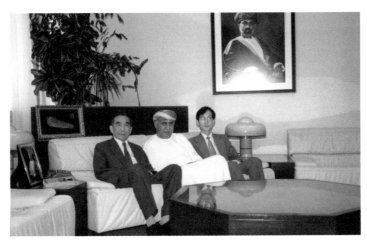

与阿曼卫生部部长（中）合影

风土民情

阿曼古称马干，位于阿拉伯半岛的东南端、波斯湾的咽喉要道。西部与沙特阿拉伯和阿联酋相邻，南部与也门接壤，东北与东南部濒临阿曼湾和阿拉伯海。阿曼境内除东北部山地外，皆为热带沙漠气候。

阿曼首都马斯喀特（Muscat）据守印度洋通往波斯湾的门户，东南濒临阿拉伯海，东北临阿曼湾。马斯喀特的老城区依山傍海，山势峭拔，与海水相映，蔚为壮观。阿曼虽地处荒漠，但在马斯喀特可以感受到习习海风，太阳落山后倒也凉爽。市内重建的卡布斯国王王宫是典型的阿拉伯式宫殿，庄严气派；夜晚灯光明亮，光彩夺目。那时，在这座城市中很少能见到绿色。两个古老的城门和一段土墙，加上许多传统的阿拉伯小屋，使笔者联想到阿拉伯民间故事集《一千零一夜》中描述的情景。

阿曼有发达的传统金银器制造业，所产腰刀、咖啡壶和各种金银饰品在国际上享有盛誉。阿曼男子喜欢佩带腰刀，引起笔者注意的是，他们所佩腰刀的刀柄是用犀牛角制成的。现在犀角已被禁止使用，这些存世的犀角刀柄就显得更珍贵了。阿曼男子在正式外交场合一般穿无领长袍，缠头巾，并必须佩带饰刀，就像穿西装时佩戴领带一样。经邢先生的提示笔者才注意到，阿曼男装与其他阿拉伯地区服饰的显著区别是阿曼人所穿长袍的领口处垂下一条缨穗，看上去似装饰物，其实是专门用来蘸香料的。

目前，阿曼的经济仍然多依赖石油，油田主要分布在西北部和南部的戈壁、沙漠地区。阿曼的粮食作物以小麦、大麦、高粱为主，其他经济作物主要是椰枣（Saudi dates）、柠檬等水果。由于

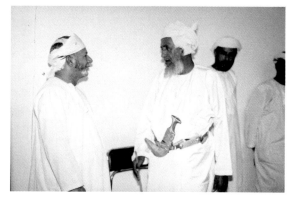

阿曼传统服饰上的缨穗以及长者佩带的腰刀
（左二长者的佩刀有犀角刀柄）

阿曼昼夜温差大，椰枣的含糖量很高，被当地人作为待客佳品，椰枣吃起来很像北京的蜜饯果脯。在阿曼的公路两侧，可以见到很多椰枣树。

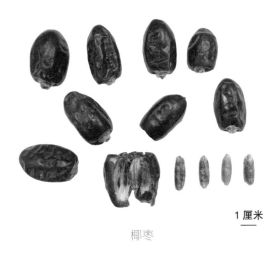

1 厘米

椰枣

阿曼人淳朴热情，待人真诚。作为被阿曼卫生部邀请来的贵宾，笔者一行人被安排在最好的饭店住下，并有一位专职司机。接待官员说："你们既然来考察，想去哪里就去哪里，想住多久就住多久。"而后来安排的活动内容丰富，让笔者切实感受到他们的重视程度。

古船扬帆

阿曼人认为，《一千零一夜》中所描写的航行过七海的辛巴达就是阿曼著名航海家阿布·奥贝德。据史料记载，他曾于 11 世纪从阿曼首都马斯喀特出发，乘风破浪，穿洋过海，远航中国。笔者在阿曼首都的公路旁见到了这艘当年远航中国的巨型古船模型。早在公元前 2000 年，阿曼已经广泛开展海上和陆路贸易活动，并成为阿拉伯半岛的造船中心。《后汉书》中有"自安息（今伊朗）西行三千四百里至阿蛮（今阿曼）"的记载。

从 7 世纪起，阿拉伯帝国（中国古称大食）在西亚兴起，逐渐形成了一个地跨亚、非、欧三大洲的世界大帝国，阿曼便是阿拉伯帝国的一部分。彼时的阿拉伯文明辉煌璀璨，如赤日照耀着西方世界；阿拉伯文化与中国文化也相互影响，阿拉伯向中国输出了大量的药材，尤其以香料居多。

中国古代的对外经济贸易交流大致有 3 条路线：丝绸之路、茶马古道、海上丝绸之路。古代阿曼素以擅长航海与造船闻名于世，为开辟中国和阿拉伯帝国之间的海上贸易和沟通海上丝绸之路做出了积极贡献。

唐宋时期，特别是宋代，中国的上层阶级盛行熏香之风，常从阿拉伯半岛盛产香料的地区大量进口香料，故由阿拉伯到中国南方的海路被称为香料之路。

据《明史》记载，郑和下西洋到达阿曼时，其国王曾晓喻国人，要大家拿出乳香、没药、苏合香油、安息香等香料同中国客人进行交易。国王还派使臣携带乳香、鸵鸟等当地特产到中国来回赠。如今阿曼历史博物馆中仍珍藏有中国宋代的瓷碗和

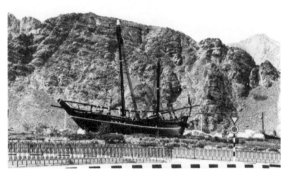

古船模型

当年的乳香，这些是两国历史上友好交往的实证。

阿拉伯医学

提到阿拉伯医学，笔者不禁想到中国历史上的两部医药著作——《海药本草》与《回回药方》。

香料传入中国除经过西域陆路之外，更多的是通过海运从广州等港口输入，故这些香料被称为"海药"。《海药本草》是唐末五代时由经营香药的波斯人后裔、文学家、药物学家李珣所著。李珣，字德润，生于蜀中，祖籍波斯（今伊朗），因此也称李波斯。该书收录药物 124 种，以阿拉伯药物居多，其中香药多达 50 余种，包括丁香、乳香、安息香、红豆蔻、没药等。

《回回药方》的内容多来自元代的阿拉伯医书，是阿拉伯医药方剂的汇编。该书原文为阿拉伯文，明初经翻译木刻印刷成书，著者、译者均未署名。现存的《回回药方》为残本 4 卷，约 20 万字，共载方剂 450 余个，并有病理

治疗分析。有研究者推断，《回回药方》全书的方剂达 7000 余个。该书的传入极大地丰富了中国的本草学。

阿拉伯国家与中国很早就有药物交流。晋人张华所著《博物志》记载："张骞使西域还，乃得胡桃种。"汉代张骞及其随员出使西域，带回的植物种子除胡桃外，还有葡萄、石榴、胡瓜（黄瓜）、胡豆（蚕豆）、苜蓿、蒜葫、胡荽（芫荽）、西瓜、无花果等药用植物。在明代《本草品汇精要》中可以看到，香料进口商人有着阿拉伯人的面容与服饰。

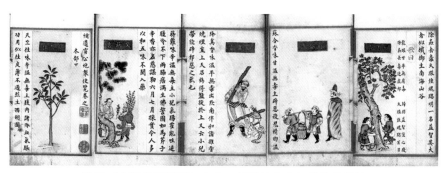

明代《本草品汇精要》中的一组阿拉伯人与香药的彩绘

古籍中记载，波斯及中亚诸国向中国进献或与中国交易的药物有琥珀、珍珠、朱砂、水银、熏陆香、郁金、苏合香、青木香、胡椒、香附、雌黄等多种。唐代段成式（803—863）撰写的笔记小说集《酉阳杂俎》，记录了数十种阿拉伯动物药和植物药，对其性状描述得非常具体。

阿拉伯医学在传统中医学的经典著作中也有反映。明代朱橚的《普济方》和李时珍的《本草纲目》均记录了阿拉伯医方。在这些医书中有的药名使用的是阿拉伯语的译音，如诃黎勒（诃子）、庵摩勒（余甘子）、朵梯牙（天然硫酸锌）、安咱芦（波斯树胶）、可铁刺（西黄芪胶）、阿飞勇（鸦片）、咱甫兰（番红花）等。

阿拉伯帝国时期的医学成就在人类社会的发展过程中留下了不可磨灭的印记，在人类文明史上书写了重要的篇章。在阿拉伯帝国的黄金时代有两位代表性人物——拉齐与伊本·西那，他们在阿拉伯国家乃至西方的医学历史中都有着崇高的地位。

拉齐（Razi，865？—925？）被称为"阿拉伯医学之父"。他不但是著名的医学家，还是杰出的化学家、哲学家。他学识渊博，一生著有 200 多部书，在西方世界被誉为"阿拉伯的盖伦"。《医学集成》是他花费 15 年时间完成的百科全书式的医学著作，该书对后世影响巨大。

伊本·西那（Avicenna，980—1037），被称为"世界医学之父"。他的著作《医典》内容全面而系统，全书包括 5 部分，包括医学总论、药物学、人体疾病各论及全身性疾病等内容，是一部篇幅达百万字的医学百科全书。书中阐述了 760 种来自动物、植物与矿物的药物，还记录了炼丹家的蒸馏方法及酒精制造法。该书对药物化学的发展起到了推动作用。

在药物学方面，阿拉伯帝国的医学家与药物学家进行了大量有益的尝试与创新，如率先将樟脑、氯化铵与番泻叶等作为药物加以使用。今天西方医学界使用的 syrup（糖浆）、soda（苏打水）等词汇都是从阿拉伯语音译来的。

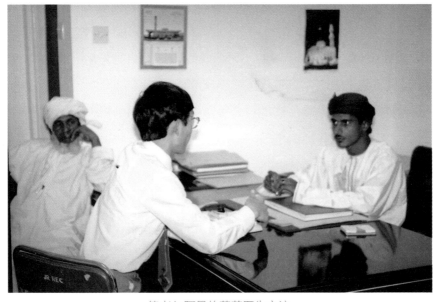

笔者与阿曼的草药医生交流

乳香之邦

乳香于《圣经》中已有记载。《圣经》上说，耶稣诞生时，有 3 名东方智者献给他黄金、乳香和没药。在古法语中，乳香名为 franc encens，意为无拘束的香料，用于形容它的气味在空气中能够持续挥发。在阿拉伯语里，乳香被称为 al-lubán，意为奶，因树脂从乳香木滴出时状似乳液而得名。

乳香来自橄榄科（Burseraceae）植物乳香树 *Boswellia carterii* Birdw.，以其皮部渗出的油胶树脂入药。全世界乳香属（*Boswellia*）植物有 24 种，分布于非洲热带干旱地区的索马里、埃塞俄比亚，以及阿拉伯半岛南部。这种树低矮多刺，枝丫扭曲，叶片小而皱。采集乳香的方法有些类似于采橡胶，只要刮去乳香树外层的灰色树皮，切口处便会渗出一滴滴白色的树脂。

世界上最优质的乳香——银香产于阿曼南部佐法尔山脉北端的内格德高原。历史上乳香的价值曾等同于黄金，是统治者权力和财富的象征。在漫长的 4000 年里，乳香贸易一直是阿曼的经济支柱。北宋初年，中国与大食商人的海上贸易再度兴起。当时，一次输入的阿拉伯乳香就达数十万千克。

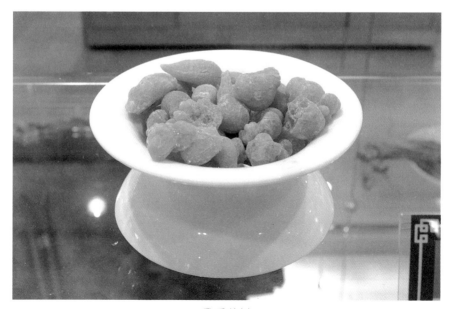

乳香药材

同时，乳香还是送给来宾的国礼。笔者在阿曼访问期间也曾收到这样一份国礼，只见其白色半透明，状似乳头，香气四溢。据说放在水中研磨后，水会变得如牛奶一般；如果用火点燃，清香久久不会消散。

作为药材，乳香广泛使用在中医学和印度阿育吠陀医学中。在中国，乳香的药名始载于《名医别录》。中医认为其主要功效是活血止痛，阿育吠陀医学则主要将其用于治疗关节炎。近年研究发现，乳香在抗肿瘤方面具有一定的作用。乳香树的油胶树脂主要含三萜类成分，其中乳香酸类成分为其特征性成分，同时还含有挥发油。药理研究表明，乳香树的油胶树脂具有降低血小板黏附、镇痛、抗溃疡、抗肿瘤、抗炎、抗菌、免疫调节等作用。

乳香在西方的宗教活动中也很常用，通常作为祭拜神灵的熏香料。古人相信乳香的烟雾会把他们的祈祷带入天堂，因此，乳香被广泛应用于宗教祭祀和丧葬仪式等活动中。旧时阿拉伯医生出诊时都要把衣服熏上浓烈的乳香气味，认为这样可以消毒防疫。人们亦常用乳香燃烧产生的烟去熏衣物，以防虫蛀。与阿曼人擦肩而过时，往往有一股神秘的浓香扑鼻而来，原来他们的衣服用乳香熏过。阿曼人还喜欢把乳香当作口香糖咀嚼，以使口气清新。

据说，1603—1666 年，英国暴发黑死病，夺去无数人的生命，而香料商却不受瘟疫的侵扰，原因就是他们时常接触乳香香精。

千百年来，乳香还有许多其他功用，如古埃及人用乳香做防腐剂，阿拉伯人用乳香入药，用于促进消化、治疗心脏和肾脏疾病等。

如今，乳香的芬芳仍飘散在阿曼的家家户户，使阿曼享有"乳香之邦"的美称。

笔者在阿曼短暂的学术考察之旅已过去 20 多年了，乳香的气味仿佛可闻，椰枣的香甜犹在舌尖。中医药在阿曼的发展情况仍记挂在笔者的心间。

浴火重生黎巴嫩

—— 黎巴嫩 ——

　　有人说，中学时代的记忆是最清晰的。在笔者的学生时代，有一个遥远的国家留在了记忆中。1975 年，黎巴嫩烽烟滚滚，贝鲁特惨遭毁坏。40 多年过去了，大战已停，小摩擦仍不断，笔者对那里的现状不甚了解，而看到的信息总令人不安。2017 年 4 月，第十七届国际传统药物学大会在黎巴嫩举办，大会组织者几次来电邀请笔者去做一个主题报告，盛情难却，并且这是有一定国际影响力的交流活动，故笔者决定前往。

　　孔子云：危邦不入。家人与朋友一再劝阻笔者，不去为上。计划与笔者同行、马上就要结婚的美国留学生 Eric Brand 说，未婚妻很支持他去，但又补充了一句："你可一定要安全地回来呀。"于是，笔者和他怀着忐忑的心情，踏上了黎巴嫩的传统医药探索之旅。

传说中的远方

　　一番周折之后，我们到达了距离黎巴嫩首都贝鲁特 15 千米的一个相对宁静的小城镇——朱尼耶，大会正是在位于此处的黎巴嫩圣灵大学（USEK）举办。进入校门，迎面而来的是身着制服的门卫，他们逐一核查参会者的名单和护照，还要打开背包仔细查看，严格程度不亚于机场安检，尽管他们没有带枪，但让人刚放下的心一下又提起来了。校园内则是另一派世外桃源的景象。鲜花烂漫，绿草如茵，阳光下一栋米黄色的连体建筑十分夺目，而向远处眺望便是那波澜不兴的蔚蓝色地中海。

　　国际传统药物学会（International Society for Ethnopharmacology，ISE）创立于 1990 年，是在人类回归大自然热潮下应运而生的。当时来自世界 40 多个国家的传统药物学家齐聚法国斯特拉斯堡；倡议成立了国际传统药物学会，并召开了首届国际传统药物学大会。学会的宗旨是继承、保护人类的文化遗产，传承传统文化。因为有着共同的兴趣和目标，不同肤色、不同宗教信仰、不同专业类别的学者聚集在了一起。

国际传统药物学大会被誉为世界传统药物学界的"奥林匹克"盛会。1994年，在第三届国际传统药物学大会上，中国工程院的肖培根院士当选为国际传统药物学会主席。国际传统药物学会成立以来，一步一个脚印，踏踏实实稳步发展，聚集了越来越多从事传统药物学研究的精英，现已成为一个知名度高、影响力大、多学科合作的传统药物学会。

国际传统药物学会不仅定期举办会议，还创办了一份高水准的学术刊物——《民族药物学杂志》（*Journal of Ethnopharmacology*）。它是国际民族药物学会的官方期刊，是一份以传统药物学为研究对象的跨学科期刊。笔者的课题组在过去的几年当中，先后在此杂志上发表过关于岭南药用凉茶、鲜草药及欧洲皇家植物园保存的中国古代药用植物标本等研究的论文。

文化的传承离不开语言、文字、文物三大要素，黎巴嫩国土面积虽小，却对世界文明史上这3个方面都做出了巨大贡献。古代生活在这个地区的腓尼基人是拼音文字之祖，他们最早发明了22个字母。同时，他们善于经商和航海，他们经商的船只遍及地中海以至大西洋。近年来，考古学家在一个个废墟中不断有新的发现，不断印证着腓尼基人在航海、贸易方面曾一度称雄，控制了地中海沿岸的贸易。

黎巴嫩贝鲁特国家博物馆建于1937年，所在地是黎巴嫩内战的中心地带。1975年，博物馆因战火而关闭，在此后的20年中，这座博物馆经历了非凡的岁月。博物馆的文物管理人员为了保护这批文物，想方设法，先是将文物装进沙袋，集中在地下室封存。但后来还是觉得不够保险，于是干脆在这些精美艺术品的外边筑起了厚厚的钢筋水泥，形成一个"保险箱"，战后才重新启封。

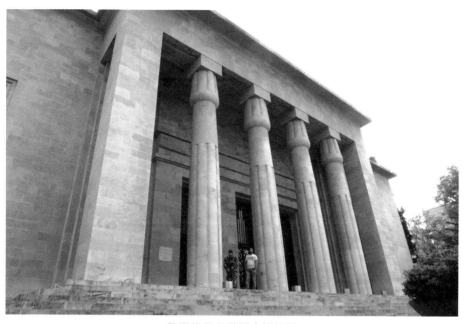

黎巴嫩贝鲁特国家博物馆

　　馆内藏品甚丰，如按照时代来分类，则包括史前时代、青铜器时代、铁器时代、古希腊时代、古罗马时代、拜占庭时代的文物。一件件文物记录着历史。目前博物馆展出的仅是已修复和整理完毕的文物，初步统计就有10万件之多，其他文物还在不断整理的过程中。展品中有保存完好的成人与儿童的木乃伊，有古罗马时代用来装木乃伊的石棺，石雕造型优美，工艺精良，这里说的可不是一副石棺，而是一排，它们整齐地排列在地下室内。还有一个以铅为材料的儿童棺材，及外饰金箔的腓尼基人偶、古埃及的

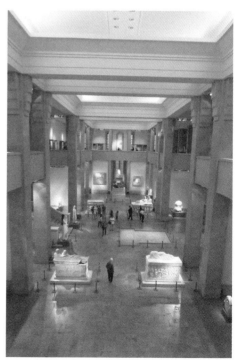

黎巴嫩贝鲁特国家博物馆内景

金刀、公元 3 世纪的马赛克画等。让笔者叹为观止的是一批 2000 年前精美的玻璃器皿。玻璃器皿的发明源自中东地区，早在 2000 年前其制作技艺便已如此精湛。看到说明后才知道，这批玻璃器皿是冥器，意在盛装亲人的泪水，放在木乃伊旁边以陪葬。在发现的文物中，还有保存完好的胡桃、巴旦木、葡萄、小麦秸的标本。

草药店一品

在贝鲁特，清真寺与教堂并立，古罗马的建筑遗址尚存，让人感觉仿佛身处古代，感受千年前的辉煌。但城市里百孔千疮，布满战争的创伤，不时可看到防空掩体与荷枪实弹的军人。在贝鲁特的街道上见不到旅行团，也没有公共交通工具。笔者发现了一家草药店，店铺装潢比较现代，售卖 200 多种草药。与其说店铺是在推销商品，不如说首先是在推广健康理念。凡有客户来店，老板都要先送上一本他自己编写的《健康手册》，介绍保健理念与草药的用法，凡能接受其自然疗法概念的，再行购物之事。这一点与《扁鹊仓公列传》中提到的六不治原则颇有相通之处。店铺开张以来经营得很不错，如今在黎巴嫩已经有了一批自然疗法的爱好者。

热情的店老板招待笔者喝了小茴香茶和咖啡，并介绍了他的经营理念与经营方式。在他开设的网站上，赫然标示着"西方医学之父"希波克拉底的名言："让食物成为你的药物，而不要让药物成为你的食物。"这与中医所说的药食同源、治疗未病的理论是一样的。老板坦言，他是以维护健康为目的，而不是以治疗疾病为主。八角茴香、薰衣草、小茴香、大黄、甘草等草药都是店铺经营的品种，还有从印度进口的草药、从韩国进口的人参。从售卖的价格看，比起中国香港和美国，这里一点也不便宜，因为多是进口商品。

当问到当地人哪种类型的病人最多时，老板介绍当地的常见病是头痛和腹泻、便秘等消化系统疾病。另外，近年来患糖尿病、高血压、焦虑症的病人也在增加。与一般西方草药店中以粉末、精油、乙醇提取制剂为主不同，这里的店铺没有乙醇制剂，而有以蜂蜜为基质的制剂和乳制品、植物肥皂、各种蜂蜜制品等。说来道理也很简单，伊斯兰教禁酒，自然限制了酒精制品的市场；乳制品为此地的特产，就地取材，故这里的店铺多有乳制品。

　　天还没黑，笔者又去了一家兼售卖鲜花与健康产品的店铺。入门处有两条标语——"If it came from a plant, eat it." "If it was made in a plant, don't."。中文意思是"如果它来自植物，可以吃" "如果它来自工厂，不要吃"。看来健康饮食的理念在黎巴嫩早已开始流行。

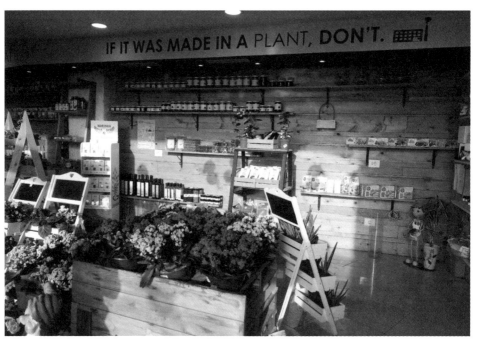

在黎巴嫩的一家店铺内，崇尚自然是香薰疗法的不变信念

黎巴嫩国树

　　黎巴嫩是地中海东岸的一个山地国家，其国旗上的雪松展示着这片土地的活力。黎巴嫩雪松 *Cedrus libani* Rich.，别名香柏。《圣经》中把雪松称为"植物之王"，故雪松还有"上帝之树"的称号。雪松集中分布于海拔1000~2000米、空气新鲜、土质良好的山区。

　　据记载，在黎巴嫩，80% 的地区都生长着黎巴嫩雪松，其树干粗壮挺直，材质坚韧，不仅可以提取树脂，也是修建金字塔、制作木乃伊棺椁、造船不可或缺的材料。但再多的材料也禁不住滥砍滥伐，如今黎巴嫩雪松更多的是一个象征符号了。

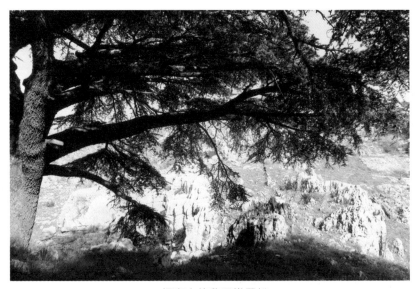

一棵高大的黎巴嫩雪松

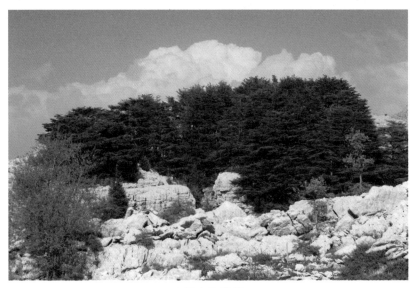

山崖上的雪松

此次参加的国际传统药物学大会为每一位特约演讲者准备的特别礼物便是这珍贵的雪松。笔者担心雪松在香港生长不好，便没有将它带回，但特意拍了一张手捧小树苗的照片，留作纪念。

国际传统药物学大会有一个好传统，那就是会后都会安排一次特别的野外考察。这也秉承了亚里士多德的"逍遥学派"教学方法，为大家在一起交流学术、增进友谊、相互切磋营造了很好的学术氛围。

此次考察的对象自然是黎巴嫩雪松。离开贝鲁特，大家驱车2个多小时，来到了一片海拔1640米的山地。下车后又在布满碎石的山路上行进半小时，终于看到了几棵有着千年树龄的大雪松，这几棵雪松树干挺拔、郁郁葱葱。来之前朋友曾问："黎巴嫩有药用植物吗？"笔者也抱以相同的疑问而来。

短短几个小时的野外考察，只能说是走马观花。在山巅多石少土的贫瘠地带上顽强生长着蔷薇科、百合科、伞形科、龙胆科、椴树科的一些草本与灌木，很多是黎巴嫩的特有植物。

黎巴嫩的Nelly教授介绍，经初步整理，黎巴嫩的植物种类超过2000种，其中可供药用的约有500种。从地理分布上来看，黎巴嫩与叙利亚密不可分。但由于战争与人为的因素，原本丰富的自然资源被人为破坏，原本可以进行的合作研究，现在也只好分别进行。Nelly本人继续从事她的丈夫未竟的事业，编著《黎巴嫩、叙利亚植物志》，书中收录了很多当地特有的药用植物种类，如阿米芹、齐墩果、葛缕子、黑种草、迷迭香、胡芦巴、长角豆、牛至及当地大黄属植物等。

黎巴嫩的传统医学知识自古靠口耳相传的方式传承。但长年的战争使得昔日的良田变成了焦土，民间草药医生移居海外。挽救这一文化遗产迫在眉睫，否则会变成只能在博物馆里才能见到的文化记忆了。为此，Nelly教授已建议政府在进行植物药资源普查的同时建立标本馆，构建草药鉴定与质量评价体系，制定当地的草药标准，明确草药的毒副作用等。同时，对于进口药物的管控，参考相关国家的药典，如《欧洲药典》《中国药典》《印度药典》等。

悠久的历史与灿烂的文化形成了黎巴嫩丰富的底蕴与内涵，战乱的历练让黎巴嫩人民有着百折不挠的坚韧品格。望着山坡上刚刚移栽的雪松小树苗，相信浴火重生的黎巴嫩将像雪松一样永远挺拔，生生不息。

有朋友问："在黎巴嫩安全吗？"在这里，笔者没有见到悠哉的旅游团，也没有亲历对立的场面，随时随地能感受到黎巴嫩民众对中国的友好与热情。自1971年中黎建交以来，两国关系一直平稳发展。在古城前，听说笔者来自中国，立刻有一群中学生围过来要求合影。见到此景，同行的美国学生Eric Brand连忙说，他也是从香港来的，要求合影。

作别雪松之国

黎巴嫩之行结束，一颗半悬的心落了地，到达转机机场，笔者开始向亲友们报平安。打开手机，收到家人与老友送来的生日问候，陡然记起当日是笔者60岁的生日。甲子初度，笔者在返程的飞机上向服务员要了一碗方便面当作寿面，度过了一个别样的生日。

油城香市阿联酋

—— 阿联酋 ——

天方之国

笔者从儿时看《一千零一夜》起，就开始想象阿拉伯应是怎样的风采。2014 年年末假期，笔者飞往阿拉伯联合酋长国（以下简称阿联酋）感受那里沧海桑田的变迁。

在阿联酋，最耀眼的两颗"明星"就是迪拜和阿布扎比。当地有一句谚语："老二是要饿死的。"因为有着这种理念和丰富的石油矿藏，阿联酋人在短时间内便创造了众多世界之最。

在位于迪拜的世界第一高塔——哈利法塔的观景层上鸟瞰，《天方夜谭》般天马行空的城市便呈现在眼前。四周则是无数风格各异的楼群和错综复杂的道路、桥梁。潋滟海波中有人造棕榈岛和世界地图造型的世界岛，一切看上去如海市蜃楼一般。

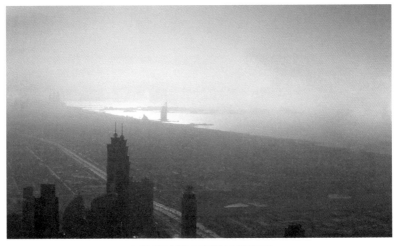

在哈利法塔上远眺帆船酒店

在迪拜和阿布扎比，到处可见热火朝天的建筑工地，像在进行世界建筑设计大赛一般。人类建筑创意在这里如井喷一样迸发。亚特兰蒂斯酒店坐落于被称作"世界第八大奇迹"的棕榈岛尽头，门前海天一色、椰树婆娑，犹如海南岛的热带风光；内部装饰极尽奢华，还有数层楼高的水族馆，但限制游客参观。仔细看那些花草的下面，遍布着的交织如网的供水管维系着这些植物的生命。在一栋栋大楼的地下是几十米甚至上百米深的地基，这是世界建筑史上的奇迹，是21世纪科技的展现。

在首都阿布扎比，笔者参观了阿联酋最大的清真寺——谢赫扎伊德清真寺。整个建筑群均用来自希腊的汉白玉包裹着，蓝色穹顶，气势恢宏，彰显着圣洁与庄严。主殿内的玻璃花、吊灯、墙壁画璀璨夺目，不少精美的雕刻还是出自中国的能工巧匠之手。地毯是由1200名伊朗工人采用38吨羊毛历时一年半编织而成的。近6000平方米的地毯上居然没有一处缝痕，这是世界上最大的手工编织地毯。

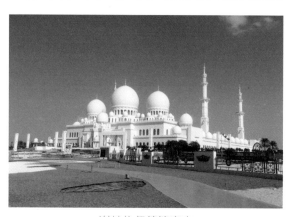

谢赫扎伊德清真寺

阿布扎比和迪拜都是一流的国际化大都市，外汇兑换店遍布，大型商场里满是名牌商店，也有百姓日用品。这里不同肤色、不同语言、不同着装风格的人们和睦相处，构成了多元文化社会。笔者感触至深的是市民不急不躁的生活、淳朴的民风，以及包容与大气的品德。在街上，看不到吵架的人，看

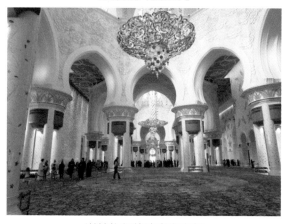

谢赫扎伊德清真寺内部

不到乞丐；问路时，总能得到热情的指引；上下公交车时，一个个彬彬有礼、互相谦让。

石油国度

在迪拜，石油是廉价的，在高速公路上也见不到收费站，即便日常用品多为进口，也并非样样皆贵。在大型超级市场内，各种肉类、海鲜、蔬菜应有尽有；荔枝、芒果等水果也并不少见。在市民小店，2元港币能买一张刚出炉的发面大饼，足够吃一餐，也可以买到一根黄瓜。可以想见，不同阶层的市民在生活上可以各取所需。

在迪拜河畔，有一座以200年前的古城堡博物馆与相邻的酋长故居为中心改建而成的民俗文化村。民俗文化村以沙黄色为基调，还可见到很多用棕榈叶柄搭建的窝棚。高耸的烟囱状建筑原来是阿拉伯人发明的风塔——自然的"空调"。这里是体会阿拉伯生活场景与了解阿联酋历史和民族风情最好的去处。

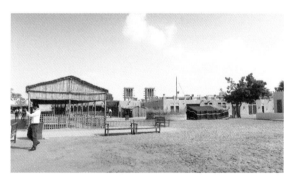

迪拜民俗文化村

在博物馆内，荒漠上的骆驼商队、掘井的场景重现。近40年来，阿联酋的石油工业独占鳌头，而早年的捕鱼业、珍珠采集业、手工编织业、玻璃与陶瓷制造业渐渐淡出了人们的视线，成为历史并进入了博物馆。原来荒漠中的主要交通工具骆驼，如今

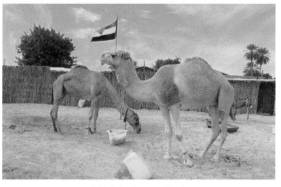

沙漠之舟——骆驼

成了供游客拍照的道具。唯一没有被带进博物馆的是千年不衰的香料业。

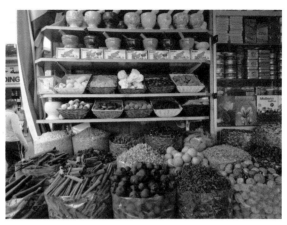

迪拜市场里的香料铺

香料市场

海湾地区位于阿拉伯半岛和伊朗高原之间，早在公元前 20 世纪就是古巴比伦人的海上贸易通道。此后，海湾地区相继被亚述人、波斯人、阿拉伯人、土耳其人所控制，其在历史上起到了东西方贸易中转站、水与食物补给站的作用。因水运方便，来自东方、中东、非洲的香料汇聚于此。阿拉伯商人是世界香料贸易交流的使者。如今的香料市场依旧热闹非凡，乘坐小渡船穿过迪拜河到达北岸即可见到露天的香料市场。虽然与相邻的黄金交易市场相比，没有金灿灿的耀眼亮光，但浓郁的芳香却在空气中弥漫，引领着人们的脚步。

自古以来，香料便与人们的生活密不可分，其影响力不亚于中草药。历史上，香料曾贵比黄金，亦曾是奢侈品的代名词。随着栽培的成功与运输的日益方便，如今香料虽已不再贵不可及，但从传统店铺使用天平称量的售卖方式，从博物馆内珍藏的精美的盛放香料的小陶瓷瓶与玻璃瓶，仍旧可看出其在历史上举足轻重的地位。

在市场上，可以见到形式各异的草药，有粉末，有全草，也有其他不同药用部位，还有矿物药。草药繁多，有红花、番红花、柠檬果、姜黄、番泻叶、玫瑰茄、玫瑰花、鸭腱藤果、小茴香、

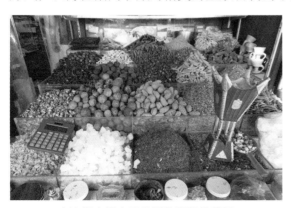

在迪拜市场内可见到数不尽的香料

欧车前、亚麻子、山柰、八角茴香、豆蔻、孜然、黑种草子、胡芦巴、独头大蒜干、红莓干、藏青果、凤仙花、小白菊，还有黑色、白色、绿色、红色的胡椒和杏仁、眉豆、鹰嘴豆、开心果、葡萄干、黑芝麻、白芝麻、无花果等。

黄麻包装的香料被堆放在店铺内外，既有大宗的香料，也有昂贵的乳香，所见到的正是古书《回回药方》中记载的药物。笔者同店老板攀谈起来，他热情地介绍了每种香料的独特功效。当听说笔者要购买一些样品时，他不厌其烦地用几十个小塑料袋装取特有的香料，有阿曼乳香、肉豆蔻、肉豆蔻衣、迷迭香、香荚兰叶、荜澄茄、高良姜、薄荷叶、芥菜子、月桂叶、麝香草、芫荽籽、罗勒、天竺黄、牛至叶、辣椒等，其中不乏烹调佐料，如常见的肉桂末、肉桂卷、大蒜粉、白胡椒粉、丁香粉、绿扁豆。

许多店铺里在售卖椰枣。椰枣产自沙特阿拉伯、伊朗、伊拉克，曾经由海上丝绸之路传入中国。椰枣在阿拉伯传说中常被提及，其营养丰富，既可当作粮食和果品，又是制糖、酿酒的原料。根据其大小、品质的不同而分为不同等级。

几年前，笔者同博士研究生吴孟华一起将香料选作研究专题，关注、体会、学习、研究香料和阿拉伯世界。香料一般指的是作为调味品、熏香品及染料的植物产品，因其多呈现辛、香、辣的特性，也被称为辛香料。

香料多产于热带与亚热带地区。公元前 3 世纪，香料开始由海路从印度运往欧洲，途经阿拉伯半岛海岸和红海，古埃及的亚历山大港成为当时的香料贸易中心，阿拉伯商人控制了香料的进出口贸易。

公元 7 世纪初，伊斯兰教兴起，麦加成为阿拉伯半岛上最大的商业中心，所交易的货物就包括香料。阿拉伯人控制了当时世界上贸易最繁荣的海岸线，吸收了东西方各国文明，并将其融入阿拉伯文化中，在中世纪欧洲陷入黑暗的时期，阿拉伯世界迎来的是辉煌盛世。

公元 1492 年，哥伦布带领船队出发寻找香料产地印度，后发现美洲大陆，他从墨西哥将辣椒带回欧洲，并由此传播到世界各地。接下来，葡萄牙、西班牙、荷兰、英国等国争先开辟新航线，为香料贸易进行激烈的竞争。

时至今日，香料的贸易仍持续不衰，因为它已经融入了人们的文化和生活，与人类的健康紧密联系在一起。正是这些不起眼的药草香料，在民生日用、医疗活动中扮演着不同寻常的角色。它让人们的生活更加丰富多彩，也让人类的历史更为跌宕起伏。它牵动了经济、改变了环境、融合了文化，也影响着人类的命运。历史上很多重大事件都与香料有关，在清淡芬芳的背后也曾是硝烟弥漫。香料的贸易促进了大航海时代的到来。关于香料的一段段耐人寻味的历史，还有许多鲜为人知的故事值得继续探索。

此次阿联酋之行，笔者看到街头装饰最多的是"43"与"2020"两个数字。1971 年 12 月，阿联酋宣告独立，到现在（2014 年）整整 43 年；而"2020"则标志着 2020 年在迪拜将举办世界博览会。

海湾地区不仅仅有石油。阿拉伯数字最初是由印度人发明的，但由于是由阿拉伯人传至欧洲的而得名。中国与阿拉伯一直存在联系。1000 多年前，中国人发明了火药，13 世纪火药首先传入阿拉伯国家，阿拉伯人在战争中使用了火药兵器，然后火药被传到欧洲乃至全世界。中国人发明了造纸术与印刷术，阿拉伯人将印刷术发挥到极致，借此保存了古希腊文字。此外，阿拉伯人在数学和解剖学上做出的贡献也载入了史册。

石油为世界经济发展注入了活力，改变了海湾地区阿拉伯人的命运。也许有一天，世界的石油用尽，相信一定还会有新的替代能源。今日的阿联酋不断掀起一波波旅游热潮并带来系列焦点话题。迪拜不但有当今世界建筑精华的集萃，还有中东地区最大的航空枢纽，有 100 多家航空公司的航班在迪拜国际机场中转。阿布扎比以军火交易为阿联酋换取其他国家的资金、技术、管理方面的支持，从而发展自己的工业。

对教义的咏颂在空中回荡，伴随着阿联酋人民不曾停歇的脚步。

文明融合土耳其

土耳其

文明跨东西

拿破仑曾说过："如果世界是一个国家，那首都一定是伊斯坦布尔。"

土耳其横跨欧亚大陆，西起巴尔干半岛，东至高加索，北至黑海，南临地中海，是"一带一路"上东西方交流的咽喉要塞。土耳其的英文名其实源自古突厥语的音译。它拥有众多的世界文化遗产，是荷马史诗中特洛伊的所在地。由土耳其人建立起来的奥斯曼帝国是曾地跨亚、非、欧的世界大国。

东西方文明在此交融碰撞，"你中有我，我中有你"。从东方传出去的是茶叶、丝绸、瓷器与中华文明，从西方引进来的有香料、染料与异域文化。

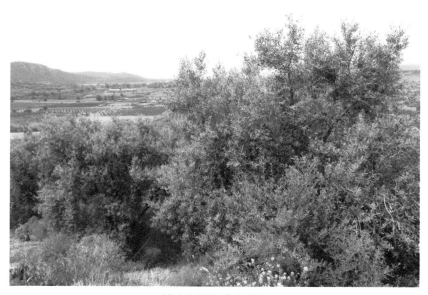

地中海沿岸盛产橄榄

在土耳其的托普卡帕宫中存有大量中国元代、明代、清代的精美瓷器和专销海外的外销瓷，还有外流的很多镶嵌了宝石与锡银饰的物品。笔者曾到过世界四大博物馆，但在笔者有限的视野内，欣赏到如此精美的外销瓷还是第一次。这些带有金银及镶嵌珠宝的瓷器是奥斯曼工匠后来加工在器物上面的，当地的陶瓷匠人已被视作"非物质文化遗产的传承人"。

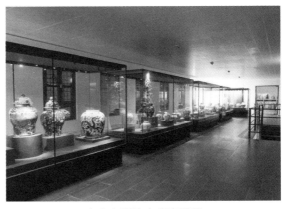

来自中国的古代瓷器展

绿色是伊斯兰教的常用色之一，而土耳其瓷器的制作技艺则受到中国瓷器的影响，土耳其人对青花瓷尤为

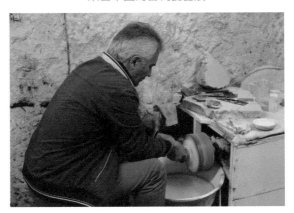

当地的陶瓷匠人

喜爱。青花瓷可以说是东西方文化交流的完美结晶。青花瓷的青花发色是一种矿物质在高温下展现的美丽幽蓝，这种矿物质原产自伊朗地区，中国习惯称之为"苏麻离青"。这种青花颜料从西亚出口到遥远的中国，经过火与土的融汇结合，制成瓷器，又从中国出口到西亚、欧洲等地，在所到之处无不深受喜爱。但是西亚各地的瓷器上大多习惯镶嵌或因破损而镶嵌锡、银等金属或装饰，进而形成独特的风格，可见古代西亚地区的金银镶嵌和錾刻技术水平之高。笔者参观陶瓷厂时，当地匠人介绍，他们使用的原料是当地的高岭土（kaolinite）。高岭土是制作陶器、瓷器最好的坯料，因出自中国江西省景德镇附近的高岭山而得名。丝绸之路将土耳其与中国连接起来，从古至今历经多少变迁而仍未断绝。

香料上品

在土耳其最大的城市伊斯坦布尔，有个超过 500 年历史的大巴扎（Grand Bazar），它是游客的必访之处。大巴扎有 4000 家店铺，香料气味浓郁，各种肤色与不同信仰的人群川流不息。

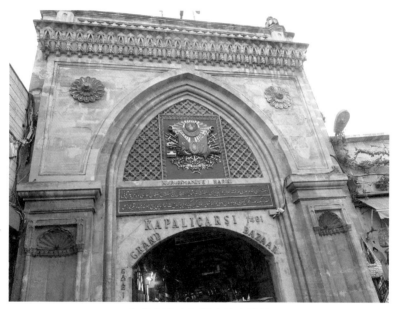

有着 500 余年历史的大巴扎

各色店铺里多有番红花、亚麻子、胡麻、橄榄、小茴香、葡萄酒等当地特产，罗勒、孜然、茶叶、肉桂、胡椒、肉豆蔻、高良姜等香料，更有咖啡豆、椰枣、菠菜、黄瓜、胡桃等各式蔬果。

土耳其是世界上最大的番红花集散地，随处可见番

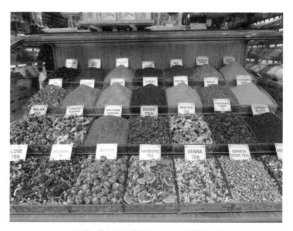

各种香料色彩绚烂、芳香浓郁

红花出售。番红花享有 3 个世界之最：一是世界上最贵的药用植物，二是世界上最好的染料，三是世界上最高档的香料。李时珍的《本草纲目》中记载：番红花译名泊夫兰或撒法郎，产于天方国。天方国即指波斯等西域国家。"番"字意指外来的。番红花自古已是非常名贵的香料和滋补品，是专供皇室享用的贡品。正所谓物以稀为贵，番红花的低产量成就了它的高身价。

在一家店里，笔者指着货柜上的番红花，与老板攀谈起来。老板不无得意地说："番红花是我们这里的抢手货，可做化妆品、食品、药品、香料，都是来自伊朗的。"

笔者问道："为何价格差别如此之大呢？"老板并未直接回答，反问道："你自己用还是送给朋友？送朋友的就买便宜的，自己用的

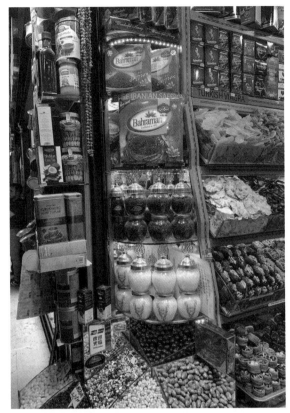

土耳其为世界上最大的番红花集散地

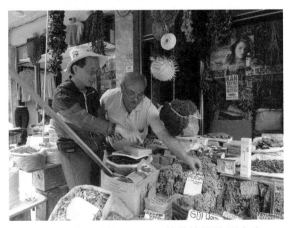

一家店铺内香料、干果、草药的品种已过千

话就买贵的。"笔者心想，这和我们中国人的待客之道很不一样呀！从价格上可以看出这家店里出售的番红花分为 3 等。通过仔细观察，笔者发现，一

等货才是真正的番红花，即鸢尾科植物番红花 *Crocus sativus* L. 的干燥柱头；二等货其实是红花，即菊科植物红花 *Carthamus tinctorius* L. 的干燥花，属于伪品，价格便宜很多；三等货是用玉米丝染色做成的，即以假乱真的伪品。还有一种是真伪掺杂的混合品，以次充好，当然还有加入其他香料的。

由于番红花、红花入水即可辨别，笔者简单地进行了水试，并在得到允许后拍摄了一段录像。可见红花用水浸泡后，水呈金黄色，花不褪色；番红花浸泡时，水中先呈现一条状带黄线，直接下垂，柱头膨胀呈长喇叭状，水渐渐变成黄色，不显红色。植物药有商品的属性，古今中外都有伪品，不可不防。

香料亦染料

西亚地区盛产染料，色彩丰富。所谓"一香二茶三药材"，而如果让笔者再选出一种用途的话，则会加上染料这一项。

参观当地的染坊时，笔者见到一组大缸与多种染料，识得的染料有红花、靛蓝、茜草、姜黄、栀子、五倍子，还有笔者不熟悉的春黄菊、西洋牡荆、铃兰、欧洲苦草、毛蕊花、凤仙花，及壳斗科、金丝桃科的植物。当然也包括矿物染料。

追溯到 160 多年前，欧洲曾流行过一种紫色的染料——苯胺紫，它是由英国化学家威廉·亨利·帕金爵士 18 岁时在实验当中意外发现的，是世界首个合成染料。

天然植物染料是由生物体中提取的，无毒无害，对皮肤无致敏性和致癌性，具有较好的生物可降解性和环境兼容性。合成染料是目前市场的主流，鲜明亮丽，但天然染料颜色的庄重典雅是合成染料不能比拟的。除染色功能外，很多天然染料还同时用作药物、香料等。正是由于大多数天然植物染料无毒无害，对皮肤无致敏性和致癌性，故其在植物染发方面具有较大的市场前景。

野外见异草

在土耳其考察期间，笔者对"黄芩无假，阿魏无真"这一观点从不同角度有了新的理解。中药阿魏的来源实在太多，除以往报道的七八种植物外，还有一些伞形科植物亦可"取汁熬膏"，阴干后便成了阿魏。它的气味熏人，以败蒜气强烈、断面乳白色或稍带微红色者为佳。实际上，伞形科的多种植物都含有阿魏酸，新疆阿魏 *Ferula sinkiangensis* K. M. Shen、阜康阿魏 *Ferula fukanensis* K. M.

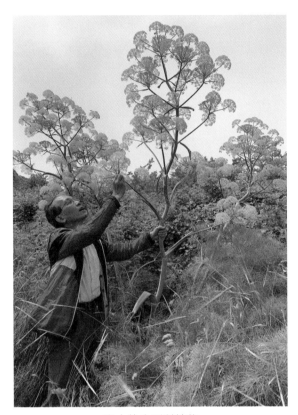

高大的伞形科植物

Shen 都可用于提取阿魏。而阿魏一直是进口药，主产于中亚地区及伊朗、阿富汗等地。就在土耳其的野地里，笔者见到了大片伞形科植物，黄色花序有一人多高，折之细闻，虽不敢据此判断为阿魏，但所见的这片土地是生长同类植物的好地方，难怪能出产阿魏。

对于历史上的土耳其，突厥等游牧民族的形象在笔者脑海中挥之不去，加之近年来恐怖袭击的报道，出发之前笔者已经做足了思想准备。待真到了土耳其，才发觉当地人淳朴、热情，问路有求必应，言语说不清时，还会送上你一程，笔者感慨不已。

万里寻真俄罗斯

—— 俄罗斯 ——

　　俄罗斯在笔者的头脑中既清晰又模糊，还充满着神秘感。笔者这一代人对苏联的印象真是太深了，能到俄罗斯去切身体会一下，是笔者多年的梦想。

寻访莫斯科

　　莫斯科除了有着悠久的历史文化、气势磅礴的建筑，还有四通八达的地铁、集中的供暖系统。冬日尽管街头冷风刺骨，室内却温暖如春。俄罗斯大众普遍接受过良好的教育，公共文明程度很高，而良好的道德和深厚的文化修养来自长期的教育和熏陶。在俄罗斯，一般芭蕾舞演出的票价都是市民可以承受的价格。对于俄罗斯人来说，精神食粮与物质食粮同等重要。这里博物馆众多，在气温不足 10℃ 的户外，参观者排着长队，等待欣赏世界级大师的杰作。到了晚上 7 点，

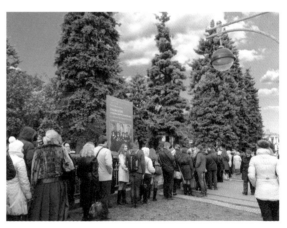
在艺术馆门前排队等候参观的人群

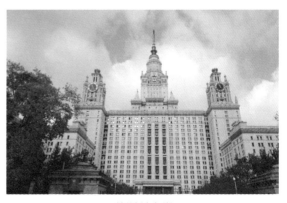
莫斯科大学

博物馆内依旧人群熙攘。

莫斯科大学是闻名世界的名校，坐落于莫斯科河畔，始建于 1755 年，是俄罗斯规模最大、科系最全、学术水准最高的大学。莫斯科大学的主楼位于麻雀山上，经过 4 年（1949—1953）建成。一般参观者不能随意进入这栋大楼，须经学校的师生介绍，并进行安检和登记后方可入内。

笔者此次到访莫斯科大学的主要目的是寻找久闻的李时珍像。1951 年，世界和平理事会召开了会议，会议建议纪念历史上的世界文化名人，并提出了一份名单，中国伟大的医药学家李时珍入选。此时正值莫斯科大学修建之际，校方特地制作了包括李时珍在内的杰出科学家们的纪念像，并以这些艺术作品作为建筑元素，使之能够永久陈列。

苏联咨询中国是否有李时珍像作为塑像的参考，而那时中国并无李时珍像流传，史料中也并未具体记载李时珍的相貌，只有一人对其做过简短的文字描述，那就是明代大儒王世贞。"睟然貌也，癯然身也，津津然谭议也。""睟然"是指温润祥和的样子。用现在的话讲，李时珍看上去精神矍铄、清瘦颀秀，而且谈起话来声情并茂。

为了绘制出一幅还原真实历史的李时珍肖像，当代著名人物画家蒋兆和被邀进行创作。蒋先生选定了一个模特——他的岳父、中国科学院学部委员、北京四大名医之一萧龙友先生。随后蒋先生根据萧龙友先生的形象及王世贞的那句话创作了李时珍像。画像上的李时珍身着明代衣冠，目光炯炯，神采穆然。此画像问世后，立即为国人所认同，此后逐渐成为李时珍的"标准像"。

拜访李时珍像

笔者徘徊在辉煌的大礼堂外的廊厅，到处寻找李时珍像。行至走廊一头，看到化学家门捷列夫、生物学家米丘林、空气动力学家茹科夫斯基和生理学家巴甫洛夫的塑像分别位于大厅两侧。抬头仰望，天花板下有一圈装饰用枨梁，上面是 60 位世界级科学家的头像。其中有两位是中国人，一位是数学家祖冲之，另一位就是医药学家李时珍。他们是中华民族的骄傲，也受到了俄罗斯人民的敬仰。

李时珍像在离礼堂稍远的大厅长边正中的位置，虽然所有造像均为侧身像，但笔者还是一眼看出，李时珍像与中国画家蒋兆和先生所绘李时珍国画像中人物的五官轮廓相仿，胡须、帽子的样式皆是明代样式。李时珍的神态依旧平和。

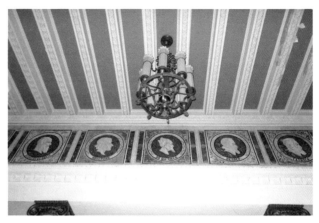

莫斯科大学大厅里展示的世界级科学家像

这个大厅平时是不开灯的，光线很暗，且天花板很高。管理人员

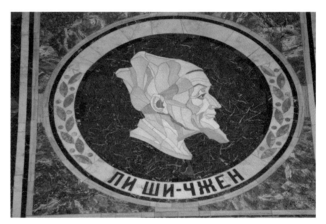

李时珍像是由 105 块石块组成的马赛克镶嵌画

在获得了开灯的批准后打开了大灯，在明亮灯光的照射下，李时珍和其他科学家们的造像愈发显得轮廓分明，那一个个如雷贯耳的名字光芒闪耀：哥白尼、伽利略、牛顿、达尔文、居里夫人、李时珍……

李时珍做到了读万卷书，行万里路，留万世言。然而就像其子为其写到的"甫及刻成，忽值数尽"，李时珍生前没能看到《本草纲目》的出版。李时珍以超人的毅力，历时 27 年，完成了 190 万字的巨著，他为《本草纲目》而生。"数行墨定千秋迹，万卷书成一寸心。"李时珍的精神将永远激励着后人。

帝国之都

笔者继续西行，来到圣彼得堡。这个城市由 100 多个岛屿组成，由 700 多座桥梁连接，风光旖旎。涅瓦河像一条缎带缠绕着这座美丽的城市，为它增添了活力与美丽。圣彼得堡又有"北方威尼斯"之称，是俄罗斯优美的不冻港，是向西的门户。

如果说在莫斯科，街头、车站里工农兵和科学家造型的艺术作品唤起笔者对苏联时期的怀念，那么在圣彼得堡，金碧辉煌的宫殿、刻画帝王将相与才子佳人的艺术作品又让笔者一窥沙俄时代的奢华。中国的封建王朝更迭了 2000 多年，朝代众多，而俄罗斯历史上只有两个朝代，一个是留里克王朝，另一个就是罗曼诺夫王朝。

19 世纪，俄罗斯对中国的兴趣愈加浓厚，不少俄罗斯商人、探险家、传教士、学者来到了中国。当他们回国时，带回了大量有关中国的资讯、史料。据不完全统计，仅中医药典籍就超过 300 种，现散存于俄罗斯主要城市的各大图书馆、研究所和医学院。

俄罗斯科学院东方文献研究所又称东方手稿研究所，其建筑原是沙皇皇子的住所，后被用作图书馆。馆内的收藏既有敦煌古卷的残卷，也有郎世宁清宫画稿的铜刻原版；既有千年前用波斯文书写的阿拉伯医书手稿，也有古代羊皮书珍本。

寻访《本草纲目》

2011 年，《本草纲目》被联合国教育、科学及文化组织列入《世界记忆名录》，同时被收录的另一部中国文献是《黄帝内经》。明代《本草纲目》是中国古代药学史上的一部巅峰之作，其科学成就影响深远，令世人惊叹。《本草纲目》存世的有 160 多个版本，被重印无数次，在科学界称得上是一项世界纪录了。

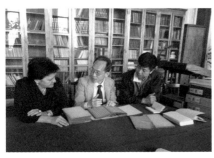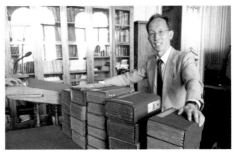

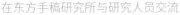
在东方手稿研究所与研究人员交流　　完好地保存在东方手稿研究所内的《本草纲目》
（江西本与钱蔚起本 2 个系统的 5 个不同刻本）

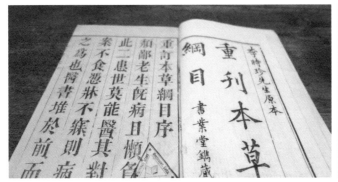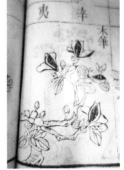

《重刊本草纲目》藏本和其中的辛夷图

　　据日本学者真柳诚先生考证，《本草纲目》的初刻本——金陵本现存于日本的至少有 7~9 部。《本草纲目》金陵本刊行于 1593—1596 年，有着极高的文献与学术价值。金陵本问世 400 多年来，历经战乱、灾荒及自然破损，全卷存世者屈指可数，更显弥足珍贵。截至 2013 年，《本草纲目》金陵本在中国只发现有 2 部全帙。

　　在俄罗斯科学院东方学研究所所长、汉学家波波娃的帮助下，笔者有幸看到了明末清初 5 部品相良好的《本草纲目》，大喜之余，有些爱不释手。笔者与波波娃所长一同咏颂了王世贞的序言。由于时间所限，笔者对几个版本的附图版式进行了对比，并选择笔者研究多年的中药辛夷的图片进行对照鉴定，初步判定这几部书为江西本与钱蔚起本 2 个系统的 5 个不同刻本。

　　经波波娃所长介绍得知，原来馆内这些珍贵的藏书主要来源于 19 世纪俄罗斯的东正教（正教会）赴华使团。据李民博士考证，俄罗斯外交部亚洲司在 1823—1857 年曾大量购书，使中医古籍大量流入俄罗斯，且有些书中有红笔批注，标着中文或俄文注释。

在李民博士与丘里洛夫 (L. P. Churilov) 教授的帮助下，笔者得到特许而进入书库，近距离接触这批珍贵的中国古代医籍。这里的汉籍医学类藏书共有 37 种 643 册，绝大部分是 19 世纪的清代刻本，其中也有珍贵的手写本，包括医经、伤寒金匮、针灸推拿、医案、本草、方书等门类。这部分藏书仅是汉籍流传入俄罗斯的一小部分，还不到这里所藏汉籍总量的 1%。在书库中，笔者还见到其他本草古籍，如清代汪昂的《本草备要》、清代刘若金的《本草述》，这些都是在《本草纲目》基础上的衍生著作，因其取前人之精华，并剔除糟粕，在临床方面很有参考价值，故曾广为流传。其他的还有《广群芳谱》《食物本草会纂》等。因藏书一直没有被发掘，甚至没有像样的名录，所以尚未被很好地开发利用。笔者看到，在图书馆库房内的地板上，放有中国邮政的邮袋，看来该馆对中文书籍的收藏仍在继续。

2018 年年初，笔者收到一封来自河南省邢泽田先生的快件，信中提到"听说您在组织李时珍诞辰 500 周年纪念活动，特将自己多年的本草收藏与同道分享，共同探讨《本草纲目》刊行之谜"。信文虽寥寥数语，但字里行间情真意切。随即笔者邀请长期从事本草学研究的郑金生、张志斌、梅全喜、张志杰等教授组成考察小组。经过实地考察鉴定，专家们一致认为，邢先生的藏书确为《本草纲目》之金陵祖本。此版本的发现为《本草纲目》金陵本家族又增添了新的成员。考察中的另一个意外惊喜就是河南省著名藏书家晁会元从洛阳前来。2013 年，晁会元先生搜求到一部《本草纲目》金陵本的制锦堂重修本（全本），该本被收入《国家珍贵古籍名录》。郑金生教授还鉴定出了晁先生所藏的另外一部摄元堂本残卷。这两套《本草纲目》金陵本证明了经典不会被时间的洪流所淹没，民间对《本草纲目》的热爱和收藏亦将继续。

感谢蒋兆和先生创绘了形神兼备的李时珍肖像，同时感谢莫斯科大学主楼的设计者，唤起了世人对李时珍的关注与敬仰，推动了学习与研究李时珍的热潮。

回眸一顾七千年

———————— 埃及 ————————

一觑古文明

作为四大文明古国之一的古埃及在笔者上小学时便已被牢记在心。20 世纪 80 年代，笔者步入大学，那时一部《尼罗河上的惨案》译制片风靡全国，扑朔迷离的剧情扣人心弦，尼罗河两岸的旖旎风光更让人无限憧憬。

2016 年季春，笔者的埃及之旅终能成行。此行不过短短一周，却像穿越了 7000 年的时光隧道，一路上倾听的是神灵之间的对话，看到的是数千年前保存完好的艺术殿堂，与墓地中的贫民窟及四处未封顶的烂尾楼形成了强烈的反差。

这一切使人沉浸，令人震撼，让人反思，时而还会让人不由自主地发出悲怆且惋惜的感叹。笔者按动相机快门，留下几张浮光掠影的照片。

荷鲁斯是古埃及神话中一位十分重要的神，他是法老的守护神、复仇之神，同时还是"世上人间之王"的代名词。荷鲁斯可以让人轮回转世，避免永远的死亡。西医处方上端都有个"℞"的符号，这便是源自古埃及传说中的荷鲁斯之眼。古希腊医学家盖伦模仿荷鲁斯之眼的形状创造出了"℞"的符号，其中的一撇代表古希腊神话中的宙斯，遂其广泛流传，并由最初的拉丁文"receptum"的"接受、领受"之意逐渐衍化为药方之意。

古埃及文明中也有医药之神，叫作伊姆霍特普（Imhotep），他原本是古埃及第 3 代王朝左赛王的宰相和建筑师，还是古埃及第一座金字塔的设计者和建造者。相传，纸草医学文献便是出自他之手。因此，他被尊为医药之神。在埃德夫神庙的一面墙壁上，有一处雕刻的图案令笔者印象尤深，上面清晰地刻有外科手术的器具，有镊子、剪子，还有形似火罐的图案，这足以说明古埃及医学已蓬勃发展。

莎草纸之功

人类的文明发展离不开记录与传承。造纸术是中国古代的四大发明之一，为传承中华文化发挥了重大作用。而古埃及的历史则被记录在另外一种纸上，那就是莎草纸。实地看过之后，笔者才明白它与中国的造纸术是不同的，确切地说，应当理解为编织纸。英文单词"paper"的来源是纸莎草，其拉丁学名是 *Cyperus papyrus* L.，又称埃及莎草，属莎草科。

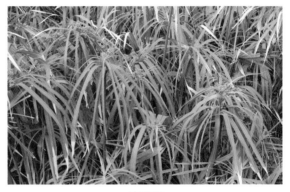

纸莎草

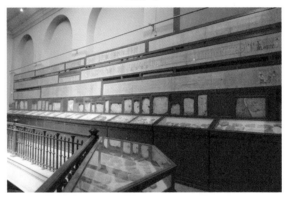

莎草纸制古籍

莎草科植物十分常见，常用中药香附便来自这一科。莎草茎秆长，断面为三角形，茎顶端簇生浓密的放射状叶。在古埃及，纸莎草的用途很多，可用作鞭子，也可用于编织草席，还可以绑在一起，用于造船。用纸莎草制作的绳索可牵动几吨重的花岗岩，进而用其建造金字塔和神庙。

编织而成的莎草纸作为载体承载了文明。古埃及的医学知识便是通过莎草纸得以传承。1862 年，美国的一位古埃及学者史密斯（Edwin Smith）发现了一卷被称为"世界上第一部外科教科书"的莎草纸抄本。1873 年，学者埃伯斯（George Ebers）也发现了公元前 1550 年的一卷莎草纸书，书中记录着古埃及丰富的外科医学知识，包括对鳄鱼咬伤、趾甲疼痛等 700 多种伤病的48 种治疗方法，如创伤用浸泡于蜂蜜与没药中的亚麻绷带包扎，烧伤用发酵后的羊粪涂布等。

古埃及人以善用药物著称，取材也十分广泛，动物、植物、矿物均有使用，如石榴、薄荷、桂皮、小茴香、龙胆、芦荟、檀香、番红花、河马、老鼠、青石、乳香等。

历史上因古埃及人停止供应莎草纸，中东地区的帕

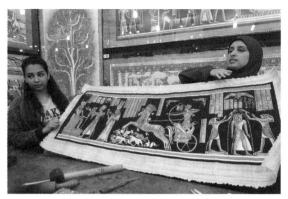

莎草纸画

加马人被迫发明了由动物皮制成的羊皮纸。羊皮书卷一度取代了莎草纸书卷，成为手抄本载体的标准形式。笔者曾在圣彼得堡的东方手稿研究所里亲眼见过用羊皮纸制作的"阿拉伯医圣"阿维森纳的《医典》，其制作成本远比莎草纸高。这种情况一直延续到9世纪，直到东亚、西亚的造纸术传入。此后，莎草纸的制造技术渐渐失传，尼罗河三角洲的纸莎草也变得稀少了。自20世纪开始，埃及重新引种纸莎草，但如今的纸莎草主要作为工艺品的制作原料，小到书签，大到挂毯，种类丰富，绚丽耀眼。其中，有的绘有民俗风情，有的绘有传说诸神，是埃及最具代表性的工艺品。

在埃及的集市上，小贩们"One dollar, one dollar"的叫卖声不绝于耳，但他们卖的并不是真的莎草纸画，好的莎草纸画价格不菲，大概由于有利可图，其中不乏伪品。这里笔者学到一种鉴别莎草纸真伪的方法，即将其浸入水中，真的莎草纸遇水会如同棉布一样即刻柔软，任凭揉搓、折叠，干后依然平整如初。

木乃伊之谜

古埃及人相信来世，为了获得永生、让灵魂不死而将尸体保存起来，由此便有了木乃伊。木乃伊是其英文"mummy"的音译，此词出自古代闪族语"myrrar"。在木乃伊的制作过程中要在人体内填入没药等芳香的树脂。

中世纪的欧洲人相信木乃伊是一种灵丹妙药，有关木乃伊可以治疗各种疾病的消息一度盛传，并由此引发了坟墓被挖掘、木乃伊被盗的骇人事件。那时有人将木乃伊加工成干粉末，当作药物在欧洲售卖。

笔者查阅了中国古代医书，有关木乃伊的记载仅有 1 条，那就是出自明代李时珍《本草纲目》第五十二卷人部下的记载。书中先引用了元末明初文学家、史学家陶宗仪《辍耕录》的一段文字："天方国有人年七八十岁，愿舍身济众者，绝不饮食，为澡身啖蜜，经月便溺皆蜜，既死，国人殓以石棺，仍满以蜜浸之，镌年月于棺，瘗之（注：为埋葬之意）。俟百年后启封，则成蜜剂。遇人折伤肢体，服食少许立愈。虽彼中亦不多得，亦谓之蜜人。"接着，李时珍注明自己的观点："陶氏所载如此，不知果有否？姑附卷末，以俟博识。"《本草纲目》作为博物学著作包罗万象，书中对木乃伊入药也客观地予以收录，说明风靡欧洲的木乃伊神药之事也传到了中国。

埃及开罗国家博物馆内展览着木乃伊的石棺，从中可以看出不同时期有不同的风格。在特展室内共有 11 具木乃伊，都是历代法老与后妃们的。其中，最引人注目的是拉美西斯二世（约公元前 1303—前 1213）的木乃伊，其须发完好，脚趾清晰可见，周围还放有花环，外形保持完整的玫瑰花清晰可见。

开罗博物馆具有详尽的木乃伊制作流程解说。制作木乃伊大致要经过 70 天之久。

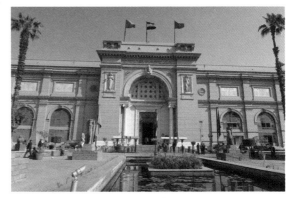

开罗国家博物馆

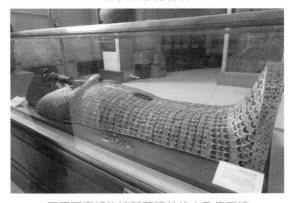

开罗国家博物馆所藏精美的木乃伊石棺

首先要去除内脏，除了心脏，古埃及人认为心脏不能离开躯体，因为它是灵魂之所。这一点与中医"心主神明"的认识大致相同。摘出的肺、胃、肝、肠 4 种脏器分别被放入不同的罐子里，因为古埃及人相信未来人获得永生之后，它们还会被放回躯体。尸体经过脱水，用香料、椰子酒清理，用香料、树脂封藏，再用亚麻制成的绷带包裹，以显得丰满。

古埃及人对来世深信不疑，相信人生是短暂的，而来世是长久的。故平日生活十分简朴，住所也很平常。因为他们认为这只是临时的住宅，而未来的才是久居之地。他们将大量的财力与精力花费到了建造金字塔与神庙上。

从法老到王室人员，再到富贵人家，死后能够被制成木乃伊大概是古埃及人最大的心愿。千百年来，木乃伊数以万计，但是真正保存完好的并不多。

除了人体，就连蛇、猫、狗、马、羊、狒狒、驴等动物也有被制成木乃伊的。因为具有超人的力量与旺盛的生命力，鳄鱼在古埃及被奉为崇拜之神。在神庙旁，笔者参观了一座"鳄鱼木乃伊"博物馆，里面保存有 20 具完整的鳄鱼木乃伊。

木乃伊是古埃及文明的见证，反映了当时人们的信仰、理念及保存技术。木乃伊石棺的外部装饰与石雕反映出当时的工艺水平与艺术成就，并形成了一种文化。

香薰胜地

在埃及，香料摊铺遍布大街小巷。售卖的香料常被堆成金字塔形，鲜艳夺目。还有的香料被装入大玻璃瓶或小塑料袋内，以供游客选购。

笔者粗略浏览了一下，售卖的商品中有姜黄、红胡椒、黑胡椒、白胡椒、丁香、肉豆蔻、小茴香、小豆蔻。而小贩售卖的番红花实际上多数是菊科植物红花。

埃及地跨北回归线，与中国广东省肇庆市的鼎湖山纬度相同，甘蔗、香蕉与大麦共生。由于埃及中部沙漠与撒哈拉沙漠的存在，气候十分干燥炎热。

埃及母亲河——尼罗河的两岸则有着丰饶的土地，形成了贯穿南北的一条"绿丝带"。

古埃及原本是两个国家，位于埃及南部尼罗河上游的是上埃及国，位于北部下游的尼罗河三角洲是下埃及国。上埃及的国花是莲花，实际应当是睡莲，而不是所谓荷花。而下埃及的国花则是前面提到的纸莎草。

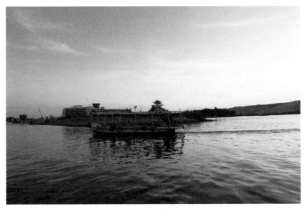

尼罗河

历经沧海桑田，特别是阿斯旺水坝建成后，埃及的生态环境发生了很大的变化，但埃及人对香料植物的酷爱没有改变。

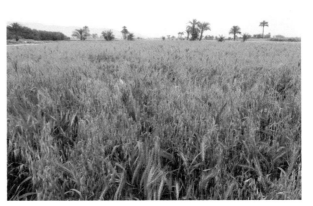

尼罗河两岸沃土上绿油油的大麦

在阿斯旺，笔者乘坐当地的风帆船登上了一个小岛。这里原本是殖民时期一位英国政要的居所，由于热爱植物，他曾从亚洲、非洲和南美洲收集了很多植物。此岛现已改为阿斯旺植物园，种植了亚洲乃至世界的热带、亚热带植物。最为夺目的是当地产的三角梅（簕杜鹃），此外还有芦苇、香蕉、芒果、甘蔗、肉桂、柠檬、酸角（罗望子）、茉莉、天竺葵、玫瑰、紫罗兰、香荚兰、丁香、大蒜、扶桑、石榴、棕榈、无花果与蓖麻等。多数花卉有一个共同的特点，那就是都可以用来制作香料。

在埃德夫神庙中有一间密室，墙上用楔形文字镌刻着 2300 年前古埃及制作香精的秘方，还有一组生动的画面，记录着采集香草、加工制作香料的全过程。

香料是古埃及重要的贸易物品之一，亚历山大港便是得益于香料贸易而日益繁盛，并逐渐成为世界香料贸易中心。之后西欧商人为了打破威尼斯商人与古埃及商人垄断的局面，从海上新航路的探索中意外地发现了好望角和美洲新大陆，迎来了大航海时代。而这一切的初衷都源自对香料的探寻。

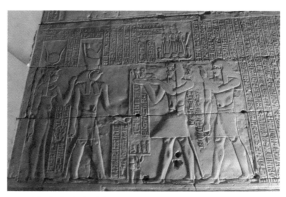

埃德夫神庙的墙壁上镌刻着制作香精的秘方

在开罗的一家香料专卖店中出售的精油有 40 多种，包括玫瑰、茉莉花、莲花、纸莎草、铃兰、紫罗兰、柠檬、薰衣草、柑橘、薄荷、檀香、琥珀、乳香等。古埃及与波斯是玻璃的发祥地，几千年来，玻璃的制作工艺日益精湛，而五颜六色、精美的香水瓶促进了精油的销售。

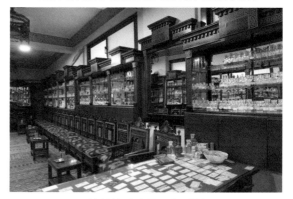

精美的玻璃器皿与香料

芳香疗法（aromatherapy）可以追溯到古埃及，今日盛

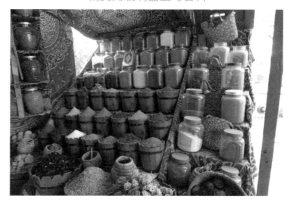

埃及香料市场上五颜六色的香料

行于全球，用途也不再局限于最初的与呼吸系统相关或肌肉酸痛的疾患。

"Aromatherapy"一词中的 "aroma"源自希腊文，指芬芳、香气；"therapy"即治疗法，指使用芳香的气味来进行治疗的方法。

埃及自古以来产精油，人们造精油、爱精油、用精油。小小一瓶精油，动辄几十美元。而现在埃及能够与精油媲美、受大众喜爱的产品就是产自中国的清凉油了。

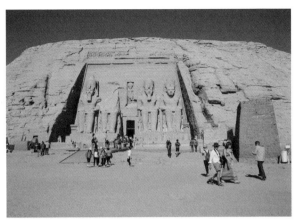
阿布辛贝神殿前的拉美西斯二世巨像

端坐在阿布辛贝神殿前的拉美西斯二世法老巨像见证着数千年来的风云变幻。矗立在吉萨金字塔旁的狮身人面像，好像每日端详着地平线，嘴边永远挂着一丝神秘的微笑。它们如同亘古流淌的尼罗河一样，缓缓地向一批又一批的游客诉说着一个个过去的故事。

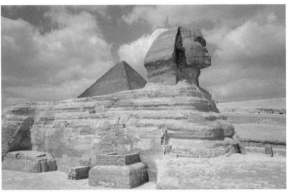
吉萨金字塔旁的狮身人面像

清晨，诵经声回荡在城市与乡野间。今日之埃及早已不同以往。在这片土地上，既留有璀璨夺目的古埃及文明，也有世间无法消除的罪恶。旅途中，在阿斯旺水坝等重点地段，一路有荷枪实弹的军警前后护卫，可谓有惊无险。

长空大路通罗马

意大利

在少年时代，笔者心中的意大利就是地图上的那只"大皮靴"，下方的西西里岛就像是足球。有些人开玩笑说，怪不得意大利的足球踢得那么好，原来其版图形状早已与足球联系在了一起。后来才知道，意大利不仅版图形状像皮靴，其皮革制造业也非常发达。看过电影《罗马假日》后，画面上意大利那浪漫的异国风情与古老的建筑让笔者对意大利有了更多的向往。

初入罗马

中国历史上曾称古罗马帝国为大秦，年代与中国的汉朝大致相当。俗语说"条条大路通罗马"，此话道出了古罗马的辐射力与人们对其向往之情。

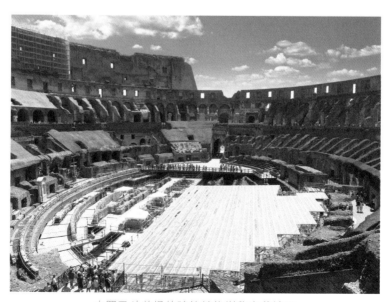

古罗马斗兽场的建筑结构堪称鬼斧神工

笔者认为，欧洲的古代史与中国的春秋战国史颇为类似。自秦始皇统一六国后，中国虽有战乱，但大一统是一条主线。而欧洲大陆却以不同宗教、不同民族而被划分为众多国家。意大利的文化元素中也留下了多重文化的印记。在这个古老的国度，文化的厚重处处得以体现。

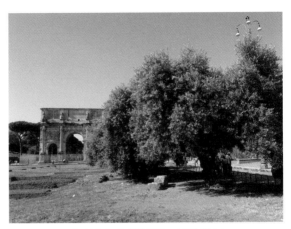

古老的凯旋门前是一排橄榄树

欧洲是一片富饶的土地，这里物产丰富，香料市场颇为繁盛。历史上，威尼斯商人在东西方的香料贸易市场中独领风骚，垄断过胡椒、肉桂、豆蔻、丁香等香料的贸易，至今在意大利的市场上仍然可以见到当年的痕迹。意大利人对植物的利用不仅限于香料，如大黄是东西方人都熟悉的传统植物药，还有人喜欢用大黄叶柄制作腌菜。

意大利的6月是阳光灿烂的季节。笔者对这里的第一印象是一个"老"字。古老的油画、雕塑、建筑和老字号的品牌到处可见，旅馆前两棵历尽沧桑的橄榄树仿佛在向客人们致意。

其实，意大利是个耐人寻味的国度，远非一个"老"字能够概括。意大利人的性格既开放又内敛，其深厚的内涵并不刻意向外张扬。正是在这片神奇的土地上，绽放出文艺复兴之花。利玛窦（Matteo Ricci）等传教士为中意交流做出了重大贡献。伴随21世纪的到来，这个古老又充满活力的地方能够为古老的中医提供何种借鉴、做出怎样的贡献呢？

2012年5月初，笔者应邀到意大利博洛尼亚大学参加"中西医药文化与人类健康对话"活动。在这座千年古城，来自东西方的学者会聚一堂，共同探讨中西医学的发展之路。这是笔者的第一次意大利之行，从曾经对意大利的想象进入了现实。

帝王秘籍

2019 年 6 月，听说一部《本草品汇精要》被藏于意大利罗马，于是我们课题组奔往亚平宁半岛。

提到李时珍的《本草纲目》，中国人无人不知，在海外医学界亦是大名鼎鼎。可说起《本草品汇精要》，知道的人便不是很多了。

《本草品汇精要》（1505）与《本草纲目》（1578）为 16 世纪中国的两部本草巨著，前者为官修本草，后者为个人作品。《本草品汇精要》深藏内宫，仅有手抄本存世，少有人能涉猎，成了真正的帝王秘籍。而《本草纲目》却广为流传，版本众多，成为臣民之重宝。公元 659 年，唐朝政府组织编撰了世界第一部药典《新修本草》（也称为《唐本草》）。在欧洲，第一部地方性药典是意大利 1498 年出版的《佛罗伦萨药典》，而第一部国家药典一般认为是 1618 年英国颁布的《伦敦药典》。

《本草品汇精要》是中国古代的最后一部官修本草。所谓官修，即官府主持编写。1503 年，明孝宗弘治皇帝组织全国的力量用了 2 年的时间来组织编写本草书。那时候李时珍还没有出生。明代宦官专权，一直有官宦勾结的情况。当时太医院的院判刘文泰是个佞臣，曾贪赃枉法。皇帝下令要编本草书，刘文泰负责主编该书。他找了优秀的画师画了非常精美的插图，用了大概 2 年的时间成书，名为《本草品汇精要》。

谁知书编成了，弘治皇帝也驾崩了。自古伴君如伴虎，一朝天子一朝臣。弘治皇帝驾崩后，相关的 47 位近臣都被逮捕入狱，其中就包括刘文泰。刘文泰被判刑后，《本草品汇精要》亦受到牵连，被束之高阁。从此，这部恢弘著作被深藏内宫，就连查阅古今图书 800 余部的李时珍在《本草纲目》中也没有提到过《本草品汇精要》。

直到清代康熙年间，有人整理仓库时才发现了这部书，感叹书中插图之精美，于是《本草品汇精要》终于得见天日。应该说，这是中国文化史上的一个重大发现。

古籍西游

《本草品汇精要》是如何流传到民间，再流传到海外的呢？

据有关史料记载，《本草品汇精要》原本（即弘治本）的定稿一直藏在内宫。一般来说，这样珍贵的书都有正本、副本，如同《四库全书》一样，这部书也同时抄了7部。《本草品汇精要》舍弃了比较成熟的雕版刊行印刷技术，而改由14位抄书工匠分别用粉色缮写文字，由8位宫廷画师负责描绘要图。

到了清代康熙年间，或许是康熙皇帝对医药有所偏好，他命令武英殿监造重新临摹了一部《本草品汇精要》。该书在民国初期由故宫流入民间。现在康熙重绘本的残卷保存在中国国家图书馆。1936年，商务印书馆出版了该版本的文字部分，而最珍贵的绘图则因价格昂贵、印刷技术要求高而被舍去。

据考察，《本草品汇精要》全本抄本有5部，明抄本全部流失海外，国内有清抄本2部。弘治原本现存于日本大阪杏雨书屋。20世纪80年代，笔者在东京北里研究所看到过一个明抄彩绘本，因为由大塚恭男先生收藏，又称

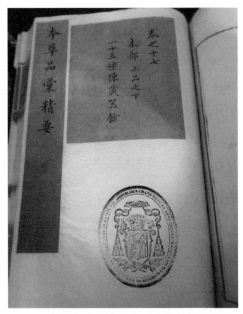

罗马国立中央图书馆所藏《本草品汇精要》

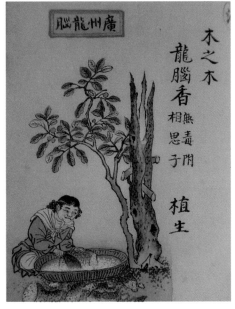

《本草品汇精要》广州龙脑（外来药物）图

大塚本。明抄彩绘本之一，也就是此次看到的罗马本，现存于罗马国立中央图书馆。

新航路开辟以后，伴随着中外宗教、商贸、旅游等多种途径的交往，欧洲众多国家派遣来华传教士、商人等，他们把东方传统文化及一些有价值的文物带回了欧洲，包括珍贵的、难以计数的古籍，《本草品汇精要》便是其中一部。将这部书带回意大利的是一位叫作卢多维克·德贝斯的传教士，他在 1847 年前后把这部书带回了意大利。

罗马国立中央图书馆的藏本为全套《本草品汇精要》明代彩绘本。这套书弥足珍贵。由于历经 500 年岁月，书中图画的色彩与原本相比有些变化，但其学术价值与艺术价值均极高。此抄本有完整的 42 卷内容，后来罗马国立中央图书馆采用现代方式重新装帧成 17 册。

笔者的师弟曹晖教授从 20 世纪 80 年代在中国中医研究院（今中国中医科学院）中药研究所攻读硕士学位时就开始研究《本草品汇精要》，30 余年痴迷于此书，大家常戏称他为"曹品汇"，他乃当今研究《本草品汇精要》

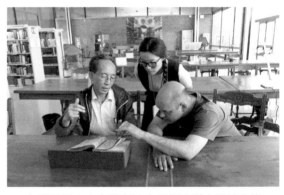

在罗马国立中央图书馆中仔细端详中医药古籍

第一人。曹晖教授于 2004 年校注的《本草品汇精要》被陈列在罗马国立中央图书馆内。最近曹晖教授告诉笔者，他新校注的《本草品汇精要》（2019 年版）已由北京科学技术出版社出版，使这部巨著重放光彩，可喜可贺。

西方人对待中医学，既有敬仰，也有疑惑，有人甚至还有恐惧的心理。未来中西医能否融合，尚言之过早。但构建医疗文化交流的平台，加强相互的对话与了解是第一步。

首届"中西医药文化与人类健康对话"活动于 2012 年 5 月 10—11 日在博洛尼亚举行，有来自中国、意大利、英国、德国等 8 个国家和地区的 150

名代表参加。这次活动由中华医药文化国际交流中心和意大利的全球合作基金会共同主办，中国中医科学院和意大利博洛尼亚大学医学院协办。此次活动宣言的签署具有里程碑的意义。东西方交流所碰撞出的火花将为新医学的形成提供思路。

意大利无论对欧洲还是世界文明的发展都功不可没。文艺复兴使古希腊、古罗马的文明得到升华，是人类历史上的巨大变革。文艺复兴运动提倡科学，反对蒙昧，解除了人们思想上的禁锢，随之迎来的是工业革命和一系列自然科学的大发现。

反观今天中医的复兴，也绝不单是考古，更不应复古，而必须要创新。中医药需要标准化与国际化，需要与时俱进，故应不断吸收现代的先进技术与手段。笔者在香港曾看过一个名为"历久常新——旗袍的变奏"的特别展，展览陈列了从清末至今不同款式的旗袍。古今旗袍虽然名称没有变，但其样式、功能与材料都在发生着变化，这大概是旗袍能够保持其魅力与生命力的缘由所在，旗袍也因此成为代表近代中国女性的主要服装。旗袍的变迁或许对中医药学的发展可以提供某些启示。

2019 年 6 月 28 日，刚结束意大利之行没几天，意大利国家电视台就派两名记者到香港浸会大学对笔者进行采访。笔者以"继承与创新"为主题回答了记者的提问。

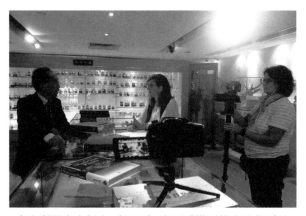

意大利国家电视台（RAI 3）来到香港对笔者进行采访

寻迹中药在英伦

———— 英国 I ————

英国自然历史博物馆（Natural History Museum）珍藏了一批古代的中药饮片，2015 年笔者带领研究小组通过实地考察，鉴定了近百种中药标本。这些中药标本客观地记录了 300 年前中药商品的实际情况。此次鉴定结果对于研究中药品种的沿革与变迁、中药炮制与饮片的历史，探索大航海时代东西方的药物交流史都极具参考价值。

斯隆收藏

大英博物馆（British Museum）建于 1753 年，馆中藏品来源遍及七大洲，时间跨度从远古到当代，数量在全球名列前茅。大英博物馆的诞生要从斯隆爵士谈起。汉斯·斯隆（Hans Sloane，1660—1753）出生于英国，是一名出色的医生，曾担任牙买加总督的随从医生。斯隆爵士一直致力科学研究，同时他还酷爱收藏，尤其对动植物有着极大的热忱。他所制作的植物标本是后世腊叶标本的雏形。瑞典著名植物学家、生物二名法的创立者林奈对很多新种的描述及命名都以斯隆爵士的标本为参照。斯隆爵士所发明的"牛奶巧克力"配方专利为他带来了可观的收入，雄厚的经济实力支撑着他的收藏与慈善事业。

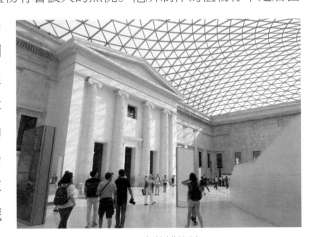

大英博物馆

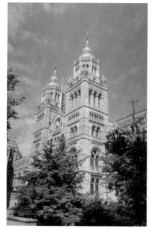
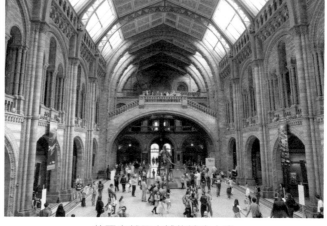

英国自然历史博物馆　　　　　英国自然历史博物馆内大堂

　　1753 年，斯隆爵士的藏品超过 7 万件，这一数目还不包括植物标本与藏书及手稿。他留下了遗言，将毕生藏品捐献给国家。为了能使这批珍藏善存善用，英国政府通过发行彩券的方式，募捐建造了大英博物馆。换言之，正是斯隆爵士的收藏，才奠定了大英博物馆的基础。现在伦敦市中心的斯隆广场正是为了纪念斯隆爵士的杰出贡献而建。此后，大英博物馆的馆藏与日俱增，随后一分为三，形成了现在的大英图书馆、英国自然历史博物馆与大英博物馆。

　　英国自然历史博物馆位于英国伦敦南肯辛顿区，建筑物本身就是一座艺术宫殿，其地标阿尔弗雷德·沃特豪斯馆（Alfred Waterhouse）于 1881 年建成并对外开放。英国自然历史博物馆的藏品达 7000 多万件，涉及动物、植物、化石、岩石等。大堂中放置着巨型恐龙骨架，给人以视觉震撼。展厅的墙壁上镶嵌有灭绝的古生物化石等大型展品。在二楼大厅左侧有一尊英国生物学家达尔文的汉白玉雕像；二楼右侧有着直径达 3 米多、有"世界爷"

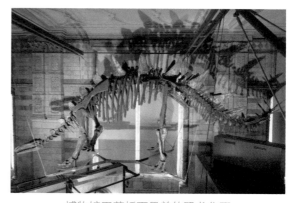

博物馆天花板下吊着的恐龙化石

之称的北美红杉树的横断面，一道道年轮记录着时间的流逝。博物馆除设有永久性的展览外，还不时开放用于科学普及的临时展览，参观者络绎不绝。

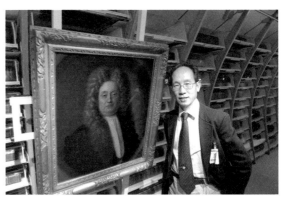

笔者在斯隆爵士的油画肖像旁

据管理人员介绍，实际上展品的内容不足馆藏的 1 /10。若以现在的展出方式陈列，将库存全部陈设出来则可以长达 27 千米。

在博物馆内的达尔文研究中心，入口墙壁上的植物彩绘栩栩如生。收藏室恒温、恒湿，安防系统十分严密。斯隆爵士和达尔文的众多藏

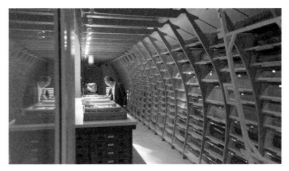

笔者进入英国自然历史博物馆非开放区域中观看斯隆爵士的收藏

品均保存于此。墙壁上有一幅斯隆爵士的油画肖像，那充满神韵的目光仿佛在静静地注视着这批稀世珍品。除非得到特别许可，一般游客是不能进入收藏室的。大多数藏品由于还未鉴定，因此不但网上查不到，即使是在内部的库藏目录中也没有记录。此次笔者有幸受邀前来鉴定一批与中药相关的标本，应当说是一次历史的机缘。

标本鉴定

博物馆的管理人员将待鉴定的中药标本从收藏室中取出，放置于试验台上。4 个抽屉式的大样本箱内存放着不少纸盒。纸盒的两面均镶有透明的玻璃，尺寸根据药材的形状而有所不同。盒内每个样品都配有一个 4 位数的特定编

码，盒子外套有加注条形码的塑料包装袋。此外，收藏室还有一份当年的保管记录，有的使用了古体英文，部分使用的是法文。而药名有的标的是注音，是根据与汉语发音类似的读音而自行记录的，并不规范，如乌药注音为"ujo"，枳实注音为"cjxe"，藿香注音为"ho hian"等。部分样品还有英文名或拉丁学名的鉴定标签，可能曾有人尝试鉴定。有些鉴定得不够准确，如菊花表示为洋甘菊的英文"chamomile"。这批标本一直被植物学家、药

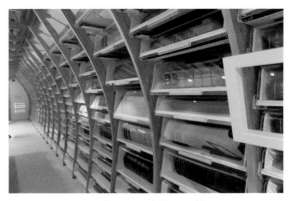

斯隆爵士的植物类收藏

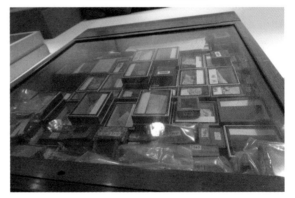

众多藏品中来自中国的药材

物学家所关注。用于标注的纸片已经发黄、酥脆，偶然可见正楷毛笔字的标记。

在这批标本中大部分是饮片，不仅有常用中药，也有南方民间草药和一些外来药物。从品种来看，这些标本很可能来自中国南方的药店，因此能客观地反映当时临床用药的实际状况。据标本馆的负责人介绍，这些标本是斯隆爵士委托不列颠东印度公司代为收集的，现在保留的仅是当初收集的一部分。

这批标本为研究中药品种的历史沿革提供了佐证。如中药木通，根据本草考证，其来源本为木通科的木通 *Akebia quinata* (Thunb.) Decne。20 年前，欧洲曾出现因误用马兜铃科的关木通 *Aristolochia manshuriensis* Kom. 而导致马兜铃酸中毒，引起肾衰竭的事件。不少报刊报道了这一事件，还出现了"中草药肾病"一词。此次鉴定的斯隆爵士藏品中的标本确实是木通科的木通，并未混入关木通。而马兜铃科的关木通有可能是在清军入关后，逐渐由北方

传入而混入市场的。又如罂粟壳为止咳、止泻的良药，早在宋代就有明确的记载，《本草纲目》中还有"不可久服"的提示。有关提取吗啡或制作鸦片是鸦片战争前后发生的事。如今市场上的罂粟壳表面均有刀割的横纹，在中药鉴定学书籍中将此作为鉴定特征。此次所见药材标本外壳无损，说明当时的罂粟可能尚未用于提取鸦片。

中国南方部分地区的用药习惯与北方不同，有的中药使用的药用部位有差异。在这批标本中，还可见到南方的部分民间草药，如木鳖子、紫草茸（紫胶、紫矿）、楮实子等。在这批标本中，有的标本的中文名称书写不规范，如来服子应为莱菔子、猪零应为猪苓等。这也反映了中药行业从业人员的文化素质参差不齐的现象。

在外来药中可见没食子、乳香、丁香、罂粟壳、槟榔、砂仁等，说明这些外来药物很早就进入了中国，并被广泛使用。在动物药中可见五灵脂、紫草茸、1节鹿鞭（约2.5厘米），其周围的像是其他植物来源的药末，已无法分辨了。在实际贮藏药材时，有人常将某些植物药与动物药共同放置，用以防虫。

在矿物药中，一块椭圆形的阳起石尤为醒目，手感滑润，具玻璃光泽。此外，也存有一些干果，有板栗、核桃、榛子、松子，其中的核桃是一个含有外果皮的横断面，像是特别制作的标本，这在所有藏品中是个例外。在炮制加工品中，部分药材有明显的经过炮制的痕迹，如熏制的乌梅、炒蓖麻子等；枳实薄片、厚朴细丝、甘草薄片、陈皮丝、槟榔片等加工甚为精良。

经过200多年，大部分药材的颜色已经发生变化，多呈深褐色；部分特征不复存在，如杜仲的胶丝；大部分药材也已经失去了原有的气味，唯一例外的是辣椒，一股刺鼻的辣味令人打起喷嚏不止。从外形上看，辣椒呈钝三角状，形状接近灯笼椒或柿子椒，而不是常见的呈长条形的药用辣椒。辣椒自明代传入中国，最初的形状如何尚不得而知。因时间、条件所限，此次还有部分暂时无法确定的品种，如有盒无药者（当归）；外形不够完整，一时难以给出确切报告者，如营实、青果、鹤虱、肉桂粉、玄参、毛冬青、鸡蛋

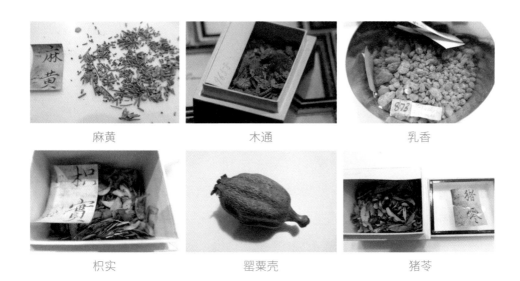

麻黄　　　　　　　　　　木通　　　　　　　　　　乳香

枳实　　　　　　　　　　罂粟壳　　　　　　　　　　猪苓

果等；还有部分据说是来自日本的香樟木、来自古代泰国（暹罗）的麻布样标本等也有待进一步鉴定核实。

中药标本是中药鉴定的凭证，也是考证古代药物最强有力的依据。目前已知存世的中药标本有长沙马王堆出土的 9 种香料中药，日本奈良正仓院保存的中国唐代高僧鉴真东渡带去的 60 种中药，福建泉州发现的宋代古沉船中的数种香木，内蒙古巴林左旗辽上京博物馆保存的具有上千年历史的辽墓出土的中药，北京故宫御药房保存的部分清代药材。这些宝贵的药物标本所传达的第一手信息是其他文献资料不可替代的。

此次新发现并鉴定的英国自然历史博物馆的药物标本更显珍贵。在考察中笔者还了解到，在大英博物馆与大英图书馆中尚有众多的古代植物彩绘科学画和古代东西方医药典籍。这是一项巨大的值得深入整理、探讨、研究、开发的自然科学史资源，有待通过跨国界、跨学科的科研合作来完成。

寰宇草木会邱园

——— 英国Ⅱ ———

美哉邱园

笔者在英国的传统医药探索是从邱园（Kew Gardens）开始的。在去过的众多植物园里，笔者最爱邱园，过去十几年间曾多次造访那里。不仅因为邱园是世界上最著名的植物园，更因为中药事业让笔者与邱园有了深厚的缘分。

邱园是英国皇家植物园（Royal Botanical Gardens）的一部分。这座公园坐落在伦敦西南郊外泰晤士河畔，建于 1759 年，距今已有 260 年的历史，面积共约 482 公顷。在维多利亚时代，英国以在殖民地获得的巨大利益为基础，收集了世界各地的文物、奇花异草，将其陈列于博物馆或移植于植物园中，逐渐形成了大英博物馆和邱园。

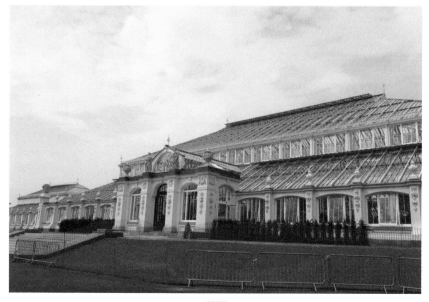

邱园

进入邱园的维多利亚大门，首先映入眼帘的是一座标志性建筑——棕榈温室。这是一座无梁的巨大温室，如倒扣的船，又像端放在绿色地毯上的银白色皇冠。温室最高处达20米，即使是椰子、棕榈等高大的热带植物

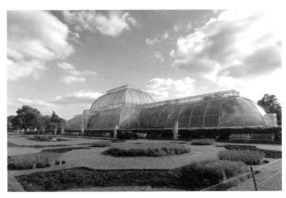

邱园温室

也可以在室内自由生长。温室在人工湖中形成倒影，十分美丽。

在这里，蝴蝶、金丝雀、绿鹦鹉欢快飞舞，秋水仙、睡莲、杜鹃花争芳斗艳，竹林、火棘、欧山楂、南洋杉、红豆杉、榉树错落有致。夜幕降临，各种飞禽栖息在湖中小岛上，以躲避狐狸的侵袭。所有这些构成了巨幅的动态画卷。漫步于邱园，人们可以全身心地沉浸在大自然的怀抱中，忘却世间的烦恼。

邱园名曰植物园，园内也是鸟的天地、人的乐园，是地球上生物和谐相处的样板。尽管邱园不像大英博物馆那样免费开放，但观赏者依然每年超过百万。邱园中还挺立着一座颇具中国建筑风格的宝塔，昭示着300年前英国对神秘东方的向往。

邱园在植物研究领域独占鳌头，创造了许多世界第一。这里栽培的植物占世界植物种类的近10%。这里干燥压制的植物标本达750万份，品种涵盖世界植物种类的90%。现在每天仍有2000~3000份标本送到这里，保存空间也在不断扩展。这里还有世界上最大的植物种子库，并以在2020年收藏世界1/4的种子为目标。同时，这里与74个国家的306家研究所，包括中国科学院、中国医学科学院药用植物研究所均有联系，彼此进行课题合作、人员交流、标本和种子交换等。

邱园图书馆收藏了世界上最丰富的植物学参考资料，包括图书、手稿和期刊等共75万多册，涉及90多种语言。这里还珍藏着精美的植物绘图原作，

均由一流的画师创作。这些植物绘图不仅仅是科学画，更是艺术品，目前已超过 2 万件，而绘制工作仍在继续。望着达尔文的手稿，抚摸着 16 世纪的药草图书，笔者感觉好像在与先贤进行穿越时空的对话。邱园从 1885 年开始出版并延续至今的《邱园植物索引》（*Index Kewensis*）在国际上极具影响力。它记录了全世界发表的植物新种，在国际植物学术界享有盛誉，是从事植物研究的必读之物。

邱园聚集了世界一流的植物学人才，他们与许多默默无闻做义工的退休科学家共同形成了邱园严谨的学术风格和自身独特的文化。邱园在科学上的权威地位使其成为世界植物研究中心。邱园是伦敦的名片，亦是英国的名片。

邱园已从最初的以植物标本收集为主，发展到现在集收藏、保育、研究、教育于一体，并与社会互动的植物动态博物馆。260 年间，邱园在社会发展的各个阶段屡建功绩，如引种驯化、环保等。

20 年前，邱园与中国医学科学院药用植物研究所联合成立了中国药用植物鉴定与保护中心。该中心的主要工作是通过共同参与、共享专业知识，建立药材鉴定、成分检测系统，现已收集了《中国药典》中 70% 常用中药的对照标本。

现在，虽然邱园的中医药研究尚属入门阶段，但邱园的科学家与中国的科

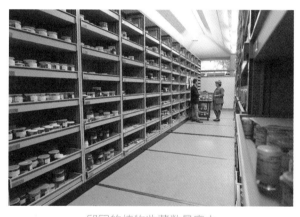

邱园的植物收藏数量庞大

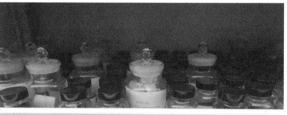
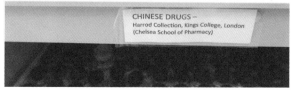

邱园中的中药收藏

研人员一起致力建立原植物采集、药材收集的工作规范，这种执着的精神实在令人赞叹。中国药用植物鉴定与保护中心主任 Christine Leon 是一位中年女性科学家，20 年来，她跋山涉水，锲而不舍，足迹遍及中国 19 个省（市、自治区）。她在西北地区曾遭遇车祸，肋骨骨折，此事一时成为新闻。她出院后很快痊愈。

　　Christine 因为对促进中英之间的科技合作卓有贡献，被英国女王授予员佐勋章（MBE）。她曾送给笔者一本邱园画册，并介绍说在伦敦郊外有座韦园（Wakehurst），虽然那边的研究人员与实验设施比邱园少，但其面积更大，土壤更肥沃，树木更多，生态更自然，只是交通略有不便。笔者此刻才意识到，邱园的英文名用的是复数"Gardens"。笔者自以为已经熟悉邱园，实际上才看了整个邱园的不足 1/4。

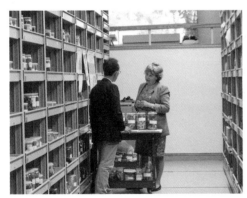

笔者与 Christine

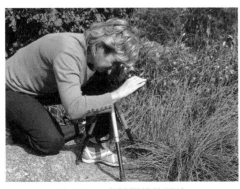

Christine 在拍摄植物照片

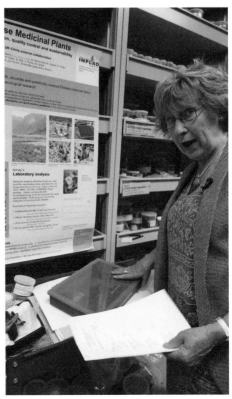

Christine 在讲解中药的鉴别

　　在过去这些年里，笔者与邱园的工作人员进行了很好的合作，在编写《香港容易混淆中药》《当代药用植物典》（英文版）的过程中得到了邱园工作人员的诸多帮助。前几年笔者指导的一位博士生梁之桃还曾在那里进修，在科研的起步阶段受益匪浅。对于中药的研究，邱园的参与标志着国际学术界对于中药的关注，为中药研究注入了新的活力。在应邀来邱园帮助该中心复核鉴定中药标本的同时，笔者还作为专家组成员参加了在邱园举行的欧盟中药项目启动会议，共同规划未来欧洲中医药的研究与发展。

罗鼎辉医生

　　在英国，中医变得备受欢迎是在 20 世纪 80 年代末至 90 年代初。带来这一变化的关键人物就是罗鼎辉医生。罗医生治疗湿疹的故事在中医学界广为流传。

　　湿疹在英国是一种很普遍的疾病，病人中既有成人也有儿童。西医的常规疗法是使用激素。但这种方法治标不治本，往往在治疗初期有效，反复使用后则效果不佳，甚至完全无效，复发率很高。

　　罗医生毕业于广州中医药大学。1983 年，罗医生在伦敦唐人街开设了名为康宁堂的中医诊所。1986 年，一位在英国医院未能治愈的皮肤病病人向罗医生求助。在服用几副中药之后，这位病人的病情奇迹般地好转了。

　　一时间，中药能够治疗湿疹的消息迅速传开，在康宁堂外排队等候就医的人数大为增加，甚至需要警员来维持秩序。那时罗医生的门诊至少要提前 3 个月预约，80% 以上的病人不是华人。此事引起多家媒体的报道。1993 年，英国广播公司（BBC）在黄金播放时段用整整半小时的时间报道了罗鼎辉医生成功治疗湿疹的消息。著名皮肤病专家阿瑟顿（Dr. David Atherton）撰文指出，在他所在医院未能治愈的病人中有 70% 的病人经罗鼎辉医生治好了。

　　专家的认可和媒体的宣传使中医药在英国引起轰动，加速了英国民众对中医药的认知，中医药和针灸顿时在英国变得家喻户晓了。不仅罗医生的诊

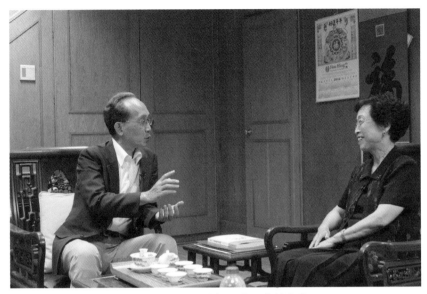

笔者与罗鼎辉医生探讨英国的针灸热

所门庭若市，其他中医诊所也都出现了前所未有的大好局面。尽管看中医要自费，皮肤病病人和其他疑难杂症病人还是慕名前往，有的甚至从丹麦、挪威、瑞士专程来治病。事实证明，中医在诊治英国其他常见病方面也显露出优势，如病毒感染、免疫病变、不孕症等。中医很快从英国近 200 种注册的补充医学中脱颖而出，被英国人公认为是正规西医之外又一套可供选择的系统疗法。

罗医生根据中医辨证施治的理论，用中草药复方治疗湿疹病人，由于其疗效显著，且复发率很低，一些常年饱受湿疹之苦的病人终于得以根治。罗医生凭借精湛的医术与良好的医德，破除了英国人的偏见，使中医、中药在英国广为人知。30 多年来，罗医生诊治的不同肤色的病人达 10 万人次。

20 世纪 70 年代，在美国掀起了针灸热，同样带动了英国探索针灸的热潮。继美国之后，英国也派出了各种医学代表团到中国学习针灸。此后，和在世界其他西方国家一样，中医针灸在英国逐渐被越来越多的民众所接受，学习和从事针灸的人也越来越多。

在英国行医的中医和针灸专业人士大多数自己开设诊所。越来越多的主流医学服务机构开始提供针灸服务，只不过通常还仅限于疼痛治疗，而草药治疗尚很难进入主流医学服务体系。中医药得到英国主流医学的认可尚需时日。尽管如此，仍有执着的追求者不断加入到中医药行业中来。

中医药立法管理是西方社会接受中医药的重要条件，与中医药的发展密切相关。通过立法，既可以改善中医药发展过程中出现的各种问题，也可以进一步保障病人的利益。中医药立法管理还将对中医药高等教育的发展起到强有力的推动作用。

面对中医药发展过程中的各种问题及中医诊所数量开始呈现的下滑趋势，同时出于保护公众健康安全的考虑，2001 年英国上议院向英国政府建议对针灸和草药实行立法管理，英国成为欧盟中率先启动对传统医药（包括中药）进行立法管理的国家。

如果没有立法管理，高质量的中医药服务和教育将没有保障。目前，英国的中医师和草药师正在积极开展推广活动，希望政府能够加快立法管理的进程。

英国的法律将植物药制剂规定为药品。长期以来，欧盟都是世界上最大的草药市场，年销售额达上百亿欧元，占世界草药市场份额的 45% 以上，在世界传统医药市场上具有举足轻重的地位。几十年来，欧洲传统医药的使用逐年增加。

根据目前英国的药品管理，特别是有关草药制品管理的法律，英国的中医师可以合法使用草药饮片和单味草药提取的制剂，如中药配方颗粒。另外，英国的草药产品制造商还供应中草药酊剂，不过两种剂型都必须是单味药制剂。中医师可在自己的诊所内根据不同病人的具体需要自行配制复方制剂，供给自己诊所的病人使用，但不能提供给其他诊所使用。制药企业生产的复方制剂则一定要通过注册后方可供临床使用。由于中医师担心没有中成药可用，近年来中药配方颗粒的使用越来越普及。至于中药配方颗粒与传统饮片煎剂的等效性还有待进一步观察。

近年来，中国和英国政府的有关部门已经建立沟通渠道，英方愿意与中国建立合作关系，共同推进中医药在英国的健康发展。而英国药品和健康产品管理局（MHRA）亦开始从监控进口中药质量入手，加强草药市场的管理；另外，还计划审核行医人员的专业资格，要求相关专业团体建立定期培训制度。这些都是必要的管理措施，对保证中药的安全使用、推进中医药在英国的发展具有积极的作用。

孟夏漫行法兰西

——— 法国 ———

　　笔者初见巴黎的名字是在 1971 年，那时笔者上初中一年级。当时全国都在纪念巴黎公社成立 100 周年。笔者所在的学校还成立了一个马列读书小组，一起学习马克思的《法兰西内战》和《共产党宣言》。

缘续巴黎

　　在笔者的认知里，法国的历史人物中有两位代表：一位是英法百年战争中的法国民族英雄圣女贞德，另一位就是首屈一指的法国政治家、军事家拿破仑。此外，不知为何，笔者感觉法国总体上有些像中国历史上的南宋，拥于高度的文明和弹性的国防。

　　许多年来，笔者对法国的想象源自根据雨果小说改编的电影《巴黎圣母院》和《悲惨世界》，那是在改革开放初期公映的为数不多的译制片。《悲惨世界》主人公冉·阿让通过下水道逃生的镜头，让人们看到了交织成网的巴黎地下排水工程。巴黎的地下设施尚且如此，地上建筑该有多么壮观！

　　1985 年，笔者曾与巴黎擦肩而过。那时笔者刚刚研究生毕业，恰逢国家举办出国进修人员英语水平考试（English proficiency test， EPT），笔者居然一试成功，并拿到了赴法国进修的名额。但笔者的指导老师说，中药在法国并不受重视，还是去日本学习更对口。于是笔者遵从师命，奔赴东瀛，开始了在那里奋斗的 10 年。何时能再续巴黎情缘呢？终于，笔者幸运地在 2018 年抓住了一个机会。

　　巴黎是联合国教育、科学及文化组织总部所在地。这里为世界所瞩目，每做出一个决定往往都能掀起一波文化热潮，在世界文化发展中有着举足轻

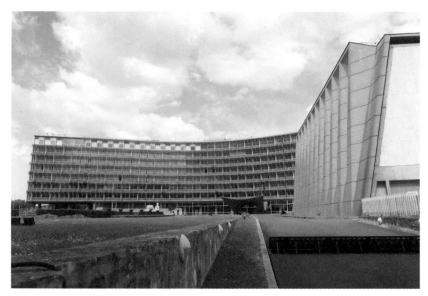

联合国教育、科学及文化组织总部大楼

重的地位。

2018 年 4 月初，笔者在北京出差期间，世中联的陈立新副秘书长找到了笔者，相约一同出席世中联在巴黎的会议。笔者当即向他建议应当在此次会议中加入纪念李时珍的内容，因为《黄帝内经》《本草纲目》被纳入《世界记忆名录》的决定正是 2011 年由联合国教育、科学及文化组织做出的。2018 年适逢李时珍诞辰 500 周年，以此为契机，对于推动中医药的国际化与对外交流意义非凡。

此建议立刻得到了世中联领导的批准，也得到了巴黎联合国教育、科学及文化组织总部的响应。2018 年 5 月 16 日，由世中联主办的第六届中欧中医药国际合作与发展论坛开幕式暨"世界中联–法国中医药中心"揭牌，及纪念李时珍诞辰 500 周年"中医中药世界行"全球启动仪式 3 项活动在法国巴黎联合国教育、科学及文化组织总部隆重举行。

联合国教育、科学及文化组织世界记忆项目专员费克森·班达，中国驻法大使馆文化公参李少平、科技公参孙玉明，世中联副主席兼秘书长桑滨生、副秘书长陈立新，全欧洲中医药专家联合会主席朱勉生，法国塞纳市

市长蒙晒（Francis
Monchet）等人，以
及来自中国（包含
港澳地区）、法国、
英国、德国、意大
利、匈牙利、葡萄
牙、比利时等10余
个国家和地区的百
余名专家、学者参
加了会议。

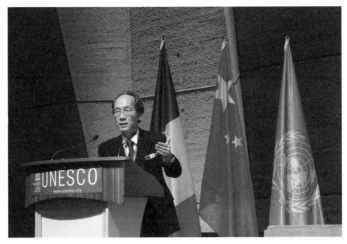

笔者在联合国教育、科学及文化组织大会上发言

　　大会开幕式上，笔者应邀发表了"功在千秋当一歌——纪念李时珍诞辰
500周年"的主题演讲。在发言中，笔者以一个人、一本书、一把草、一座桥
为主线，介绍了李时珍与《本草纲目》的贡献和影响。

　　笔者在发言中说到，《本草纲目》是一部百科全书，给了笔者无限启发。
李时珍是一位荣耀了中国、影响了世界的医药学家。本草之中有世界，世界
之中有本草。中医药所涉及的内容是超越时空、跨越国界的。纪念李时珍，
不应停留在500年前，而应以更加开阔的视野、更加博大的胸怀，将世界传
统医药的宝贵经验与资源兼收并蓄。李时珍是中国的，更是世界的。《本草
纲目》是世界共同的文化财富。会上放映了为此次活动特别准备的一段纪录片。

　　中国已将5月26日定为李时珍诞辰纪念日，并于2018年在湖北蕲春举
办了隆重的纪念李时珍诞辰500周年活动。

卢浮寻宝

　　笔者每到一座城市，最想去的是当地的博物馆与植物园。

　　如今人们公认的世界四大博物馆是伦敦的大英博物馆、纽约的大都会艺
术博物馆、圣彼得堡的冬宫（艾尔米塔什博物馆）与巴黎的卢浮宫。这些博

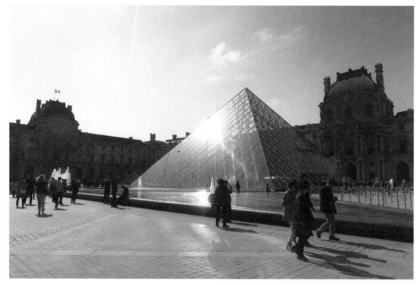

卢浮宫外著名的玻璃金字塔

物馆内不但珍藏有本国的大量
文物,还拥有众多外国的文物。
前两座是专门建立的博物馆,
而后两座则在原来的皇宫基础
上扩充而成,建筑物本身就是
一座博物馆。

　　当到达卢浮宫时,笔者终
于见到了向往已久的美景。近
二三十年来,那里最让人们津
津乐道的是 20 世纪 90 年代由
著名华人设计师贝聿铭先生设
计的玻璃金字塔。驻足于此,
俯仰间只觉光影交错,真是美
轮美奂。

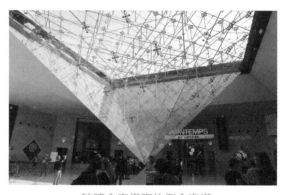

玻璃金字塔下的倒金字塔

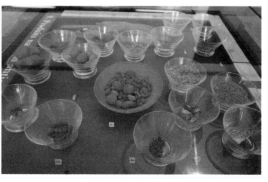

卢浮宫收藏的古药物标本

卢浮宫内有三大家喻户晓的镇馆之宝：雕像《断臂维纳斯》《胜利女神像》和达·芬奇的油画《蒙娜丽莎》。参观者一般都在此簇拥拍照，而笔者更感兴趣的是少有人关注的馆内药用植物标本。

博物馆里有很多当年法国从埃及劫掠与收集来的文物，包括完好的木乃伊、宫外广场上矗立的方尖碑等。说来也凑巧，在位于二层一个侧厅的埃及馆内，笔者见到了一批保留下来的埃及植物，也看到了石榴、蓖麻、葡萄、大麦、无花果、椰枣等的标本，还有 3500 年前的莎草纸书。

回顾历史，百姓生活中所需的一些看似平凡的草草木木被无数的商贾车载船运，对异域香料的探寻也让人们迎来了大航海时代。药材、香料贸易不但牵动了经济、改变了环境、融合了文化，也影响着人类的命运。

大黄新方

大黄在中外交流史上占有显赫的地位，曾经是丝绸之路上重要的商品之一，对东西方人来说都不陌生，早在《神农本草经》中就有对大黄的记载。大黄的根茎具有泻下通肠、凉血解毒、逐瘀通经的功效，其有效成分为蒽醌类化合物，其中致泻的有效成分主要为番泻苷类。

大黄在古罗马时代便已被应用，既是东西方共同的草药、天然药，又可以从中提取成分而制成西药。在西方医药院校教科书《生药学》中也提到了大黄。记得当年笔者读研究生时，曾在北京医学院（今北京大学医学部）听楼之岑教授的生药学课，楼教授在讲到大黄时特别介绍了他在英国留学时发明的"楼氏定氮法"。

欧洲人之所以离不开大黄是因为在他们的食谱中鱼肉居多，五谷较少，导致脏腑火盛，须以大黄荡涤之。笔者的好友——暨南大学的李民教授精通俄语，他对此做过深入的研究，并向笔者介绍了很多宝贵资料。

16 世纪，欧洲国家纷纷寻找通向东方的道路。然而，海路遥远并充满风险，起初葡萄牙和西班牙在这场探寻中占据了领先地位。之后，英国努力探索通过陆路到达中国的道路，并多次向俄国提出是否可以经过俄国新占领的土地前往传说中的富庶之地——中国。

大黄传入欧洲的时间，最早可以追溯到汉代。大黄成为中亚贸易中的重要商品则是 10 世纪之后的事了。到 17 世纪时，俄国人特别关注大黄，主要有 2 个原因：一是俄国本身的需要，二是俄国与其他欧洲国家做中介贸易可获厚利，而后者是更重要的原因。在俄国大黄贸易的鼎盛时期，大黄的官方交易额可达每年 5 万 ~15 万卢布。大黄一度成为俄国政府专营的对象和国库大宗收入来源之一。从中国购进的大黄除了供给皇室和军医院做药用之外，也供给俄属哈萨克族用作染料。

欧洲人喜欢茶叶和大黄，但欧洲并不产茶叶。欧洲虽有大黄，但与中国的大黄属于不同的种类，功效不尽相同。世界上有 60 多种大黄属植物，其中供药用的品种主要分布于中国的甘肃、四川、青海和西藏等。

欧洲人使用大黄的部位也与中国不同。这次在巴黎，笔者对大黄有了进一步的认识，看到了可食用的波叶大黄。这种植物在欧洲相当普遍，就连酒

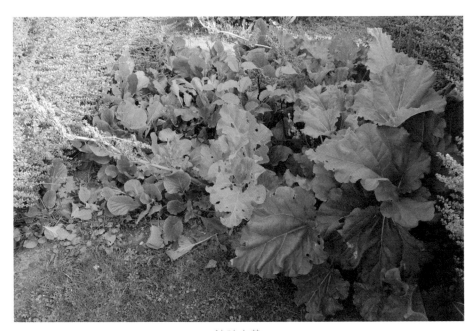

波叶大黄

店楼后的庭院中都种着。像许多蓼科植物一样，大黄的花虽说不上艳丽，但那硕大的叶片确实十分壮观。与中国大黄的药用部位——根茎不同的是，这里用大黄地上部分的粗壮叶柄。叶柄折断后味道很酸，能生津止渴。大黄茎制成的食品种类也不少，如腌菜、糖果等，价格不低。

　　在巴黎圣母院前的街巷里，笔者看到一家冰激凌店前排起了长队。走上前去，发现菜单上名录很多，令笔者惊奇不已的是居然还有一种大黄（rhubarbe）口味的，原来是在原料中加入了大黄叶柄的提取物，其味道很不错，酸甜可口，真是一次特殊的冰激凌体验。

　　巴黎的夏日是美好的，阳光灿烂，早上 4 点多天已经大亮，晚上 9 点多太阳还未落山。塞纳河上天鹅静静地凫水，一对对甜蜜的情侣徜徉在河畔，老人怡然自得地在河堤上晒太阳，街头音乐人在巴黎圣母院前用音乐抒发自己的情感，旧书摊与跳蚤市场杂而有序、旧而不脏。巴黎既是艺术之都、文化之都、时尚之都，同时又保留着古老的韵味与节奏。

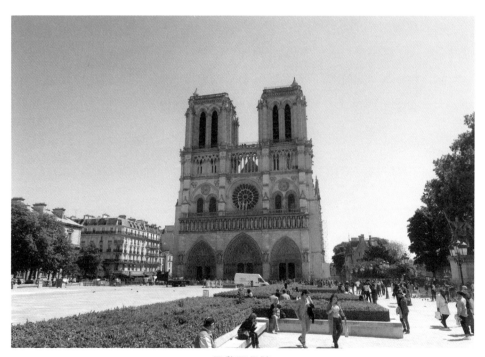

巴黎圣母院

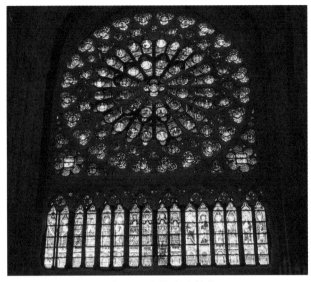

巴黎圣母院的玫瑰花窗

　　在法国，平均每工作一天半就可以休息一天。在这样高福利的国家，罢工却仍此起彼伏，抑郁症发病率持续上升。近年来，恐怖主义的阴云笼罩着欧洲，因此街上增加了不少荷枪实弹的巡警。就在笔者离开的那个早上，在戴高乐机场，警笛声打破了安静。一队防暴警察快速赶来，据说发现了炸弹。一时间，机场异常地平静。人们配合着警察有序地疏散。40分钟过后，警告解除，笔者这才长舒了一口气，有惊无险，平安返程。

东学西渐德意志

—— 德国 ——

几年前，有人告诉笔者，笔者主编的《百方图解》一书被翻译成了德文。出版者未经授权的做法，似有不妥。不过，笔者由此想到，德国拥有自己的传统医学，不仅是现代西药新药研发与生产大国，而且是欧洲使用植物药最多的国家。出于对西药优点与副作用的了解，德国对其他传统医学，特别是遥远东方古老的中医药有着巨大的兴趣，值得为大家介绍。

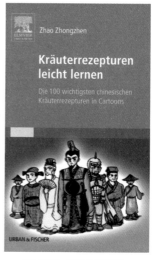

德文版《百方图解》

博物馆城

德国是一个尊重传统的国家，其草药市场规模在欧洲居首，占欧盟草药市场总销售额的近八成。在德国，大部分草药已获得许可证，可在药店销售，法律许可草药标明药用功效。全球不少著名的草药公司都是德国公司。德国在西方世界素有"医药基地"之称，未来也必将成为天然药物，包括中药研究的重要基地。

从某种意义上说，博物馆、图书馆、植物园是国家兴衰的体现。其中，博物馆既是国家实力的展示，也是文明建设的标志。去这些地方，不是为了猎奇，而是可以填补专业知识的空白和获取有用资料，开阔视野，从先人的文明积累中得到启迪。德国首都柏林市中心的博物馆岛上林立着大大小小的历史和艺术博物馆，勃兰登堡门周围也环绕着柏林洪堡大学、图书馆、博物馆、国家歌剧院等，这些都是欧洲文明的杰作。

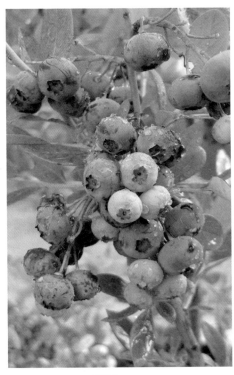

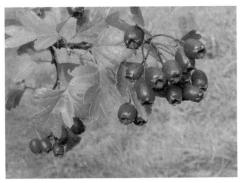

欧山楂

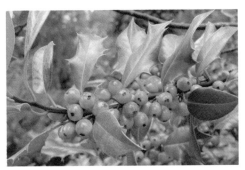

蓝莓 冬青

　　柏林是一个充满生机的城市，艺术家们纷纷聚集于此，让这座城市焕发着艺术的气息。在柏林，除了博物馆之外，还有很多植物园。园内有欧洲特有的蓝莓、欧山楂、冬青、火棘等植物。温室里，外来的各种热带植物按照植物群落分布，错落有致。植物园是学习的地方，管理者在树木上、草地旁装有不锈钢的标牌，方便游客辨认。植物园又是娱乐、交流的场所，每逢周末、节假日，参观者络绎不绝，其中最多的是中小学生和老人。每隔半个月就有一次园艺展览，有卖花的，有绘画的，有表演的，人群熙熙攘攘，热闹非凡，现已成为定期的艺术集市。

记文树德

　　在当代中德传统医药交流史上，有一位重要的人物——文树德（Paul

Ulrich Unschuld），这个名字很有中国味，以至于很多人都误以为他是中国人。其实文教授是地地道道的德国人，他的中文名字是台湾一位中文老师给他取的。此名妙在既利用了他的德文姓氏的谐音，又切合了他的职业、志趣及国籍。更有意思的是，他的夫人中文名叫文淑德，是一位草药学家。二人不但名字上珠联璧合，事业上也比翼双飞。

笔者最早听说文树德这个名字是在 20 世纪 80 年代。那时笔者在中国中医研究院（今中国中医科学院）工作，进行《本草品汇精要》校勘的师弟曹晖告诉我，他与一个研究这本古籍的德国学者"过招"，发现对方功力很深。后又通过与文教授合作多年的郑金生教授，笔者对文教授有了更多的了解。

文教授痴迷于中医，特别是中医药文献研究，并热衷于向西方译介最能代表中医精髓的经典之作。文教授毕业于慕尼黑大学药学院，夫妇二人为了学习汉语并完成博士学业，于 1969—1970 年留学台湾，师承著名生药学家那琦教授，并均以中医药学相关论文获得德国的汉学博士学位。文教授的主要研究领域是中国与欧洲医学及相关生命科学的比较史，著作等身，成绩斐然。

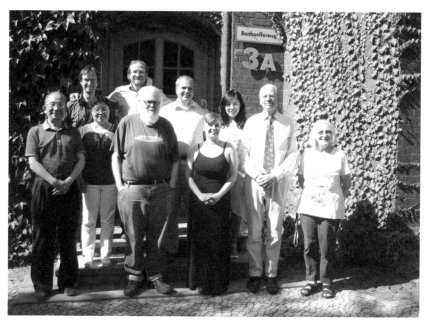

文树德教授的研究团队

他先后担任过慕尼黑大学医史研究所所长、中德医学协会副主席、国际东亚科学技术与医学史学会会长等职务。文教授在中国科技史界尤其是中国医史文献学界颇有名气。

1995 年，在韩国举行的亚洲医学史会议上，笔者与文教授第一次见面。当时，笔者报告的内容是关于《北京民间风俗百图》的研究。文教授对笔者报告中所讲的"串铃卖药图""诊脉图"等很感兴趣。而笔者对他仰慕已久，彼此因此结缘。

1999 年，笔者来到香港后，与文教授的交往日渐频繁。2006 年，在香港举办了世界中医药大会，笔者作为会议的科学委员会主席，邀请了文教授赴港出席大会并做报告。文教授夫妇来港后，特意请笔者去中环的四季酒店用餐。到了酒店后，文教授指着墙上的一张照片对笔者说，照片上是他祖父的故居，笔者这才明白他为何要选在这里小聚。

文教授与笔者有着共同的爱好，喜欢收集中医药相关的文物杂项，如古书、药店牌匾、药罐、针灸挂图等。他称这些是可看到、可触摸的历史。在

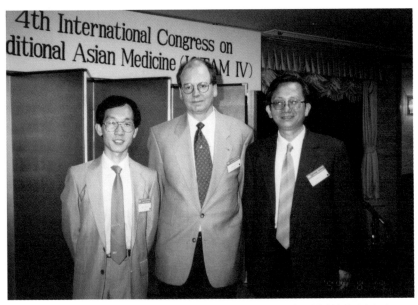

1995 年，在韩国举行的亚洲医学史会议上，笔者、文树德教授（中）与郑金生教授（右）合影

参观香港浸会大学的中医药博物馆的藏品后，文教授对博物馆给予了高度的评价。返德后，他将自己精心设计的柏林中医药博物馆的蓝图寄给笔者，希望有朝一日能够共同筹划，展开合作，在柏林建立一个这样的博物馆。

文教授曾为笔者主编的《当代药用植物典》（英文版）撰写书评，说此书"图文并茂，资料翔实，荟萃东西方草药，可供科学家、临床工作者、普通民众更好地了解药用植物在医疗事业中的应用现状"。笔者把文教授的褒奖之词看作鼓励，与他编修的内容深奥的古代中医学译著相比，笔者的这部书还相差甚远。

文教授学风严谨，对待研究非常执着与率直。当看到市面上出版的粗制滥造的中医药参考读物时，他痛心疾首。文教授针对这些读物并不多做批评，而是用自己潜心研究的成果竖起了一个个标杆。从 20 世纪 80 年代起，文教授开始翻译中医经典著作，出版了《难经》《黄帝内经素问》《医学源流论》等多种中医古籍的英文、德文译作。2006 年，他组织了由中国、德国、美国、西班牙四国学者组成的研究团队，其中包括郑金生教授与张志斌教授。研究

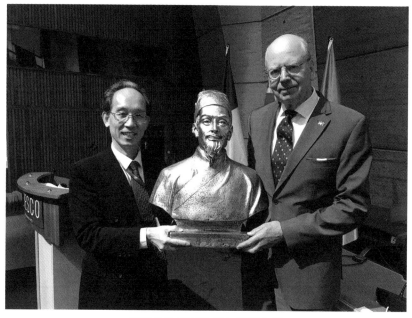

笔者与文树德教授在巴黎合影

团队采用以史源学为主的研究方法，对《本草纲目》中的药名、病名、地名、引用的人名与书名等逐一进行深入研究。研究的最终成果将形成一部英文的《本草纲目辞典》，并为全译《本草纲目》奠定坚实的基础。文教授是 2011 年联合国教育、科学及文化组织推选《本草纲目》收于《世界记忆名录》的推荐人之一。在 2018 年的第六届中欧中医药国际合作与发展论坛上，他也发表了精彩的演说。

文教授真乃一位学贯中西医学的大学者、一位传播中医文化的传道者。他珍藏了一大批中医药文物，包括《铜人明堂图》、药方、药瓶、药罐、戥子，各式各样，种类繁多。2016 年 11 月，在北京参加《大道本草》创作会时，文教授向笔者透露了一桩多年来割舍不下的心事，即希望有人能将这批文物继承下来，妥善保管。文教授的学者精神和对中华文化的热爱深深地感染了笔者。笔者当即承诺，一定竭力落实此事。就在笔者返港后筹集经费之时，北京中医药大学的一位校友——杰出的企业家曾立品先生慷慨承接，鼎力相助。2017 年 10 月，"文树德教授珍藏中医药文物展"在香港浸会大学中医药学院隆重举办。正如展览上的两副对联所写"立品树德，共襄盛举""德国学者倾尽心力珍品收藏六十载，发龙药人慷慨解囊国宝传承万千年"。

林深交响谱群芳

—— 奥地利 ——

奥地利共和国位于欧洲中部，面积 8 万多平方千米，人口 800 多万人。笔者最初是从小学的历史课本中知道这个国家的。2013 年，借参加中药全球化联盟（Consortium for Globalization of Chinese Medicine，CGCM）研讨会之机，笔者怀着好奇心来到了奥地利。

在查理曼帝国时期，奥地利一度被称作"欧洲的心脏"。谈到欧洲历史，笔者自然联想到中国历史上与之相似的东周列国。从古罗马时代开始，欧洲几乎就是一个大家庭，却又伴随着诸侯的列土纷争，后来分出了几百个小国家。奥地利经历过烽火连天的血雨腥风，也曾有过统治半个欧洲、风光一时的强盛时代，其尚武之风可见一斑。1867—1918 年，奥地利与匈牙利合并为奥匈帝国，一度成为面积仅次于俄罗斯的欧洲第二大国。

在此次旅程中，奥地利让笔者印象最深的有两点：一是音乐之都，二是城市森林。

音乐之都

与欧洲许多国家一样，奥地利有着令人叹为观止的古希腊、古罗马时代的雕像，壮丽的教堂和美丽的小城。独具特色的是在奥地利的大街小巷仿佛处处飞舞着跳动的音符。历史上，一位位音

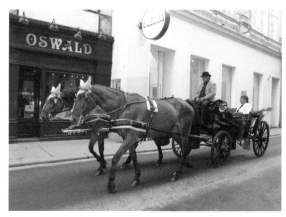

石板路上的马蹄声清脆悦耳

乐大师在这里诞生，一曲曲美妙的旋律从这里传播到世界各地。当今世界的音乐人才也向此聚集。从街头艺人的演奏到殿堂内的大型交响乐，各种表演让维也纳这座城市变成了一个大的乐池。

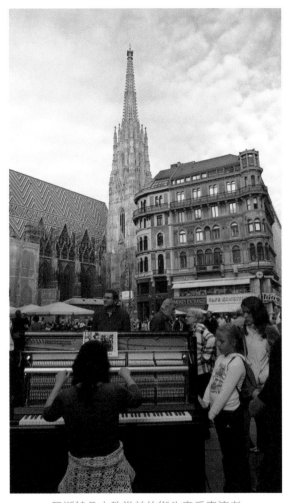

圣斯特凡大教堂前的街头音乐表演者

不论是在地铁的入口通道，还是在超级市场的购物区，都不时飘来《蓝色多瑙河》那悦耳的旋律。这首举世闻名的乐曲被誉为奥地利的第二国歌，真是一点也不夸张。听着那美妙的旋律，笔者仿佛看到一块块闪烁着奇光异彩的玛瑙石。当年小约翰·施特劳斯在创作这首圆舞曲时，正值奥地利刚从普奥战争中溃败，人们极度消沉，是音乐的力量使人们重新看到了国家复兴的曙光，从跳动的旋律中感受到了民族生生不息的活力。

在维也纳的街道上，可以见到不少穿着中世纪服装的人在向游客推荐音乐会的入场券，温文儒雅的风度令人无法回绝，笔者正好有时间，于是欣然买了票。音乐厅内装潢豪华，有音乐大师海顿、莫扎特、贝多芬、舒伯特、施特劳斯父子的大理石雕像，洁白神圣。能在音乐之都享受如此的艺术盛宴，切身感受到音乐的感染力、穿透力与震撼力，可谓人生的一大享受，长途旅行的倦意也不觉消解了许多。

演出接近尾声时，加演
了曲目《拉德茨基进行曲》，
指挥动作一结束，台下响起
了热烈的掌声与欢快的口哨
声，歌剧院内欢乐的气氛达
到了顶点。

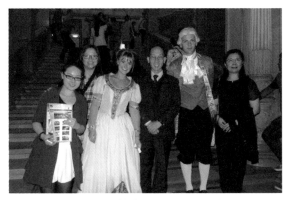

笔者与身着西洋古装的音乐会乐团接待人员合影

城市森林

小约翰·施特劳斯的圆舞曲《维也纳森林的故事》使奥地利首都维也纳
的森林名扬天下。作家冯骥才先生的文章《维也纳森林的故事》被收入中国
的教科书。奥地利 40% 以上的国土都被森林所覆盖，维也纳有 1350 平方千米
的森林，比香港的陆地总面积还大。

森林对于来自喧嚣香港的笔者来说有着何等的吸引力呀！在旅游车上，
笔者一路欣赏着车窗外的美景，不时拍照记录，生怕错过一棵树、一棵草、
一片苔藓。短短几天见到了多种草木，如锥栗、板栗、橡树、桦木、枫树、
栾树、樱桃、杨柳、椴树、花楸、榆树、悬铃木、冬青、核桃、青冈、白蜡树、
黄杨、苹果、山楂、刺柏、云杉、冷杉、雪松、赤松、落叶松……奥地利就
是一座森林公园，是无尽的绿色海洋。

大概因为"入芝兰之室，久而不闻其香"的缘故，当地人对森林并不觉
得稀罕。维也纳的森林公园的入口无标示，也没有围栏，保持了原始的风貌。
在这里，没有大幅关于环保的标语，但环保意识早已融入每个人的血液中。
人们不刻意地植树造林，但爱林、护林、与森林共生已成为人们生活方式的
一部分。

到了奥地利，笔者才发现这里的人是那样热爱大自然，喜欢绿色。绿色
是奥地利的主色调。几乎见不到裸露的泥土，城市与乡村的界线被绿色淡化，
国界到哪里，绿色就会延伸到哪里。

人们向来爱以绿色象征和平，是有道理的。奥地利看上去处处安定祥和，人人气定神闲。抛开政治、经济等因素不说，在绿树成荫、绿草如茵的环境里生活，看着满目的青翠，呼吸着清新的空气，人的精神自然会放松很多，也少了些烦躁与火气。和许多欧洲国家一样，奥地利的地铁没有检票口，笔者在公交车上也未见到有人查票，这些充分显示了当地良好的社会风气和人与人之间的信任。

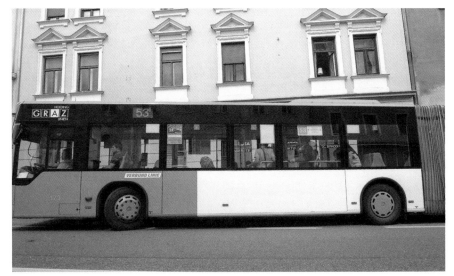

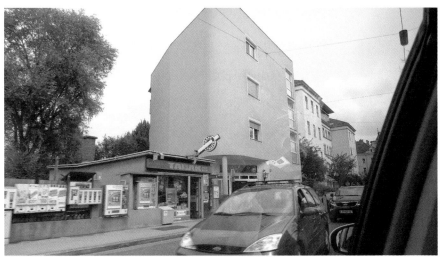

在奥地利，很多房屋是绿色的，公共汽车是绿色的，就连垃圾桶也是绿色的

中药联盟

到 2020 年，CGCM 已经成立 19 年了。笔者不禁回想起，耶鲁大学医学院郑永齐教授来香港筹备 CGCM 时的情形。

香港回归以后，香港积极发展中医药事业。CGCM 在香港宣告成立，秘书处设立在香港大学。迄今为止，在 18 届 CGCM 年度大会中，笔者除去 2 次因野外考察没能赶上外，前后共参加了 16 次，见证了 CGCM 发展的历程。回顾 CGCM 的创建与发展历史，非常感谢作为发起人与联盟主席的郑永齐教授。

作为一个非营利性、非政治性的民间学术团体，CGCM 的使命是促进中医药领域发展，通过世界各地学术机构、行业监管机构的合作与共同努力，实现造福人类的目标。对于这个组织能否保持活力，不少人持怀疑、观望态度，也有不少人中途退出组织。凡事贵在坚持，执着的追求至为重要。CGCM 10 余年运行的历程证明了最初的创立目标是正确的。CGCM 是由当今世界上中医药研究、教学与科研开发的高端人才，知名高校和著名企业的专家学者所组成的联盟，旨在提升中医药的国际认可度，及加快中医药全球化的步伐。

CGCM 不但实现了目标，而且比预期的发展还要快。CGCM 由起初的 16 个会员机构增加至现在的 139 个。这些会员机构遍布世界各地，有中国、韩国、日本、加拿大、美国、澳大利亚，以及欧洲国家等，还有可口可乐、强生、辉瑞等跨国企业。2013 年的 CGCM 大会共有 300 多名代表参会，收到论文 271 篇，论文主要分为中药质量控制、活性物质、临床、资源、教育、知识产权和产学联盟几个方面。会议论文以壁报的形式发表摘要，从临床领域来看，肝病、代谢、神经、循证医学几个方面的研究成果丰硕。

郑永齐教授身体力行，在药物研究与开发领域成果卓越。他的实验室发现了 4 种具有重要临床应用价值的抗病毒药物，他也因此闻名于中医药领域。他在《自然》（*Nature*）和《科学》（*Science*）等有影响力的刊物上均发表过论文。近年来，郑教授致力中医药现代化研究，他带领团队开展了对中医古方黄芩汤的现代化研究；植物药制剂 PHY906 目前已进入美国的 III 期临床试验，堪称中药现代化研究的一大突破。郑教授在推动中药的现代化与国际化方面贡献良多，广受国际同业认可。2012 年，他荣获香港浸会大学首届张安德中医药国际贡献奖，真乃实至名归。

CGCM 10 余年来的发展，反映了海内外对中医药事业的期待，既是客观的需要，也是时代的需求，这是使 CGCM 充满活力的大环境。CGCM 成立的意义还在于它为来自世界各地的中医药专业人士搭建了一个沟通的平台，CGCM 已在世界各地成功举办了多届大型中医药会议。学者们可在大会宽松的氛围中展开学术讨论，探讨相互合作的可能。中国大陆的姚新生院士和台湾的彭汪嘉康院士都已八旬高龄，却依然全程参与，认真讨论，其专业精神令人钦佩。

中医药的国际化征程路漫漫，既有文化的壁垒，也有科学的险峰，非一朝一夕就能实现。科学无疆界，中医药的发展需要更多的人参与和多学科的融入。笔者坚信，中医药的队伍会越来越壮大，也祝愿中药之花开遍全球。

认识鲍儒德

2013 年 CGCM 大会的东道主是德国的 Rudolf Bauer 教授。Rudolf Bauer 教授是奥地利格拉茨大学药物研究所所长，近 20 年来一直从事中草药的活性成分和质量控制研究，是活跃在欧洲传统医药界的杰出学者。

2009 年，在西班牙召开的一次国际会议的宴会期间，来自上海的果德安教授提议给 Rudolf Bauer 教授起个中国名字，笔者作为"命名委员会"的成员之一也参与了讨论。"鲍"字的灵感来自《国际歌》的作者欧仁·鲍狄埃，同时也与 Bauer 发音相近；"儒"代表中国儒文化；"德"既指道德，也代表德国。对于钟情于中医药文化的 Rudolf Bauer 教授来说，这个名字可以说是名副其实，他十分满意这个名字。

笔者近年与鲍儒德教授接触较多，2006 年我们一起在南宁的国际传统药

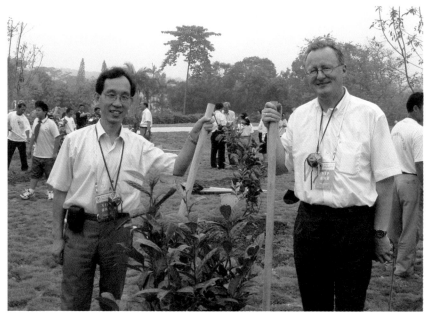

在南宁举办的国际传统药物学大会期间笔者与鲍儒德教授共同栽种友谊树

物学大会期间栽过友谊树；在杭州参加过国家药典委员会组织的学术论坛。鲍儒德先生也是香港卫生署为制定《香港中药材标准》而聘请的专家，在评审工作中，笔者对他有了更多的了解。鲍儒德教授年富力强，来往于亚欧之间，活跃在中医药国际交流的舞台上，他对中医药的发展提出了很多有建设性的宝贵建议。

　　自 2007 年开始，鲍儒德教授先后积极承担和参与了多项国际性的中医药科研项目，其中包括由伦敦国王学院牵头的"后基因组时代传统中医药研究的良好实践"联合项目（GP-TCM），并出任该项目的国际学会"中医药规范研究学会"（GP-TCM RA）的创会主席。该学会本部设在英国，是一个慈善组织。该学会作为欧洲药品管理局草药药品委员会认定的专业咨询组织，致力通过临床医生与科学家的跨学科交流，展示中医药研究与实践的最佳方法，并协调中医药的安全与功效研究。这次 CGCM 会议能在被列入世界文化遗产的奥地利小城格拉茨成功举办，承办人鲍儒德教授功不可没。如果中药领域能多些国际一流学者的关注与参与，中药国际化的步伐将大大加快。

鲍儒德教授拥有一个幸福美满的家庭，他们夫妇育有三子一女，其长子曾到中国留学，能讲一口流利的汉语。在一次会议的联欢晚宴上，鲍儒德教授全家一同登台，载歌载舞，精彩纷呈。

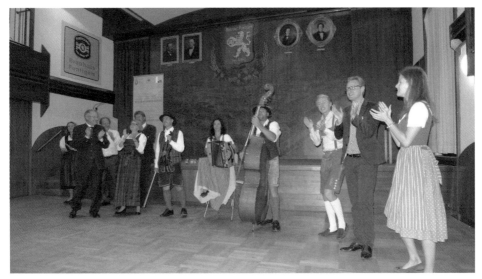

鲍儒德教授全家一同登台，载歌载舞

奥地利仿佛沉浸在绿色的海洋和优雅欢乐的音乐中，它找到了自身定位，即经济、教育、文化并行。在和平的氛围中，人们建设着自己的家园。

风驰荷兰郁金香

———— 荷兰 ————

　　提到荷兰，人们的印象往往是缓缓旋转的风车、盛开的郁金香及展示航海实力的"海上马车夫"。

　　曾经欧洲大陆西北一隅的荷兰、比利时和卢森堡被统称为低地国家。在大航海时代，荷兰建立了强大的舰队，开始全球贸易与征服，首先创立了世界第一家股份制公司——荷兰东印度公司。1624年，荷兰占领了中国的宝岛台湾，实施殖民统治约40年，直到1662年被郑成功打败并驱逐出岛。

　　为进一步了解荷兰与中医药相关的人与事，2019年笔者带领研究小组来到了荷兰。

　　在荷兰的第一站，笔者来到了正在举办444周年校庆的莱顿大学，这所大学先后走出过两位诺贝尔奖得主，可见其学术地位之高。

　　在莱顿大学，笔者走访了Raymond van der Ham教授。他虽已退休两年，但听说笔者到访，专程前来接待。他不但向笔者讲解了该校博物馆的收藏情况，而且赠送了由其多年研究成果汇编而成的精美画册。书中介绍了荷兰几处博物馆的收藏情况，也记述了他的个人收藏。此外，他慷

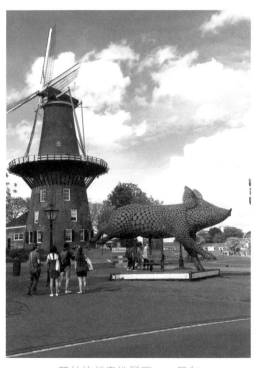

荷兰的代表性景观——风车

慨赠送了两盒 50 年前（1969）欧洲 150 种常用生药标本，这些珍贵的标本已经存放在香港浸会大学的中国银行（香港）中药标本中心。笔者与 Eric Brand 博士也将《中药材鉴定图典》（英文版）回赠给 Raymond van der Ham 教授，他建议到莱顿博拉瓦国立博物馆（Rijksmuseum Boerhaave le Leiden）去看看。

莱顿城市不大，笔者才走了 20 来分钟便到了这家博物馆。博物馆外墙上有爱因斯坦的画像，同行的王梅博士告诉笔者，二战前爱因斯坦曾在此地工作过。

在一个立体书形状的大木柜前，我们停下了脚步，柜中存放着大航海时代荷兰东印度公司收藏的中药标本。根据药物的品种名单与实物，笔者将其大致分成以下几组。

第一组是来自东方的植物，如丁香、山柰、菖蒲、姜黄、高良姜、胡椒、八角茴香、肉桂、茶叶、肉豆蔻等。

第二组是来自西方传至东方的生药，如洋地黄、吐根、颠茄、缬草、北美黄连、芫荽、小茴香、番泻叶、熊果叶、薰衣草、番红花、罂粟、辣椒、胡芦巴、马钱子、波希鼠李皮、芦荟、亚麻、黑芝麻、无花果等。

第三组是东西方共享的植物，如龙胆、大黄、大麻、薄荷、远志、千里光、干姜等。

第四组以树脂与精油为主，如乳香、没药、儿茶、阿魏、血竭等。

第五组为贵重药材，如犀角、牛黄、猴枣、象牙、沉香等。

不见开花只见果

莱顿大学植物园是荷兰最古老的植物园，该植物园的建立比莱顿大学晚了 15 年，有 429 年的历史了，比英国皇家植物园（建于 18 世纪）早了将近 200 年。该园最古老的部分可以追溯到 1590 年，并于 2000 年新建了一间温室，构成了冬园（Winter Garden）。

世人皆知郁金香是荷兰的国花，笔者一直以为荷兰是郁金香的原产地。

细一打听才知道，荷兰的郁金香是由一位荷兰人在 16 世纪从奥斯曼帝国引进的，而莱顿大学植物园则是培植和研究荷兰引进的第一朵郁金香的地方，保留着最原始的郁金香。

植物园内有两座石雕像，分别是林奈和菲利普·弗朗兹·冯·西博尔德（Philipp Franz von Siebold），以纪念两位科学巨匠的贡献。现在，在很多植物学名中都可以见到"siebold"，如中药细辛 *Asarum sieboldii* Miq.。西博尔德是一位德国医生，也是植

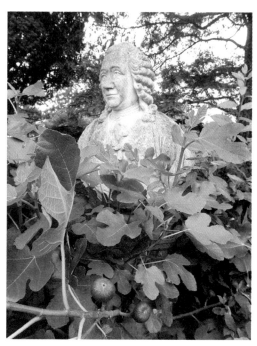

莱顿大学植物园中的林奈像

物学家，1823—1829 年被荷兰东印度公司聘用去日本工作，在日本期间他收集了日本各地大量的植物并将它们送到莱顿。

林奈是植物分类学界的泰斗，笔者曾经走访过他的故乡瑞典。在林奈的雕像前有一颗无花果树。这种桑科植物是隐头花序，并非没有花，而是花藏在里面，果实丰满且多子，可谓未见开花只见结果。这种悄悄开花、孕育果实的样子，和林奈默默钻研、勤奋刻苦的人生一样，像这样的林奈精神正是科学家所应当提倡的。

植物园种植了来自亚洲、南欧和南非的植物。其中，银杏、胡桃楸等都有 2 人合抱那么粗。在温室内不仅有古柯、鹤望兰、高良姜等，还可以欣赏到亚马逊王莲。园中还有一个中国中医科学院中药研究所陈士林教授团队与莱顿大学王梅博士合建的药用植物园。

该药用植物园的设计以中国的竹子、菊花为背景。王梅博士介绍了园内30 多种常见的药用植物，包括木通、肉豆蔻、胡椒、银杏、芍药、宁夏枸杞、

桔梗、莲花、厚朴、五味子、甘草、鱼腥草、茶、唐古特大黄、淫羊藿、花椒、柑橘、紫苏、草麻黄、槐树、山茱萸、大麻、薯蓣等这些中国特有的植物。

李时珍编写《本草纲目》的年代是西方博物学蓬勃发展的时代。这一时期的特点自然也反映到《本草纲目》当中，其中 10% 的药物都是外来药。

人类对自然的探索是一个循序渐进的过程，从神农尝百草到今天，人们得到的既有经验，也有教训，如欧洲人来到美洲后甚至将烟草当作营养物推广到全世界。

访王梅博士

荷兰是中成药进入欧洲的第一个国家，在此过程中，王梅博士做出了重要贡献。

王梅博士是北京大学 1978 级生物系的高才生，1982 年毕业于北京大学，1988 年在莱顿大

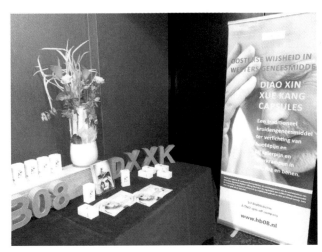

地奥心血康在荷兰销售

学获得博士学位。在荷兰的 30 多年里，王梅博士为中药标准化和国际化做出了很多贡献。她亦是欧洲药典中药委员会的委员，于 2012 年 3 月成功地将地奥心血康胶囊以治疗药的身份引入荷兰，使其成为中国在欧洲的第一个有自主产权、完全自己生产的中成药产品。

王梅博士在国外生活多年，但她一直珍惜自己的"中国根"。她对中国文化和哲学的理解使她能够架起中欧文化和科学交流的桥梁。她所做的学术研究、商业开发和教育工作为她在荷兰中药产品开发和质量控制方面树立了一定的地位，也为她开展传统中医学领域的创新研究、教学计划及中药药理学方面的研究奠定了坚实的基础。作为欧洲药典中药委员会的华人委员，王

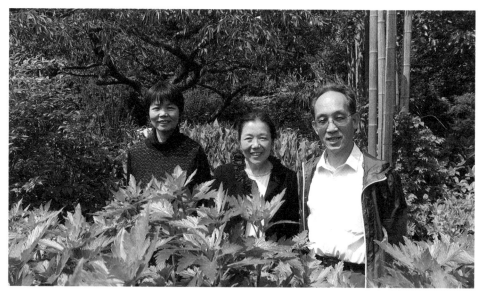

笔者与荷兰的中医药领军人物王梅博士（中）在荷兰重逢

梅博士主持了《欧洲药典》中 20 多种中药材的质量标准研究工作。为了成功注册地奥心血康，王梅博士多次和荷兰官方讨论，并协助研发单位提供科学性、安全性证据等。王梅博士将为病人提供安全、优质的中草药产品作为其个人使命。

荷兰爱收藏

为了寻找更多大航海时代的中药藏品，笔者又来到了位于阿姆斯特丹的荷兰国家博物馆。在这个博物馆要看的东西真是太多了，有油画、船只、建筑、家具、瓷器和药材。

油画如同照片一样记录了真实的历史。一幅描绘中南半岛上的荷兰东印度公司的油画令人印象深刻。据说荷兰收藏了大批家具，这里硬木家具的材料大致是以芬兰产的壳斗科植物麻栎为主，所做家具质地坚实，一个大柜子的重量可达几百千克。麻栎木料花纹精美，还可以做烟斗。一个好的烟斗在 20 世纪 70 年代的中国便可换一块上海牌手表呢。

在这里笔者也见到了瓷器，既有来自中国的，也有来自日本、土耳其的，它是东西方联系的重要使者，到哪里都是香饽饽。瓷器传到欧洲后很受欧洲人青睐，而且欧洲人也乐于扩大瓷器的用途，增加新功能，如用作灯具、壁炉等。

荷兰国家博物馆中最吸引笔者的展品是一个精美的硬木壁柜，好似一家袖珍版药店。博物馆的工作人员小心翼翼地打开了一个展览的多宝柜，拉开一个个抽屉，便可见到各种各样的标本，就好像魔术师摆弄的道具一样内藏玄机。其中摆满了小小的药瓶，里面装满了乳香、没药、丁香及树脂与精油等，可做药物、香料或香水，包含动物、植物、矿物来源的几百种样品，余香四溢，令人目不暇接。

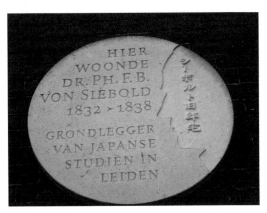

图为莱顿日本研究所标识，西博尔德是莱顿日本研究的创始人，荷兰国家博物馆内有来自日本的珍贵文物

旁边的展柜内还展示着一个印度尼西亚的小木匣，里面有9个方正的小瓷瓶，是日本的瓷器，装的是肉豆蔻、丁香、檀香等，像是送给宾客的高雅的礼物一样精致，亦是当年东西方贸易的见证者。

此外，博物馆内展览着众多大海船模型，还陈列着一艘荷兰与葡萄牙海战中的沉船，价值约

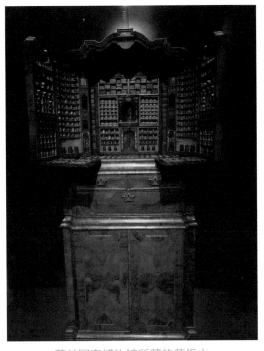

荷兰国家博物馆所藏的药柜之一

10万欧元，出水的沉船文物中便有瓷器和碳化的胡椒。巨大的船舱、复杂有序的结构再现了"海上马车夫"当年的实力。

离开阿姆斯特丹前，笔者来到了火车站附近的中华街，一抬头便看见了"江杨清诊所"几个字。江杨清医生是东直门医院董建华医生的大弟子。1992年，江杨清医生应邀赴荷兰讲学，1994年他定居荷兰，在首都阿姆斯特丹开设了两所"中华医药堂"，从事中医临床工作。他先后诊治20余万人次，其中90%为西方人，是近年来走向海外的数以万计的中医中最成功、最具影响力的中医专家之一。2000年，在香港成立了海外中医药同学会，笔者担任秘书长，江杨清医生任常任理事。

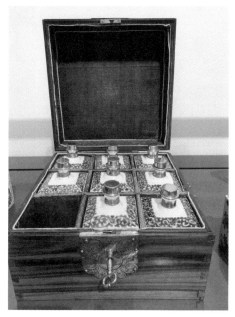

来自印度尼西亚的小木匣内装着日本小瓷瓶，瓶内为珍贵的香料

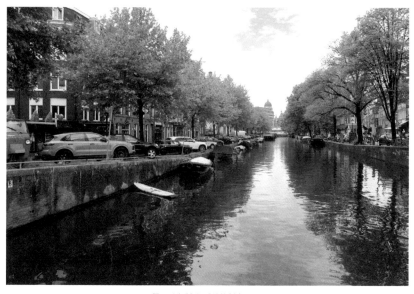

四通八达的阿姆斯特丹运河

笔者 19 年前第一次来荷兰，那次是游玩，记得当时租了一辆自行车，参加了一个大学生志愿者的导游团，短暂享受了一下田园风光，第一次见到了荷兰的象征之一——风车。此次能故地重游，再一次骑着自行车看风车，笔者感慨万千。

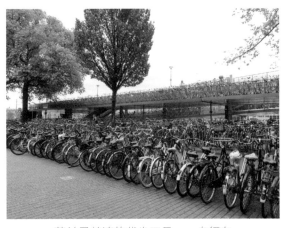

荷兰最普遍的代步工具——自行车

风车是荷兰的一张名片，最早却是从德国引进的。德国人发明了自行车，却在荷兰派上了最大的用场。如今荷兰有 1700 多万人，却有约 2000 万辆自行车，成为真正的"自行车天堂"。荷兰的街道开辟有自行车道，既有可以带小孩的、双人的、带挎斗的自行车，也有可免费带上火车的折叠自行车。富足的荷兰人并非买不起汽车，而是推崇全民健康生活的方式和积极环保的态度。人们或骑车，或漫步，偶尔突降的小雨也不会影响人们的心情。

风车与自行车是人类合理利用大自然、保护环境的成功范例。我们在回顾历史的同时，需要更多地借鉴与思考。

历史上，张骞开辟了丝绸之路，从西方运回了葡萄、黄瓜、核桃、蚕豆、菠菜。而荷兰为了获得东方的财富与香料，从印度运回了棉花、香料，同时将地中海沿岸的物产运往东方，参与了东西方文化的交流。

盛夏北欧见闻录

北欧

2016 年盛夏，香港的天气格外闷热，而此刻的北欧不但凉爽宜人，而且是长昼。早上 4 点已经天亮，晚上 11 点还没全黑。如果你精力充沛的话，绝对可以尽情玩个通宵达旦。

北欧在笔者过往的出游记录中还是个空白，记忆中那是个很遥远而陌生的地方。

世界日新月异，但北欧好似与世无争，仍在缓步徐行。

骑行北欧

探索北欧，从哪里开始？笔者选定了丹麦与瑞典，两国都曾是欧洲强国，拥有过强大的海军，把控着波罗的海到北海。丹麦与瑞典是毗邻的国家，唇

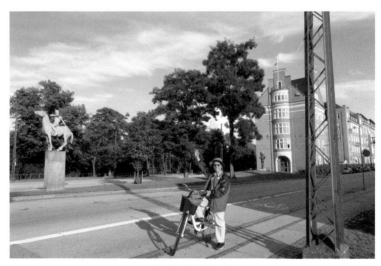

笔者在丹麦骑行

齿相依，历史上关系复杂，在笔者看来，今日更有很多相似之处。两国都是世界上公认的高福利国家，有着完善的社会保障制度。两国每年均向贫困国家大量捐款。虽然两国已加入欧盟，但其仍未使用欧元，而使用自己的货币。这是两个依旧保留王室的国家，但王室成员十分平民化，平日王室的宫殿对外开放，国王自己驾车上班，王子、公主去普通学校上学。

这两个国家民风淳朴，既传统又开放。博物馆、古董店与老街保存完整，即使是新的建筑也"建新如旧"，保持传统风格。

这里还有一大特点，那就是自行车。40~50 年前，在中国，自行车是主要代步工具，人们骑车驮着煤气罐、大白菜，而现在那种景象早已不再。而在北欧，人们本着很强的低碳、环保意识来选择代步工具。哥本哈根有一半的人上下班都骑着自行车。旅店亦有自行车出租，社会也提供了很多方便的设施保障骑行，如街道有自行车专行线，累了可以把自行车带上火车和渡轮；在街上可轻易找到自行车停车支架；有楼梯的地方，一定有方便自行车上下的斜坡。时逢假日，可以看到很多前后带车筐的自行车，方便全家出游。

在离开丹麦的前一天，笔者抓紧时间进行了一次骑行。尽管那天有一半时间遇到了暴雨，但笔者看到当地人连雨衣都不穿，尽情接受大自然风雨的洗礼。脚踏单车，沐浴海风，独往独来的感觉好不惬意。这里鸟语花香，湖光潋滟，到处都似公园一般，人们在海滩上悠闲地晒着太阳，边聊天边喝啤酒。此处看不到摩天大楼，有的是与安徒生童话中描述相似的街道与景色。

在这里，人们崇尚自然，热爱运动。姑娘们亭亭玉立，小伙子玉树临风，老年人气质优雅，很少有人大腹便便。人们追求的不是驾豪车、穿名牌，而是心态淡定，自然纯净。

说到丹麦的古堡，最著名的要属哈姆雷特城堡了。这座城堡原名卡隆堡宫，因大文豪莎士比亚的名作而声名远扬。

记得还是在北京中医药大学求学期间，有一天笔者在大礼堂看了一场原版的《王子复仇记》，剧情也就了解了大概。后来笔者又听了一段中文录音，著名演员孙道临配音的那段"生存还是毁灭"的独白至今印象尤深。未曾想到，

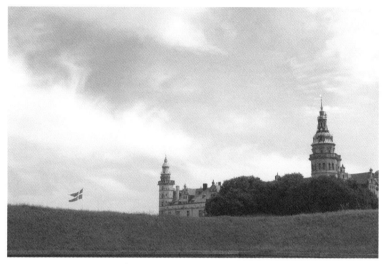

弗雷德里克二世的卡隆堡宫

30 多年后会有机会来到莎士比亚的创作背景地。

这座古堡原本是 400 多年前国王弗雷德里克二世（1534—1588）居住的地方。古堡内，当年的餐具、图书、皇冠、盔甲、刀剑、挂毯、家具均保存完好，特别是那些承载着历史记忆的油画色彩如新。

每天晚上都有《哈姆雷特》的舞台剧在这里上演。在古堡中，笔者似乎感受到了剧中的情景。穿过曲折的地下室，仿佛还能听到哈姆雷特的脚步声。走出阴暗的地下城堡，一束强烈的阳光刺得人睁不开眼。

穿过一个拱形的隧道，微风中的清香扑面而来。"野生玫瑰！"同行的陈教授惊叹道。北欧海边的玫瑰如此之多，怪不得欧洲有很多建筑用

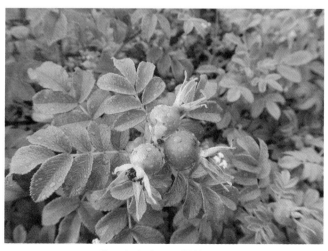

巧遇野生玫瑰，可惜花瓣凋零

"玫瑰宫"来命名呢。这里的玫瑰不但色泽艳丽，而且透着一股甜香。

寻到了野生的玫瑰，为此次探索之旅增加了动力，大家继续四处搜寻着草药的踪迹。可能是北欧的医疗保险与社会福利太好的缘故，在街上很少见到药店，未能看到进口的中成药。

而后待笔者到达斯德哥尔摩时，偶见一家药店门口的招牌上写有"WHO Care Expert Advice from People"字样。店内陈列的草药制剂以西方草药为主，多是粉末、精油、浸膏剂型，常见的有枸杞子、桑椹、无花果、蓝莓、松果菊、大麦茶、小白菊等。

如今，在欧美早餐茶中，玫瑰茄茶、柠檬茶、小白菊茶等已成必备之物，枸杞子与蓝莓并列成为佐餐之物。在哥本哈根大学的植物园内有草药的种子出售，并配有精美的植株照片，人们一看便知道是何物。人们可以将其买回家，美化环境或自用皆宜。由此可见，崇尚健康产品的热潮正在悄然到来。

寻访林奈

在瑞典，有一位大科学家是动植物双名命名法的创立者——林奈（Carl Linnaeus，1707—1778）。林奈生活的年代正是现代生物学大发展的时代。世界生物种类的名字五花八门，就30万种高等植物而言，其英文名多达160万个，并不断更新变化。如何统一生物命

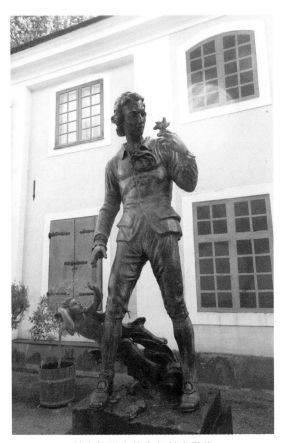

林奈故居中的青年林奈雕像

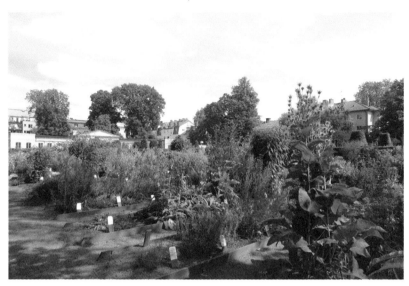

林奈故居中的植物园

名困扰了人类几千年，想要理清头绪，绝非易事。

　　林奈的故居位于瑞典的乌普萨拉，现已成为林奈博物馆，这是一栋 2 层小楼，即林奈全家生活的地方。林奈的代表作《自然系统》（1735）、《植物种志》（1753）都陈列于此。乌普萨拉学术氛围浓厚，是瑞典历史最悠久的大学——乌普萨拉大学（1477 年建校）的所在地。瑞典 22 位获得诺贝尔奖的科学家中有 17 位出自此校。200 多年前，林奈曾在这所大学的医学院担任教授，并兼管植物园和动物园。

　　故居外是一座被打理得井井有条的植物园，堪称示范植物园，里面栽种了 1300 多种植物。这些植物有一个共同特点，即都是由林奈命名的。命名人简写的"L."在生物学界无人不知，亦无人能与之相比。

　　故居二楼是他的工作室与一个小型私人教室，里面保存着 200 多年前的生药标本。在他的居所内有一句名言"If you don't know the names, you will lose the knowledge of the things"，中文的意思是"不知其名，便不识其物"。

　　看到此名言，笔者不禁想起了《本草纲目》，在本草的 8 项条目中，第 1 项就是释名。由此可见，古今中外科学家对名称的重视程度。

林奈创立的双名命名法为国际普遍采用。简单地讲，生物的名称由属名和种加词构成，用拉丁文记载，最后再加上命名人，这样便不会有重名出现。因为有了林奈奠定的生物命名基础，现代生物学才得以快速发展。如今每种生物的科学名称条目清晰，不再混淆，仿佛拥有了"身份证"一样。

英国的科学史学家李约瑟曾将李时珍与林奈相提并论。林奈的一生是不断探险、不断发现的一生。林奈是一位伟大的科学家，前有李时珍，后有达尔文。林奈不仅是瑞典著名的生物学家，也是世界生物学分类的奠基人。

诺贝尔名人堂

最著名的瑞典人要算诺贝尔了。

诺贝尔（1833—1896）先后发明了雷管和硝化甘油炸药，既是大发明家，也是实业家，一生拥有 350 多项专利，并建立了几十家企业。他将遗产设立为诺贝尔奖基金，推动了人类科学事业的发展。

2001 年，为纪念诺贝尔奖设立 100 周年，瑞典政府建立了一座诺贝尔博物馆，为美丽的斯德哥尔摩再添亮点。这是一座 18 世纪的建筑物，坐落在斯

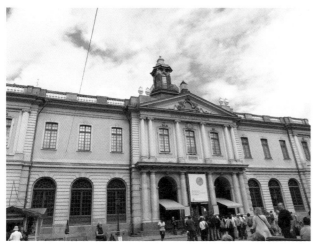

位于斯德哥尔摩的诺贝尔博物馆

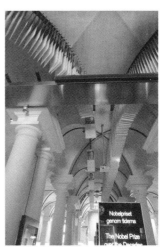

诺贝尔博物馆内展示着各位获奖人的照片

德哥尔摩市中心。

诺贝尔博物馆室内设计优雅、简洁，这里的展示方式也不同凡响。博物馆天花板上安装着长轨道，缓缓传送着众多获奖者的肖像。在博物馆内，人们不但可以了解诺贝尔本人的业绩，还能领略众多世界级科学家的风采。来此参观的人，漫步科学殿堂，感受诺贝尔奖的百年发展之路。

遵照诺贝尔生前的遗嘱，诺贝尔奖的颁奖典礼及相关活动一定要邀请学生参加，因为学生代表了社会与科学的未来。诺贝尔博物馆吸引了很多小朋友。在小型实验室里，小朋友可以亲自体验实验的乐趣，由此启发他们的好奇心，让孩子们感觉科学并不遥远。

最吸引中国来访者的是关于屠呦呦教授的获奖介绍。屠呦呦教授是全体中国人的骄傲，她经过多年研究，创造性地发现并提纯了青蒿素，为全球众多的疟疾病人带来了福音。诺贝尔博物馆所藏的中国中医科学院中药研究所研究论文集上有屠呦呦教授的亲笔签名。看到那熟悉的面容，笔者不禁回忆起 30 年前在中国中医研究院（今中国中医科学院）中药研究所工作的岁月。

20 世纪 80 年代，中国的科研条件还很差，中国中医研究院中药研究所虽被誉为中医药研究的"国家队"，拥有北京为数不多的苏联建筑风格的 8

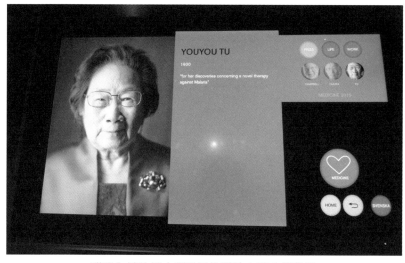

诺贝尔博物馆内屠呦呦教授的电子介绍界面

层大白楼作为科研场所，但里面却十分简陋。笔者走进那座大楼，闭着眼睛都能说出自己所在的位置。中药味和樟脑味最浓的地方是生药室；有酒精、氯仿气的地方是化学室；有腥臊味的地方是药理室与动物房；有厨房油烟味道的地方则是拥挤不堪的宿舍。关于青蒿素的科研成果就是在这样的环境中诞生的。

这一成就的取得靠的是以屠呦呦教授为代表的中国科学家的顽强毅力与拼搏精神。为了从中草药中发现抗疟药物，屠呦呦教授和其他科研人员所经历的困难、所付出的努力是常人难以想象的。与居里夫人为了发现钋元素和镭元素不顾被放射性物质伤害而献身的壮举相似，当年屠呦呦教授整天泡在实验室里，因此患上了中毒性肝炎。为了加快制成新药，她不顾危险在自己的身上做实验。屠呦呦教授可谓中国科学界的精英与楷模。

屠呦呦教授的伟大贡献不仅在于青蒿素，更在于她以扎实的研究再次昭示了继承与创新是中医药的发展之路。

银针引领新时代

— 美国 I —

美国作为一个发达国家，建国 200 多年来会聚了世界各地的英才，融入了多民族绚烂多彩的文化。笔者曾先后几十次去往美国，对于中医药在美国的发展有较多的了解。在新药开发、制药产业、医药管理等方面，美国独占鳌头。过去几十年间，美国在传统医药领域吸引了各国英才一展身手，这使得美国在针灸、植物药的研发方面都有长足发展。

小小银针

多年来，关于中国针灸传入美国，并于 20 世纪 70 年代初期引发美国针灸热潮的这段历史，中美两国都流传着不少传说。究竟是什么人、在什么时间、在中国接受了什么样的针灸治疗，报纸、杂志、电视上众说纷纭。所涉及的人物包括美国前总统尼克松、前国务卿基辛格、《纽约时报》记者、北京某医院的医生及中国的领导人等。

在众多版本中，流传最广的一则是这样的：1972 年，美国总统尼克松访华，在访华团成员中，有名年轻的随团记者叫赖斯顿。他在中国不幸患了阑尾炎，并住进了医院。中国医生在做阑尾切除术时，没有用麻醉药而是用了针刺麻醉镇痛，手术十分成功。这位记者回国后，在《纽约时报》上发表了一篇文章，介绍自己的亲身经历，从而引发了美国的针灸热。

事实真的如此吗？

出于科学工作者对真实性的执着追求和严谨的工作态度，毕业于辽宁中医药大学、现拥有美国中西医双执照的李永明博士开始了追踪探索。

从美国伊利诺伊大学图书馆保存的赖斯顿档案的蛛丝马迹开始，李永明博士顺藤摸瓜来到北京，找到了当年为赖斯顿主刀的吴蔚然教授、外交部的接待官员马毓真先生、翻译兼全程陪同人员金桂华先生，以及为赖斯顿实施针灸治疗的针灸医生李占元先生。通过这几位重要当事人的共同回忆，李永明博士在拥有大量第一手资料的基础上，终于还原了中国针灸传入美国的历史真相。

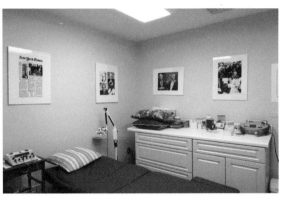

李永明博士介绍针灸热及其影响

李永明博士在他的《美国针灸热传奇》一书中完整而清晰地介绍了这段历史。

李永明博士的诊室墙上展示着当年针灸热事件的照片

原来，故事的发生并不是在 1972 年尼克松访华期间，而是在此之前的 1971 年夏天。在记者身上做的也不是针灸麻醉，而是普通的针刺和艾灸，用来缓解阑尾炎手术后的腹部不适。1971 年 7 月 26 日，"美国记者的针灸故事"的主人公、知名记者、时任《纽约时报》副社长及驻华盛顿分社主任、专栏作家詹姆斯·赖斯顿（James Reston）先生在《纽约时报》头版发表署名文章 *Now, About My Operation In Peking*。根

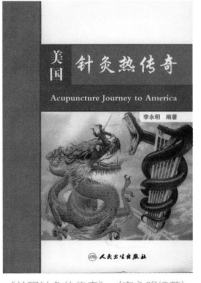

《美国针灸热传奇》（李永明编著）

据文章所载的详细情况，人们终于能了解其手术及针灸治疗的详情。1971年，62岁的赖斯顿受中国政府邀请，在携夫人正式访华途中突发阑尾炎，7月17日，由北京协和医院的外科医生吴蔚然教授在采用常规的腹部局部麻醉法，注射了利多卡因和苯佐卡因后做了阑尾切除术。在整个手术过程中，赖斯顿没有出现任何并发症，也没有出现恶心和呕吐，并一直处于清醒状态。据中国外交部的马毓真先生回忆，手术进行得很顺利，两个半小时后赖斯顿就回到了病房。

而术后第二天晚上，赖斯顿腹部忽觉不适。北京协和医院针灸科的李占元医生在征得他的同意后为他施针治疗，在他的右外肘和双膝下扎了3针，以减少腹压和胃胀气。"同时，李医生还把两支燃烧着的像廉价雪茄烟似的草药艾卷放在我的腹部上方熏烤，并不时捻转一下我身上的针。这一切不过用了20分钟，当时我还想用这种方法治疗腹部胀气是否有点太复杂了，但是不到一小时，我的腹胀感觉明显减轻，而且再未复发。"

这篇报道便是引发美国针灸热的起因，小小银针化作了中美友好之媒介。而那次事件可以说是中医药传入美国的一座里程碑。

根据美国国家针灸及东方医学认证委员会（National Certification Commission for Acupuncture and Oriental Medicine，NCCAOM）的资料，美国现有三四万以上的人拥有执业针灸师资格，人数最集中的地区为加利福尼亚州、纽约州、佛罗里达州。美国有得到官方资格认证的针灸学校，以及很多专门为培养针灸师而设立的私立针灸学校。随着教育的发展，美国针灸师教育逐渐本土化。一些规模较大的学校，除本科教育外，已开设研究生教育。

美国针灸学校的最大特点是实用，在设立课程和教学内容等方面首先满足各州针灸法的要求，各地的中医教育各有特色。大部分州对职业针灸师都有很严格的规定，必须是3年制以上的正式针灸学校毕业生，在学习满2000课时以上并通过统一的资格考试后，方可申请针灸执业执照。

李永明博士介绍说："针灸刚到美国时像是街上新来的小顽童，无人理睬，不仅没有法律保护，还深受排挤。经过几十年的发展，如今已经今非昔比，变成有主的'乳酪'，不能让外人乱动。对于这种变化和对针灸行业的冲击，针灸界有过教训。最早，有执照的西医师要求学习 300 小时就可以获得针灸执照，他们的努力获得成功，此条文被写入大多数州的针灸法。

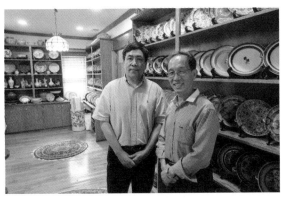

笔者与李永明博士合影

接下来，牙医和足医提出同样的要求，也获得了认可。至此，针灸界还勉强可以忍受，因为毕竟西医师对推动美国针灸发展做出了重要贡献，他们从事针灸可以提高针灸在美国医学体系中的地位。而牙医和足医的针灸范围被限制在口腔和双足的小范围内，对大部分专业针灸师从业还构不成竞争。但针灸界内部反对的声音一直不断，理由是针灸师需要学习 3 年，而他们只学 300 小时就可以了，还不用考试，实在不公平。后来，其他医疗行业包括整脊医师、物理治疗师、医师助理，甚至护士治疗师等，都相继提出类似的法律提案，要求允许他们学习 300 小时后就可以从事针灸治疗。这样的提案如果通过，显然会造成美国针灸行业的不公平竞争局面。针灸界当仁不让，在很多州的立法博弈中，中医针灸团体起到了十分重要的作用。以纽约州为例，由于针灸行业学会的极力反对和游说，整脊医师的针灸提案在州议会连年被否决，最后整脊行业不得不放弃此提案。美国针灸业需要成立学术和行业团体来保护自身的权益，从另一个角度说明了中医针灸在美国地位的变化。"

在美国期间，笔者曾访问过位于纽约的太平洋中医学院和位于加利福尼亚州的加州中医药大学（原名加州五系中医药大学），并分别在两所大学讲了两次课。通过实地参观教学，笔者对美国的中医药教育有了进一步的了解。2009 年，在笔者访问加州中医药大学时，赵振平校长介绍说，目前美国的针灸学校规模一般都很小，在校学生有数十人到数百人不等，大部分针灸学校的规模和教学内容远远比不上中国正规的中医学院。这些院校一般采取独立办学方式或从中国聘请有经验的教学与临床专家兼职任教。

美国针灸学校的经费来源主要为学生的学费，三四年的学费不低。然而，针灸治疗已被一些大型医疗保险公司纳入保险项目，针灸医生也有了可观的收入。半个世纪前的针灸热犹如星星之火，已成燎原之势。

鸣岐纽约

在曼哈顿岛中心的麦迪逊大道上，在黄金地段的金融中心开设着一家知名的中医诊所。创立诊所的是笔者的一位好朋友、有开拓精神的事业家、有精诚态度的中医师——金鸣。她于 1977 年考入上海中医药大学，后又继续攻读了硕士和博士学位，师承国医大师裘沛然。

1990 年大年初一，金鸣离开了家乡、母校和恩师，飞往大洋彼岸与丈夫团聚，并打算开创自己的事业。临行前，她的导师说：若你在美国能立足生存，不要忘记自己的本行，有朝一日得以开设自己的诊所，可取名为"鸣岐"，寓意鸣放、岐黄，正和金鸣的名讳。她本人也感慨，"鸣岐"在纽约不仅代

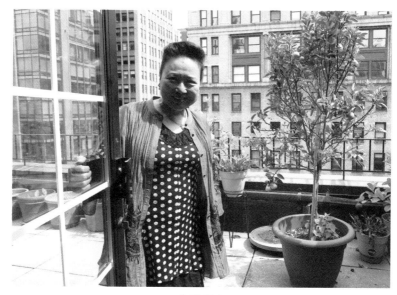

金鸣博士

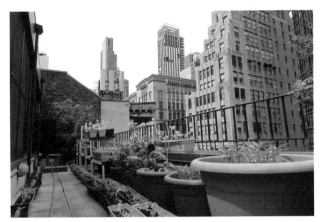

金鸣博士的小苗圃

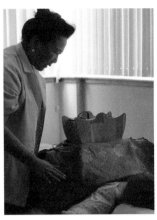

金鸣博士在治疗病人

表了个人，更代表了这一代海外中医人继承上一代中医前辈的心愿，越洋过海，忍辱负重，为传播岐黄医学而不断开拓。2016 年，金鸣博士与国药老字号同仁堂联手开店。她悉心经营鸣岐中医诊疗中心，到如今已有 20 多年，在美国主流医学界、中医界、华人社区都保有良好的声誉。

中医药具有广泛而深厚的基础，有着顽强的生命力，世界上哪里有华人，哪里就有中医药。现居海外的华人华侨超过 5000 万人，每个人都可成为传播中医药的民间使者。正如中医药的海外传人之一金鸣所说的那样："秉承锲而不舍的精神和脚踏实地的作风，以内守而不张扬的奉献之心和创造力，忍辱负重地担当着艰辛，以永远的付出，笑迎那异乡的杏林春暖，陶醉于金秋的收获季节。"寄望于 21 世纪的新医学，只有继承传统经验，结合现代技术，才有可能突破创新，蓬勃发展。

世纪惊叹金华昌

——— 美国 II ———

　　关于美国的西部，电视画面中最常见的是一望无际的麦田与种植园、洒脱不羁的牛仔、起伏的山峦峡谷，鲜有人会将此地与中医药联系起来。而本章要介绍一个位于美国西北部俄勒冈州深山腹地的小镇——约翰迪（John Day），讲一段曾被岁月尘封的金华昌公司博物馆（Kam Wah Chung & Co. Museum）的往事。

启程

　　2017 年 8 月 7 日，天刚蒙蒙亮，由中国（包含港台地区）和美国的中药学人组成的考察小组一行 6 人便从俄勒冈州的波特兰启程，穿过喀斯喀特山，沿着哥伦比亚河峡谷一路奔向东南。沿途的植被颜色从郁郁葱葱渐渐变为枯黄，甚至出现了荒无人烟的不毛之地。曾经先行探过路的美国学者 Eric Brand 不无幽默地对大家说："按中国俗话形容，我们要去的是一个鸟不拉屎的地方。"经过足足 7 小时的车程，考察小组终于在傍晚时分来到了约翰迪镇，这里便是所要探访的金华昌公司博物馆的所在地。

　　由于人烟稀少、交通闭塞，且冬天气候严寒，金华昌公司博物馆一年中只有 5 月至 10 月期间对外开放。约翰迪如今不过是个不足 2000 人的小镇，居民中无华裔，

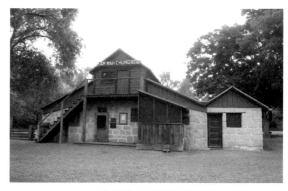

金华昌公司博物馆

这使得其百年之前曾经是仅次于旧金山和波特兰的美国第三大"中国城"更加鲜为人知。

金华昌公司博物馆的展览主要分为 4 个主题，分别是"离家""金山""孤零""破碎的梦"，用照片、实物、录像生动客观地再现了 100 多年前华人移民远渡重洋，在东俄勒冈开矿、修建铁路和公路、经商及行医的奋斗历程。华人移民为这个移民国度的形成与发展做出了重大贡献，成为美国历史文化的元素之一。百余年来，华人移民中有的梦断他乡、身埋异地，却也不乏成功人士，不但经营起了自己的事业和生活，而且融入了美国社会。

漂泊

19 世纪 40 年代，在美国西部兴起了一波淘金热，著名的旧金山就是当时的热点。1862 年，在美国俄勒冈州东部也发现了金矿，引来了大批华人劳工，10 年内竟然淘出了价值超过 10 亿美元的黄金。

华人最初聚集在俄勒冈州坎宁城。那时的华人不但生活条件艰苦，而且人身安全也没有保障，被欺辱的事件时有发生。一场无名大火摧毁了当时的"中国城"，华人被迫迁居到了邻近的约翰迪，在约翰迪形成了新的"中国城"。

哪里有华人，哪里就有中医药，在华人淘金的队伍当中也有中医药人的身影，他就是伍于念医生，当地人普遍称其喜大夫（Ing Hay）。伍医生有个志同道合的搭档——华商梁光荣，人们习惯叫他梁安（Lung On）。他们是老乡，都来自广东，一位是台山人，一位是毗邻台山的新会人。他们合伙创办了金华昌公司，并在当地盘下一家杂货店。从此"金华昌"的招牌就立了起来，接下来的几十年里他们一直合作，成了真正的金牌搭档。

伍医生为人温和善良，医术精湛，不但在华人圈内有很好的声誉，而且也为当地美国人提供服务，更有从百里之外慕名而来的就医者。在金华昌公司探索中心保存的一段 20 世纪 80 年代的节目录像中，一位名叫 Lola 的白人老奶奶回忆起她童年时接受过伍医生治疗的经历。Lola 现已离世，笔者此次到访只见到了她的侄女。她的侄女说，老人家生前经常念叨起恩人伍医生。在淘金的浪潮过去之后，当地的经济萧条了，华裔居民纷纷离去，另谋出路。而伍医生却不忘初心，选择留了下来，继续为当地人服务。

梁先生是一位精明而富有开拓精神的商业人才。根据金华昌公司探索中心内的史料得知，他出国前曾经受过很好的教育，凭借流畅的英文，以金华昌公司为中心，成功打造了一个综合性社区为华人服务。淘金热过后，他适时进行经济转型，经营重点转移到其他行业，在俄亥俄州东部开办了第一家汽车行和加油站，后来又投资跑马行业，堪称早期在美华人成功创业的典型。1940 年，梁先生去世，享年 78 岁。

老搭档离去了，伍医生悲恸万分，晚年只能孤身一人继续支撑金华昌公司。其实在出国前，伍医生就已经成家，背井离乡来到美国后，虽与家人天各一方，无法享受天伦之乐，但是他并未再娶，更没能再次踏上大洋彼岸那魂牵梦绕的故乡。金华昌公司博物馆内有一张伍医生晚年的照片，照片上伍医生在自己生活、工作了几十年的金华昌公司门口，用那双饱经沧桑的眼睛仰望着蓝天，似乎在遥望万里之外的祖国。

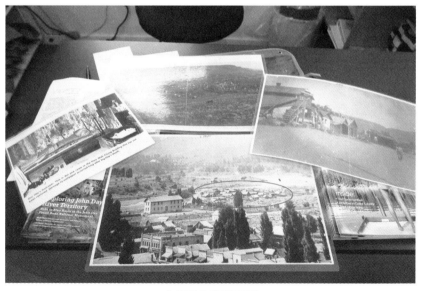

金华昌公司的旧照

1948 年，伍医生不慎跌伤，不得不离开金华昌公司，住进了波特兰的安老中心。4 年以后，他离开了人世。他的遗嘱是把包括诊所在内的整栋建筑和物品捐给政府，并设为博物馆，但阴差阳错，嘱托竟没有得到落实。时间一晃十几年过去了，直到 1967 年，当地政府在扩展公共设施时才意外重启了这里。

尘封已久的金华昌公司终于在 1980 年正式以博物馆的身份对外开放。2005 年，当地政府将其指定为国家历史地标（National Historic Landmark），并为金华昌州立文化遗址（Kam Wah Chung State Heritage Site）立牌。

重现

如今来到金华昌公司原址门前，只见这个二层小楼大门被厚厚的铁皮包裹着，窗子少且小。金华昌公司博物馆馆长指着铁门上的弹孔说："这是黑暗时期的土匪骚扰华人的罪证。"非同寻常的房屋结构实际是为了防范盗贼，自我保护。

当打开大门时，我们所有人都惊呆了！屋内就像是一个封存已久的"时空胶囊"被打开一般，所有陈设都按原样摆放着，旧日的家具、生活用品、医药用品及其他杂货，林林总总，散发着历

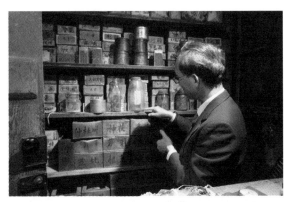

笔者在小药房里

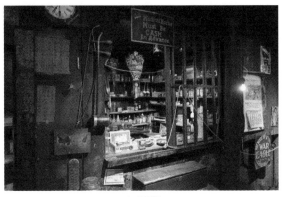

杂货区

史的气息，展现在人们面前。
这里好像被时光遗忘了一样，
保存完好，令人不可思议。
这些应该都得益于当地干燥
的气候，加上与世隔绝，不
被打扰，从而才能保持如初。
人们很难意识到这是一个展
览馆，反而会感觉像是到了
一栋普通民房，主人仍在这
里生活一样。

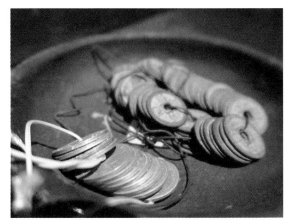

在金华昌公司博物馆柜台上见到的越南铜钱

一楼从前到后大致分为诊所、杂货区及生活区 3 个部分。二楼是用于存放杂物的库房，原来里面存放的文书档案已转移到后建的金华昌公司探索中心。进门右边是一个作为药房用的小隔间，靠墙的货架上满是中药盒、药瓶，前面的调剂台上散放着小药瓶、研钵、刀具等。杂货区里有许多货架，上面摆放着各式百货和药物，墙上则张贴着彩色的广告画报。

用来装药的容器多是雪茄盒，上面贴满了用毛笔书写的药名。从名称看，金华昌公司使用的中药饮片有 400 多种，还有一些特色中成药，如清凉油、保济丸等。常用药可谓应有尽有，同时也有不少贵重药材，如人参、三七、麝香、沉香等。大概是因为伍医生和梁先生都来自广东，故这里有很多广东的特色药材，如木棉花、千年健等。当然也有一些西药和器具，如洋地黄、金鸡纳、阿司匹林及体温计等。通过一串越南"嗣德通宝"的铜钱，笔者推测，在当年的淘金队伍中，可能还有来自亚洲其他国家的人。

通过狭窄曲折的过道，便来到了局促的生活区，左右两侧分别是伍医生与梁先生两人的小卧室，在餐厅一侧有上下两层的 4 张床，可以提供临时的住宿。厨房内还有一个人工汲水的压水机。尽管设施十分简陋，但生活用品一应俱全，还有二胡、牌九、算命的签筒等。可见这些东西曾用于排解华人的乡愁，帮助人们度过难熬的岁月；也说明金华昌公司不仅为病人求医问药之所，也是当地华人休闲娱乐、精神寄托之地。

来到存放档案的金华昌公司探索中心办公室，工作人员打开柜子后，只见金华昌公司的文书档案，甚至碎纸片都存放得井井有条，除了书籍，其他文件已经全部输入电脑，以便研究查阅。工作人员因为不太懂中文，希望笔者所在的考察小组能告诉他们一些文件的内容，其中包括几册中医药书籍，以及货单、处方、信函、名帖等。

特别是当年伍医生写的药单和处方，其中有不少处方看不出组方原则，令人费解。早年间，中医、西医都有这种天书般的处方，原因是医生为防止自己的处方外传或被更改，或者为保证病人常在自己这里配药。结果有的处方字如狂草，有的用别名代替，有的成分有虚有

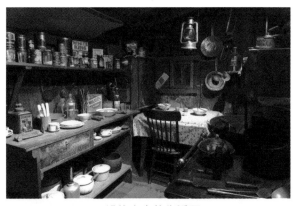

设施齐全的生活区

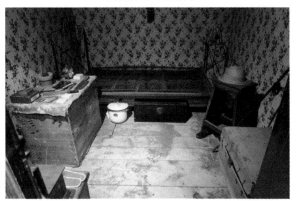

生活区内伍医生的卧室

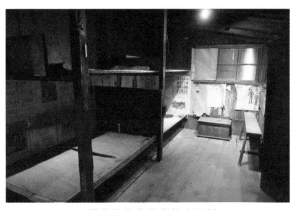

提供给旅客住宿的上下铺

实，只有医生自己才知道其中的奥秘而能正确配药。而这对于后人而言，则成了无法解释的"秘方"。

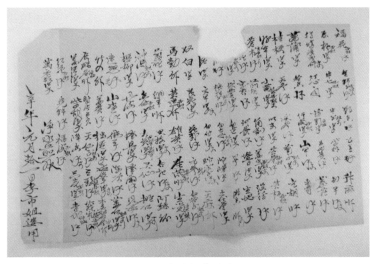

伍医生当年的处方

此外，在伍医生的遗物中有一叠没有兑换的支票，开具的年份大多是在1913—1930年。这些支票的面额都不大，但总计有23000美元之多，在当时算是巨大的金额。伍医生为什么留下这些没有兑换的支票？这成了一个未解之谜。据当地人回忆，伍医生生前经常免费给当地人看病。由此笔者猜测伍医生很可能多数时候是义诊，所以没有兑换支票。

在这里，与各类医药相关的实物难以计数，虽然缺乏整理，但由于这些旧物展示着19世纪末到20世纪中期，中医与西医、中药与西药、华人与西方人在美国共存的鲜活场景，因而弥足珍贵。笔者仅从初步印象，便感觉到如此原汁原味的"中药博物馆"在众多中医药博物馆中独一无二。

继承

离金华昌公司博物馆约20米处有一棵七八米高的杏树，其历经酷暑严寒，百年沧桑都刻印在粗糙的外皮上，好似一个耄耋老人脸上深深的皱纹一般，但仍枝叶繁茂。杏树在当地并非常见树种，不知道是伍医生亲手植杏以励志，还是他人为感谢伍医生而植。伍医生将中国医师的美德、中华杏林的精神传播到了远隔重洋的美国。这棵杏树在伍医生的诊所旁仿佛一面迎风飘扬、百年不落的"锦旗"。

在金华昌公司后山坡上是伍医生、梁先生及伍医生的侄子伍时典（Bob Wah）、侄媳李氏（Rose Wah）的墓地。伍医生的墓碑上刻着："伍公于念之坟墓，Ing Hay，1862—1952，广东台山下坪村。"墓旁的篱笆墙上盛开着毛茛科药用植物威灵仙。笔者不由心生感慨，"威、灵、仙"这3个字不正是对伍医生、梁先生，以及无数海外华人的顽强精神、力量与智慧的概括吗？

关于金华昌公司的探索之路还很长，告别之时，笔者在留言簿上写下了两句话："海外华人创业之先驱，北美杏林拓展之楷模。"

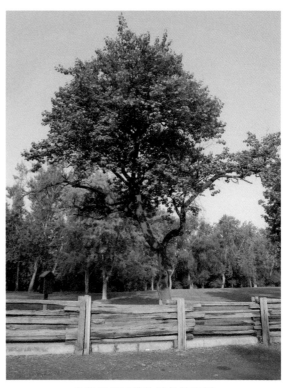

金华昌公司博物馆外的杏树

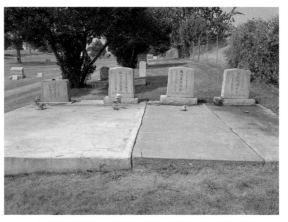

约翰迪墓园中伍医生及家人墓与梁先生墓

走访天然墨西哥

─────── 墨西哥 ───────

　　笔者与墨西哥的缘分可以追溯到四十几年前。当时笔者插队到农场，种了两年来源于墨西哥的高产小麦和玉米，就是从那时笔者开始知道在遥远的地方还有个农业大国——墨西哥。

　　改革开放以后，笔者有幸作为恢复高考后的第一批大学生进入北京中医学院（今北京中医药大学）读书。在大学礼堂，笔者曾看过两部上海电影制片厂译制的墨西哥电影《叶塞尼亚》和《冷酷的心》，这两部电影让当时的中国人感受到了异国风光与淳朴民风。20 世纪 80 年代初，墨西哥的经济水平似乎远超于中国。改革开放 40 年来，中国发生了翻天覆地的变化，而墨西哥依旧按照自己的节奏和步伐稳步前行。

　　2019 年重阳节，笔者终于来到了大洋彼岸的拉丁美洲，亲身体验真实的墨西哥，感受墨西哥的风土民情。

概览

　　墨西哥的国土面积约为中国的 20%，人口约为中国的 9%。墨西哥南临危地马拉和伯利兹，北靠美国，南部湿热，北部干旱，东西两岸分别面向大西洋和太平洋。

　　在墨西哥国立自治大学（UNAM）入口处的一面墙上，笔者看到下面几个数字：1520、1810、1857 和 1910。这些数字勾画出了墨西哥的发展框架，也是墨西哥后哥伦布时期的几大重要节点。

　　1520 年，西班牙人征服了阿兹特克帝国的首都特诺奇提特兰。1521 年，西班牙人建立了墨西哥城。1810 年，墨西哥掀起了推翻西班牙殖民统治的战争，

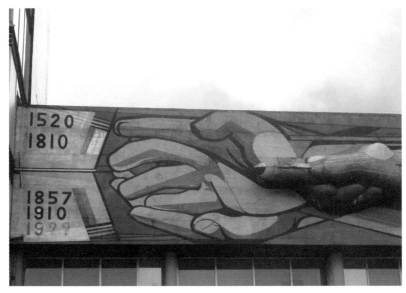

墨西哥国立自治大学入口处的一面墙

之后建立了墨西哥第一帝国。9 月 16 日是墨西哥独立日。1857 年，墨西哥第二共和国颁布了宪法。1910 年，墨西哥革命爆发。墨西哥革命推翻了迪亚斯总统的独裁统治。墨西哥合众国正式建立，成为一个联邦共和制主权国家。

随行的一位墨西哥朋友说："靠天吃饭，自给自足。"墨西哥似乎是一个被人们遗忘的地方，也是一个忘却了外部世界的国度。

转机

这次墨西哥之行，笔者在洛杉矶转机，得以短暂停留，顺路参观了汉庭顿图书馆（Huntington Library），这里曾是 20 世纪美国铁路大亨汉庭顿（Henry Huntington）的私宅，被他的子孙捐献给了美国政府，现为图书馆、艺术馆、植物园（包括精美的中国园林、日本园林）合为一体的花园式博物馆庄园。这里不仅收集了包罗万象的古籍和珍稀的手稿，还保存了一批公元 1500—1800 年的绘画。

其中一幅画吸引了笔者，画中一只异兽形似《山海经》中的狍鸮，也

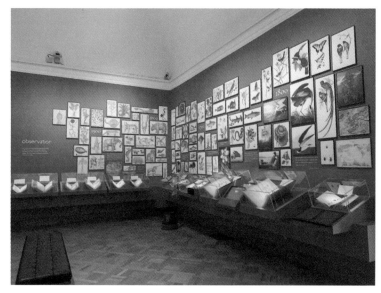

汉庭顿图书馆保存的绘画

就是饕餮。《西游记》若与同时期明代本草学著作《本草品汇精要》与《本草纲目》中的绘图进行对比，不但有助于理解人们当时的认识和丰富的想象力，还原从模糊到清晰、从神话到科学记录的过程，也可使读者领略阅读的乐趣。

15 世纪末至 16 世纪初，大航海时代的到来激发了人们探索新世界、探索大自然的兴趣，也开启了博物学的新时代。1859 年，达尔文发表《物种起源》，而后他的进化论学说影响了全世界。汉庭顿图书馆里展示了不同年代、不同语种的《物种起源》珍贵版本，其中包括 3 册中文译本。

约 10 年前，在汉庭顿图书馆内还发现了明代《永乐大典》的残卷。《永乐大典》是明成祖令解缙等人编修，前后动用了 2000 多人，花费 5 年时间编撰完成的集中国古代典籍之大成的大型类书。全书共 22877 卷，约 3.7 亿字。现存世不足 700 卷，笔者曾经在美国康奈尔大学见过那里收藏的残卷 17 卷。若想在汉庭顿图书馆内查阅《永乐大典》残卷，则需要提前预约，由于笔者此次时间仓促，只好待下次来查阅。

草药市场

一到墨西哥，笔者便马不停蹄地直奔店铺集中的草药市场。

笔者是第一次到墨西哥，又不懂西班牙文，多亏了东道主——有着"墨西哥通"之称的王维波秘书长一路陪同。同行的研究小组的 Eric Brand 博士曾经学过西班牙文，这次也派上了用场。

在墨西哥城的一个大型市场中，多家草药店铺零散地分布其中，既有临时摆摊的，也有固定开店的，人群熙熙攘攘，生意一派兴隆。商贩们有的边加工草药边叫卖，也有的稳坐药材货柜旁待价而沽。市场里乍一看杂乱无章，仔细观察却感觉井井有条。

从使用形式上看，墨西哥草药主要有三大类，即原生药、酊剂和挥发油。其中，酊剂是墨西哥草药的传统剂型之一，以酒浸泡草药以供内服。酒是一种兼顾脂溶性成分与水溶性成分的溶媒，这也从侧面说明了墨西哥盛产酒。

市场里出售的大部分挥发油类制品都被分装在 5 毫升的玻璃瓶中，一共有 100 多种。

售卖的草药中以本地出产的新鲜草药为主，如柠檬草（柠檬香茅）、罗勒、马齿苋、枇杷叶、橙叶、缬草、猫爪草、仙人掌、芦荟、欧薄荷、迷迭香、万寿菊、洛神花、牛至、薰衣草、刺槐、月桂叶、鼠尾草等。

当地使用草药的方法除了内服，还有将新鲜的草药捣碎外敷，充分利用鲜药中的有效成分。

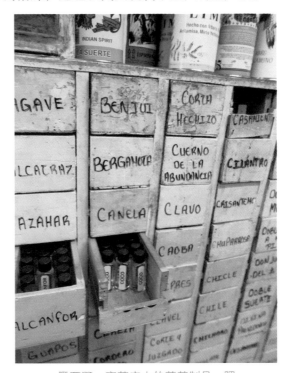

墨西哥一家药店中的草药制品一隅

动物药中，既有飞禽，也有走兽，其中以高高悬挂的响尾蛇最引人瞩目，足有两米多长。通过询问店老板得知，响尾蛇在当地主要用来治疗风湿疾病。据了解，在墨西哥，蜥蜴、秃鹰、蟾蜍、熊、鹿、乌龟、狐狸、猴子、猫、蜂鸟巢等资源十分丰富，动物的脂肪、肉、血液、外壳常作药用。

同时，在这里也不难找到矿物药，如明矾石、白垩土等。

墨西哥人在饮食上偏重口味，喜欢各种香料。俗话说：四川人不怕辣，湖南人辣不怕。可到了辣椒原产地拉丁美洲，才知道他们的辣度耐受度是其他地方无法相比的。前不久，笔者在世界园艺博览会见到了极品辣椒，这回来到了它的原产地。

在这里的外来药品种中，以乳香、没药、藏红花、肉桂、冰片所占比重最大；出售的进口没药可信度高，不但树脂纯正，还都带着原树的树皮，丝毫不掺假。

另外，笔者还见到了来自中国的品种，如枸杞子、茶叶、大枣等。

墨西哥草药商品的另一特点就是药食两用，其中与蔬菜相关的品种有鲜姜、看上去有铅球大小的黑萝卜、

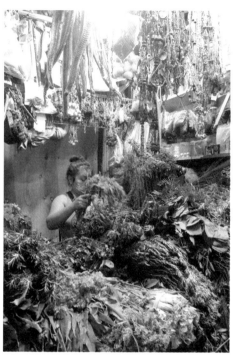

新鲜草药

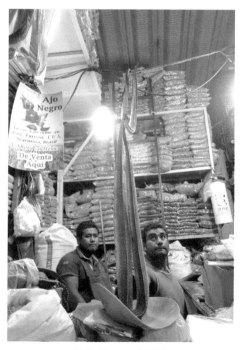

动物药——响尾蛇

黑蒜（加工过的熟制品）、洋葱、番茄、蚕豆、马铃薯、各色辣椒等，但没见到中国人厨房里常见的大葱。

市场里不但草药、蔬菜的品种令人目不暇接，而且水果种类繁多，牛油果（鳄梨）、百香果、番石榴、菠萝蜜、番荔枝、火龙果、柑橘、芒果、无花果、佛手瓜、椰子、番木瓜、西瓜、苹果等水果让人垂涎欲滴。

在临街小店的货架上，可以见到墨西哥的一些知名特产，如龙舌兰酒、蜂蜜、辣椒酱、玉米爆米花、柠檬腌生鱼、墨西哥烤猪肉等。

墨西哥是可可的重要产地，墨西哥可可品质好、口碑佳。墨西哥巧克力的可可含量可达100%，吃在嘴里虽有些苦，但回味却十分爽口。传闻康熙帝是中国第一个吃巧克力的人。康熙五十二年（1713），事先他被告知此品味甘、苦而性温，他吃后写下了4个字"毋庸寄来"。或许康熙帝当年吃的是这种墨西哥产的百分之百纯可可的巧克力吧。

在街上，经常能看到推着移动小烤炉的小车，串街走巷地叫卖烤红薯，那个香味老远就能闻到。在小吃摊位上，炭火烤的香蕉表面已经变成黑紫色，乍一看笔者还以为是茄子，尝起来甚是香甜。

烟草在明代才由南美洲传入中国。现在各国最流行的是纸烟，雪茄似乎逐渐成了身份的象征，是拿在手中给别人看的。一支上好的雪茄平均价格要20美元。雪茄的主产地为古巴，但因其产品不能直接输入美国，墨西哥便成了中转站。墨西哥当地所产的雪茄价格则便宜很多。在墨西哥街头，可以见到不少现场加工雪

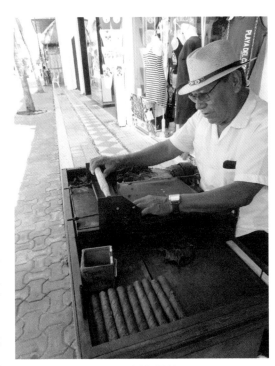

现场制作雪茄

茄的匠人。

　　笔者到访之时，正值墨西哥传统的亡灵节来临之际，市场上售卖最多的是一些与死亡相关的装饰物，这些装饰物为热闹的街市增添了神秘的色彩。

仙人掌与龙舌兰

　　墨西哥城是墨西哥的首都，坐落在海拔约 2200 米的高原盆地上。关于它的建立，当地有这样一个传说：当年阿兹特克人大迁徙，途中在此处看见了一只神鹰，鹰嘴里叼着一条蛇，停留在一座大岛中的一棵仙人掌上。公元 14 世纪前，阿兹特克人就开发了这里，并建立了他们的城市，也就是墨西哥城的前身。由此可见墨西哥人与仙人掌的缘分。在墨西哥，仙人掌的图案无处不在，仙人掌是墨西哥的图腾，也是国花。

　　仙人掌在中国民间主要被用于治疗腮腺炎。笔者曾试过，效果很不错。此次笔者在墨西哥尽情享用仙人掌大餐，并品尝到多汁甜美的仙人掌。

　　仙人掌原产于美洲热带地区，多分布在世界亚热带沙漠或干旱地区，以中美洲为分布中心。3 年前，笔者曾到过与墨西哥毗邻的美国亚利桑那州，那里仙人掌丛生，就像形成了两国之间的自然分界线。

　　墨西哥的另一个代表性植物就要数龙舌兰了。

　　龙舌兰 *Agave tequilana* 的植物形态近看像一颗巨大的凤梨，植株高1 米左右。观赏类龙舌兰甚至可高达3~5 米，远看像一棵树，有时也被误

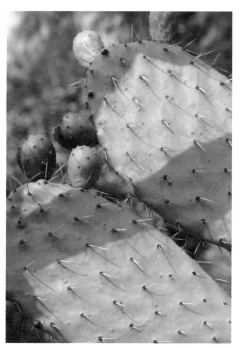

墨西哥的仙人掌

认为是一种仙人掌，实际上它并不是仙人掌科植物，而是百合科植物。

龙舌兰具有肉质叶与巨大的鳞茎，其中鳞茎足有 5~6 千克，富含糖分，因此非常适合于酿酒。经发酵、蒸馏后制成的一种香气独特而口感浓烈的烈性酒被称为龙舌兰酒。

龙舌兰酒是墨西哥重要的外销商品与经济支柱之一，因此受到政府极为严格的限制与严密的保护。一般来说，龙舌兰酒类中的 Tequila 龙舌兰酒的原料仅限生长超过 8 年的蓝色龙舌兰，且只能在墨西哥制造，以确保产品的品质。墨西哥对龙舌兰酒的酿制管理十分严格，在指定的区域内，

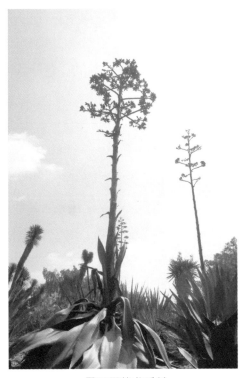

墨西哥的龙舌兰

按照规范用当地种植的变种 *Agave tequilana* var. *azul* 酿制的酒才能被认定为最高级的 Tequila 龙舌兰酒，其他龙舌兰酿的酒都不能被称作 Tequila 龙舌兰酒。

笔者不善饮酒，此次来墨西哥，恰好借此机会扩充了知识量。

发酵酒，也称为酿造酒，是将谷物、水果等原材料发酵后直接提取或者压榨获取的酒。啤酒、葡萄酒、黄酒、米酒、日本清酒等都属于发酵酒。蒸馏酒是将谷物、水果等原材料先进行发酵，然后将发酵液进行多次蒸馏而形成的酒。国外流行的讲法是世界有六大蒸馏酒，即杜松子酒（gin）、威士忌（whisky）、白兰地（brandy）、伏特加（vodka）、朗姆酒（rum）和龙舌兰酒（tequila）。若论喝酒给人的感受，中国白酒的烈性不逊于这六大蒸馏酒。

墨西哥拥有丰富的草药资源，在当地书籍所记载的 6000 余种草药中约有 25% 是墨西哥特有的草药。除了仙人掌与龙舌兰外，其中很多笔者只能查出其原植物的科属，想要鉴定到种就比较困难，况且其中很多在中国目前未见，

尚无中文名称。在这里介绍几种墨西哥草药。

大戟科植物树菠菜 *Cnidoscolus chayamansa* 原产于塔巴斯科州和尤卡坦半岛。它是一种无不良反应的镇痛药，也可促进消化，抗便秘，帮助排出尿液和母乳。大戟科植物铁苋菜 *Acalypha alopecuroides* 被广泛用于治疗哮喘和伤口不愈。苋科植物土荆芥 *Dysphania ambrosioides* 是墨西哥传统的调味料，用于治疗肠胃胀气。紫葳科植物食用蜡烛树 *Parmentiera aculeata* 的树皮和根都对肾脏有益，可用作泻药和利尿剂。它的果实可用于治疗结石和泌尿道疾病。禾本科植物玉米 *Zea mays* 自不必说，玉米须泡水是很好的利尿药。漆树科三柱草属植物 *Amphipterygium adstringens* 在墨西哥中部和南部分布非常普遍，常用于抗炎，尤其适合治疗胃肠道疾病。

西番莲科植物鸡蛋果 *Passiflora edulis* 又名百香果、受难果、热情果，可用于治疗失眠、肠胃不适、焦虑等症。浆果呈球形，有"果汁之王"之称，起初大家可能不大适应它的味道。百香果原产于墨西哥和加勒比海地区，现在在中国市场上也很常见。

还有一种就是胭脂科植物胭脂树 *Bixa orellana*，听到名字人们大概已经能够猜出其功效了。玛雅人将其用作染料和香料，其种子还可用于治疗口腔灼伤、溃疡或丘疹。

草药城堡

王维波秘书长真是个大能人，一路上陪伴并讲解，总是带来意外的惊喜。一次晚饭聊天时，他向笔者提到墨西哥城还有一处草药城堡，问笔者有无兴趣。笔者当即表示一定要跟随前往。

草药城堡，又名巴黎大药房，正式的名称是 Paris 巴黎集团公司。这家公司有着 75 年的历史，在墨西哥城进行传统天然植物药的加工、生产与销售。该药房位于墨西哥城的一条老街上。说是一条街，到那里一看，是一栋栋错落有致的古建筑占据了整个街区。当笔者走进建筑物内部，顿时被眼前的景象所震撼，展现在眼前的竟然是各式各样盆栽的鲜活草药！难道笔者来到了《哈利·波特》中的草药温室？

巴黎大药房的主建筑物曾经是 16 世纪奥古斯丁修士的修道院。这座建筑融合了巴洛克风格、新古典主义风格和现代风格，建筑物本身就是一座博物馆。拱门、圆柱、喷泉、彩色玻璃窗四处可见，典雅的办公室墙上有古代草药的油画。建筑物的外墙和药房的主楼几百年来不曾改变。

置身于有着 400 年历史的大宅内，听 77 岁的 Lic.Ignacio Merino 先生给我们讲述了几代人的创业故事。

巴黎大药房的创始人祖上是西班牙人，毕业于墨西哥自由大学，是一位富有商业远见的化学家兼药剂师，也是一位艺术家，擅长摄影和舞台设计，并创作了很多作品。作为家族企业，巴黎大药房以 Lic. Ignacio Merino 先生为第二代传人，如今已由第三代传人接管。

该药房于 1944 年开业，是一个专门经营草药和传统药物的公司，其开业至今虽经历过洪水、地震，但从未关闭。同时，因为一年 365 天都正常营业，所以享有"永不关闭的药房"的美誉。

巴黎大药房采用传统的售卖方式，人们仍然需要在柜台订购药品，然后去付款处付款，最后再返回柜台领取药品。每天都有成百上千的顾客排队等候为其量身定制的健康产品和护肤品。

Lic. Ignacio Merino 先生陪同笔者参观了他的制药厂房及生产与检验的流水线。同时，他还向笔者介绍了一种叫作 Panpuerco 的产品，那是一种用猪油制成的草药油膏，可用于幼儿腹痛，其生产、售卖都在巴黎大药房大楼内。

在巴黎大药房的私人博物馆内，看着百年前的草药典和医师配方，以及古书、制药器具（如研钵、瓷器等），感觉时间仿佛静止在 16 世纪。玻璃瓶内存有当年的动物、植物、矿物标本。博物馆墙上挂有精美的草药图，是仿绘 1553 年出版的 *Libellus de Medicinalibus Indorum Herbis*。

该药房每年免费分发年历，其中包含广告、重要日期的标志和一些普罗大众感兴趣的文章。Lic. Ignacio Merino 先生赠送给笔者两册年历。他也很高兴地接受了笔者送给他的《当代药用植物典》，并将其置于博物馆珍藏书柜中与 1553 年版古书相邻的位置。

　　Lic. Ignacio Merino 先生及其家族是当今世界上最早的《墨西哥医典》和传统植物药图典的持有人之一，其原版典籍由梵蒂冈博物馆和墨西哥国立人类学博物馆收藏。两天之后，Lic. Ignacio Merino 先生又专程赶到墨西哥国立

自治大学参加首届传统天然植物药国际交流科学论坛，并将他的家族保存了 5 个世纪的传统植物药图典影印本赠送给笔者。这部珍贵的典籍不正是笔者从中国远道而来要寻找的宝藏吗？

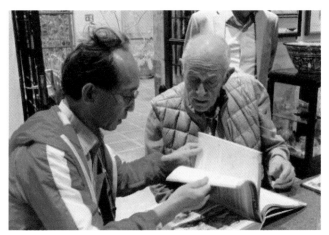

笔者与 Lic. Ignacio Merino 先生

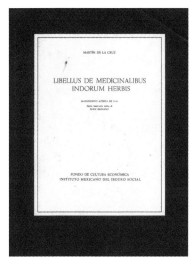

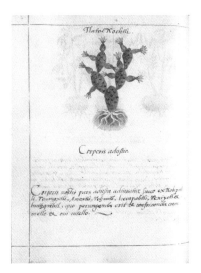

传统植物药图典影印本及其中的仙人掌页

玉米的故乡

饮食与文化的形成密切相关。中国人常说北方文化是面食文化,南方文化是大米文化,而现在世界上普及性极高的另一种主食——玉米原产自墨西哥,是墨西哥原住民的主食,由此也带出了一个与玉米相关的玛雅文明。

古代玛雅人的主食是玉米,玛雅人夏天不缺水,冬天不缺柴,有充足的木材用于建房,有丰富的纤维用来制衣,粮食年年丰产,果腹无忧。玉米的生长周期约190天,也就是说人们约有半年的时间可以从事农业之外的活动。

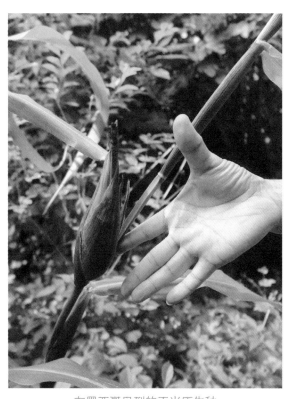

在墨西哥见到的玉米原生种

当年笔者在农场种玉米时,曾经一粒一粒数过玉米的粒数,其中最优质的玉米品种"大马牙"一根上可以结500多粒。这次在墨西哥植物园,笔者终于见到了被保存的5000年前的玉米原生种,这些"玉米棒"只有手指大,仅能结十几粒种子。千百年来,在人类的选育下,玉米逐渐演变成充盈丰满的样子,并传播到世界各地,成为人类不可或缺的粮食,还成为当下工业用酒精的主要制作原料。

此次笔者拉美之行最大的胃肠享受便是每天能吃上几张墨西哥玉米饼,比起顿顿吃快餐要舒服多了。用墨西哥玉米面烙出来的小薄饼韧性十足,吃卷饼的感觉像吃北京烤鸭所配的荷叶饼那样香甜。

墨西哥金字塔

在墨西哥境内发现的金字塔现已超过 10 万座，随着持续的探索，必将有新的发现。美洲是世界古代文明的重要发祥地之一，在欧洲人抵达美洲大陆之前，这里与其他大陆是相互隔绝的。美洲先后形成了 3 个主要的文明中心，即古代玛雅文明、以墨西哥高原盆地为中心的古代阿兹特克文明，以及分布在南美洲的古代印加文明。

公元 600—900 年，玛雅人在数学、历法、艺术、文字、建筑方面多有建树，这一时期是玛雅文明的黄金岁月。但在 16 世纪以后，玛雅文明遗憾地从世间消失了，当年辉煌的城市、庙宇皆成废墟，其真正的原因迄今仍不得而知。这一点真有些似柬埔寨的吴哥古迹，是留给后人探索的谜题。

此行笔者看到的第一个金字塔是太阳金字塔。这座高 65 米的太阳金字塔是世界第三大金字塔，底座周长 225 米。从地面延伸到塔顶的阶梯共有 248 级。虽然每登一个台阶都不容易，但攀登上陡峭的阶梯，在金字塔顶部便可拥有宽阔的视野，并感受凉爽的微风。据推测，这样的金字塔需要 1 万人用 10 年时间才能建成。每年太阳有 2 次会在这座金字塔的正上方将耀眼的光芒洒向人间。

在墨西哥东岸加勒比海一侧，笔者来到了古城坎昆。坎昆也是旅游城市。这里的金字塔更为古老，是玛雅文明代表性的金字塔。

玛雅的金字塔与埃及的金字塔不同。玛雅金字塔的主要功能是进行各种宗教祭祀活动。埃及金字塔几乎是完美的方锥形，而

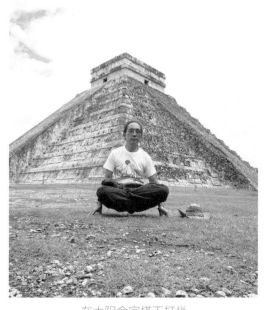

在太阳金字塔下打坐

玛雅金字塔的每个侧面都呈梯形，且数量惊人。

墨西哥国立人类学博物馆坐落在墨西哥城著名的改革大道上，周围是查普特佩克森林公园，它是世界上最重要的古代美洲文化博物馆。进入博物馆，迎面是一座巨大的石雕，超过 4000 平方米的屋顶覆盖了中庭的一半，仅靠一根仿图腾柱支撑。庭院内的池塘中生有莎草科等水生植物，水草间有鹭鸶戏水。博物馆收藏了众多来自墨西哥的藏品，从岩画、陶俑、石刻、玉衣、金银饰物到衣食住行的生活用品，无所不包。

墨西哥国立人类学博物馆无论在规模还是在内涵上都在世界上名列前茅，馆藏包含前哥伦布时期重要的考古学和人类学的文化遗产，是 4000 年来美洲各族原住民文化遗产的缩影。

馆内一座玛雅时代的地下陵墓引起了笔者的注意，一具国王的尸首保存完好，面盖翡翠面具，并用朱砂覆盖了全身，色彩鲜艳。朱砂对于中国人来说并不陌生，早在《神农本草经》中已有记载。朱砂是一种含有硫化汞的天然矿石，因其色红而呈不规则的砂石颗粒状，故有朱砂之称。朱砂是一味传统的安神药，因含金属汞，古时也用于保存尸体，没想到在异国他乡的古墓中见到了同样的用途。

科学论坛

2019 年 10 月 5—7 日，首届传统天然植物药国际交流科学论坛在墨西哥国立自治大学国际交流大厅召开。

墨西哥国立自治大学是墨西哥规模最大、历史最悠久的大学，也是拉丁美洲顶尖的大学，共有超过 20 万名师生，其中有 2.5 万名教师。该校占地面积达 7.3 平方千米，规模之大堪称一座小城，其中央图书馆的四壁被马赛克壁画所覆盖。2007 年，墨西哥国立自治大学被列为世界文化遗产。

虽然会议当日恰逢全城出租车司机大罢工，多处交通受阻，但各地的专家、学者们还是如期而至。

这次大会共有 4 个主题报告。

一是中国国家药典委员会原首席科学家钱忠直教授阐述了传统天然植物药监管的重要性，中国政府对中药及其他传统天然植物药进行监管的法规框架、监管理念和监管内容，并介绍了与行政监管配套的技术法典《中国药典》的概况，以及中药标准的技术特点和水平。

二是墨西哥国会众议员 Lic. Lizette Clavel 女士发表了热情洋溢的演讲。她一再强调墨西哥是仅次于中国的世界传统天然植物药使用大国，有着 4000 余年的传统天然植物药应用历史。中国对传统中药和天然植物药的监管措施值得墨西哥政府学习和借鉴。

三是美国医药保健品及传统天然植物药联合会主席、北京同仁堂洛杉矶医学中心总裁任丽萍主任医师以"传统中药的临床应用"为主题进行演讲。她认为现代医药是由合成药和天然植物药两大版块组成的，合成药的毒副作用日益明显，传统天然植物药越来越被重视。

四是笔者以"传统中药的继承与创新"为题做了报告，并简要介绍了笔者在世界 40 多个国家探寻天然药物的见闻。会上，笔者将主编的英文版《当代药用植物典》（*Encyclopedia of Medicinal Plants*）和英文版《中药材鉴定图典》（*Chinese Medicinal Identification: An Illustrated Approach*）赠送给了墨西哥国立自治大学。参会教授对笔者的研究工作非常感兴趣，并希望以上书籍的西班牙文版能够尽早面世。

以上报告引起到会的墨西哥国会众议员、墨西哥药典委员会官员、墨西哥国立自治大学法学院专家、墨西哥传统天然植物药的生产企业专家及大学教授的热烈反响。参会人员一致认为这是一次推动墨西哥传统天然植物药的立法和发展，并与国际接轨、具有里程碑意义的会议。

从会议中可以了解到，墨西哥有着使用药用植物的悠久传统，目前的消费群体主要集中在两大人群。

一是生活贫困的墨西哥人。在墨西哥大多数缺医少药的贫困地区，传统医学是许多人治疗疾病的唯一选择，因为目前私人医生的治疗费用非常昂贵。

二是墨西哥中产阶级。墨西哥中产阶级崇尚天然、有机的生活方式，也多选择传统医学。

墨西哥的卫生当局和一些机构允许使用传统医学，但没有法律对其进行规范。如今最大的问题便在于墨西哥至今尚缺乏对传统草药进行引导和监管的法规，只是盲目照搬西医、西药的监管制度，从而制约了传统医药的发展。虽然卫生法规承认草药的存在，但在墨西哥尚没有一所正规大学设置了传统医学专业，业者行医也无法可依。好在墨西哥草药业者及立法部门渐渐有了共识，相信付诸立法指日可待。到那时，草药才有进入墨西哥医疗保险的可能。在此次论坛期间，参会人员亦表达了强烈认同的呼声。

墨西哥联邦传统天然植物药联合会主席 Emmanuel Zuniga 先生一再表示，希望加强多方合作，为传统天然植物药的发展共同努力。

大会秘书长王维波致答谢词：感谢中国国家药典委员会、中国生物技术发展中心、香港浸会大学、台北医学大学、美国医药保健品及传统天然植物药联合会、墨西哥政府要员、墨西哥国会众议员、墨西哥药典委员会，以及墨西哥国立自治大学和墨西哥传统天然植物药界的教授、学者出席本次会议。希望墨、中、美加强合作，推动传统天然植物药的发展。

会议期间，来自中国、美国、墨西哥的专家与学者肖诗鹰博士、钱忠直教授、吕爱平教授、Eric Brand 博士、Elizabeth Qi 博士、任丽萍会长、王维波秘书长、墨西哥原农业部副部级官员 Alfredo 等一并参加并见证了"墨西哥药用植物及传统医药研究院"的项目奠基仪式。

墨西哥具有悠久的历史文明、丰饶的自然资源和使用天然药物的深厚民众基础。墨西哥传统医药发展潜力巨大，中墨两国在传统医药领域的交流与合作空间也十分宽广。这次短暂的墨西哥之旅让笔者深深地感受到当地淳朴的民风。墨西哥人热情奔放，快乐单纯，能歌善舞。这是个"被上帝打翻了调色盘"的国家，魅力无穷。墨西哥，我们还会再来的！

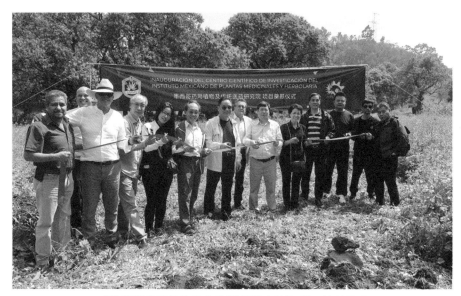

"墨西哥药用植物及传统医药研究院"项目奠基仪式

尾声

　　会后，笔者和两个洋弟子 Eric Brand 博士和 Elizabeth Qi 博士原本计划北上，到美国威斯康星州的西洋参产地参与收获季节的实地考察。不料天气预报称一场多年不见的暴风雪就要来袭。我们只得临时改变计划。

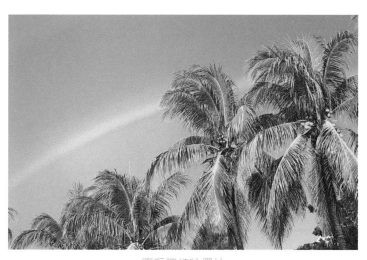

雨后双虹映椰林

既然天留客，那么一切顺其自然，不如就在墨西哥多逗留两日。面对蔚蓝的海水、金色的沙滩，笔者心情大好，效率极高，一鼓作气完善了即将在喜马拉雅上线的说《本草纲目》系列音频节目的大纲。

打坐可使人气定神闲，也是近年笔者积极参与并推广的一项运动。在加勒比海，笔者尝试水中卧禅，更觉心旷神怡。作打油诗一首，以作纪念。

己亥重阳偶得闲，纵横拉美路八千。

金字塔光涤征尘，龙舌兰酒润心田。

加勒比岸波涛涌，蓝天碧水阔无边。

雨后双虹映椰林，海中卧禅醉神仙。

广阔天地任君行

— 澳大利亚 —

    澳大利亚是世界第六大国家，国土面积约 769 万平方千米，约为中国的 80%。虽然近年来移民澳大利亚的人数不断增多，但以其广袤的国土来说，2500 多万人的总人口依然显得地广人稀。澳大利亚是南半球经济最发达的国家，这里人们安逸的生活氛围更似乡村。

广阔天地

    过去 10 多年间，笔者先后到过澳大利亚的 5 座城市，每个地方都别具风格，多种文化相互交融、渗透，任何单一的文化元素都不足以代表那里。

    凯恩斯夏季炎热潮湿，冬季温暖舒适。布里斯班是滨海城市，夏无酷暑，冬无严寒，悠闲而又浪漫。悉尼是澳大利亚的文化中心，整座城市环境优美，风光旖旎。层层贝壳状的白色音乐厅是悉尼的象征，充满现代化的气息。

    墨尔本则又是不同的风格，据说这里维多利亚式建筑的数量在全球仅次于伦敦。笔者沿着雅拉河散步，两岸众多的维多利亚式建筑尽收眼底，笔者还看见了河上的划船比赛。在老城区内，百年的老电车穿梭于街巷，古朴自然，耐人寻味。澳大利亚的夏天干燥炎热，在墨尔本这个被牧场包围的城市，苍蝇很多，当地人不无自嘲地说："你知道澳大利亚人为什么讲英语不像英国人那样把嘴张大吗？主要是怕苍蝇飞进嘴里。"

    笔者还到过澳大利亚首都堪培拉，主要是去探望在那里生活多年的兄长一家，因此，笔者对澳大利亚的社会民情多了一层了解。堪培拉虽然是百年之都，但人口并不多，只有四十几万人。这里的西洋式建筑虽气势恢宏，样式却大同小异，唯有中国驻澳大利亚大使馆的建筑独具特色，外形像一座中国王府，黄色的琉璃瓦屋顶在阳光下十分耀眼。

澳大利亚政府注重环保，听说这里的人只要在新建住宅区买了房，政府就会免费发放一些树苗，使每家的院子像个小树林。同时，环保也是民众的自觉行动，人人爱护环境，正因为如此，才有了这里满城绿色、遍地花香的景象。

医药概况

目前，全澳大利亚 6 个州和 2 个特别区已建立 10 多所中医药和针灸学院，但规模都不大。现有 100 多个中医药及针灸医疗机构，近 30 个中药店和中药供应中心。在悉尼、墨尔本等大城市的唐人街和华人较集中的地区都开设了一定数量的中医针灸诊所和中药店铺。中医针灸诊所大部分都设有中药房，中药饮片品种比较齐全。现有执业中医师、中药师及针灸从业人员总数已超过 4000 人。

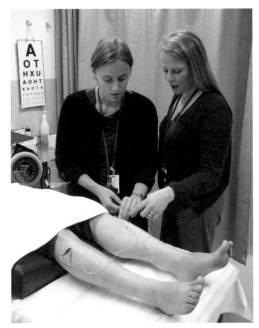

中医系学生观摩针灸电针治疗

针灸、中草药、中医推拿、中医药膳食疗及气功等均被列入澳大利亚补充／替代疗法中。现在，补充、替代疗法已被纳入健康保险体系，且其种类还在不断增加。临床应用最广泛的中医疗法是针灸，且其使用人数不断增加。调查资料显示，2009 年全澳大利亚大约有 1/10 的成年人在私人诊所接受过中医针灸治疗。

针灸在澳大利亚发展态势良好，澳大利亚还成立了全国性的针灸专业团体协会。针灸的应用已得到较为广泛的认可。在现代科学技术的支持下，以针灸为主要疗法，中医药开始进入澳大利亚的主流健康体系。

与其他西方国家不同，澳大利亚的中医在针灸治疗时普遍配合中药治疗，且中药的应用日渐广泛。在中药的使用上，中成药比中药饮片用得多，特别是新型的颗粒制剂更易被病人接受。澳大利亚的中成药都是进口的，其中60%从中国内地进口，20%从中国香港进口，20%从新加坡、印度尼西亚及中国台湾等地进口。

中医药管理

澳大利亚是联邦制国家，联邦政府和州、地方政府拥有不同的立法和管理权。简单地说，"药"的管理权在联邦，"医"的管理权在各州。

澳大利亚药品管理的对象主要还是西药。根据法律规定，澳大利亚药品管理局（Therapeutic Goods Administration，TGA）拥有对药物生产、进口、销售的审批和注册管理权，具有很大的权威性。TGA的国际认可度也较高。

在澳大利亚，中药被列入辅助药物中，与维生素、矿物元素、植物激素等同列。同时，中药被细分为中草药、中成药和提取物颗粒剂3种。中草药药味重且煎制麻烦，让许多西方人望而生畏，所以使用对象多是华人；而中成药是澳大利亚中药市场的主体，提取物颗粒剂的审批手续较简单。有一些补益药如当归、枸杞子、灵芝等是以健康食品的名义进口的。

按照澳大利亚现行法律规定，药品进口商必须申请注册，并对所进口药物的安全性负责；销售者无需注册，但不得销售未经注册的药物。中医若自行配制药品，并经市场推销给消费者，也应向TGA申请。这一点与英国的情况类似。国外药厂向澳大利亚出口产品的首要条件是获得TGA的药品生产质量管理规范（GMP）认证，这一点与欧盟的要求相同。中国国内药厂对澳大利亚GMP标准和药品注册制度不够了解，成为中药产品进入澳大利亚市场的障碍。

在对中医药从业者的管理方面,从2012年7月1日起,澳大利亚正式实行中医师注册制度,澳大利亚各地的中医师都必须要注册后才能行医。中医药管理立法前,中医药没有列入澳大利亚医疗保险,人们看中医全部自费,所以看中医的澳大利亚人很

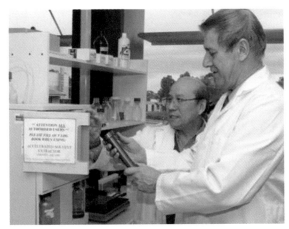

中药研究实验室

少;立法之后,由于中医有了法律地位,已有多家私人保险公司承保中医治疗保险,诊费和针灸费都可按比例由保险公司偿付,这使来看中医的病人大为增加。

中医药教研

在清代时,中医药就出现在澳大利亚了。随着中国受过正规中医药高等教育的新移民日益增多,澳大利亚的中医药教育和科研也有了较大的发展。

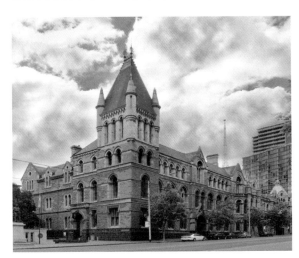

澳大利亚皇家墨尔本理工大学校园

澳大利亚皇家墨尔本理工大学(Royal Melbourne Institute of Technology,RMIT)是澳大利亚最早开设政府承认学历的中医5年制双学位课程的大学。该校生物健康科学学院于1996年与南京中医药大学合作成立了中医系,开设中医本科学士、硕士学位课程,成为西方国家

第一所被政府承认学历的、正规的中医教育单位。

中医系建立之初，学生大部分是华裔，人数也较少。现在情况有了很大不同，70% 以上的求学者都是非华裔。从学生结构的变化也可以看出，中医药已在澳大利亚从不被人重视发展到广泛被大众所接受和认可。

现任 RMIT 生物健康科学学院院长的薛长利教授是一位出色的学者，在运用中医药治疗慢性呼吸系统疾病和各类疼痛的研究方面造诣颇深。薛教授还是一位杰出的管理者与社会活动家，他同时兼任澳大利亚中医管理局局长和澳大利亚 WHO 传统医学合作中心主任，在推动中医药国际化方面成绩斐然。1997 年，在北京召开的世界中西医结合大会上，笔者和薛教授一见如故。此后笔者和薛教授一起进行过野外考察，一起带过研究生，共同发表论文，共同主编《百方图解》的英文版。他还在笔者主编的《当代药用植物典》（英文版）中担任副主编。

南半球唯一的 WHO 传统医学合作中心 2005 年在 RMIT 挂牌。过去十几年间，该中心在薛教授的带领下，多次在 WHO 西太平洋区及总部举办高端研讨会，并多次主持了中医专业名词标准化会议。该中心为中医药医疗服务在澳大利亚的发展、海外中医教育的规范化、中医执业医师的合法地位，以及中医药的国际交流与合作发挥着重要的作用。

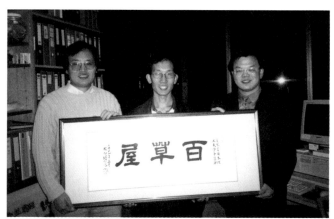

在薛长利教授的百草屋
（左为李春光教授，中为笔者，右为薛长利教授）

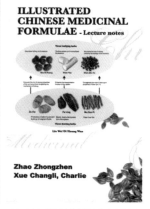

笔者与薛长利教授合编的
《百方图解》（英文版）

草药栽培

澳大利亚的畜牧业很发达，有"骑在羊背上的国家"之称，也是农业大国，其小麦的出口量位居世界前列。澳大利亚的主要农作物有甘蔗、棉花、向日葵、大豆、花生等。笔者在澳大利亚吃的大米呈短圆颗粒状，很对笔者的口味。

澳大利亚是一块独立的大陆，四周的大洋割断了澳大利亚与其他大陆的联系，故有着特殊而脆弱的生态系统。稍不注意，生态平衡就会被打乱，进而导致灾害的发生。澳大利亚在 19 世纪末和 20 世纪初发生的野兔和刺梨危机都是外来物种入侵所引发的。通过科学研究，采用生物防治法，这两项危害最终在一定程度上得到了控制。因为有了这些教训，澳大利亚的进口动植物检疫管理变得十分严格，不但有种子的鲜活植物不可以带入，就连许多干果也过不了海关。大概由于同样的原因，澳大利亚将中药中的动物药拒之门外。

近年来，澳大利亚对中医药产品的需求不断增加，仅仅依靠进口是不够的，而大力开发当地天然药物资源可以弥补这一空缺。实际上，澳大利亚对中药的应用与资源的开发利用呈良好的发展趋势。笔者在编撰《当代药用植物典》的过程中，曾到澳大利亚对当地的药用植物资源进行了调查。同时，笔者与薛长利教授也应邀对在维多利亚州开发种植植物药的可能性进行了考察，重点放在了澳大利亚本地原产、可利用的药用植物上。例如，金合欢 *Acacia pycnantha* 为澳大利亚的国花，在澳大利亚国徽的底部有这种花的图案，这是一种民间草药，具有抗菌作用，在澳大利亚随处可见。积雪草 *Centella asiatica* 在香港被称为崩大碗，《中国药典》和《美国药典》中均已将其收入，它是一种可用于调整神经系统功能与改善记忆力的植物药。在澳大利亚，积雪草的资源很丰富。

据悉，近年来澳大利亚草药的栽培有了很大的发展。如查阅网站，可以看到由澳大利亚生产商提供，通过网络方式能够购买到的中草药有当归、黄芪、覆盆子、牛蒡子、生姜、胡芦巴、山楂、甘草、大黄、黄芩等几十个品种；

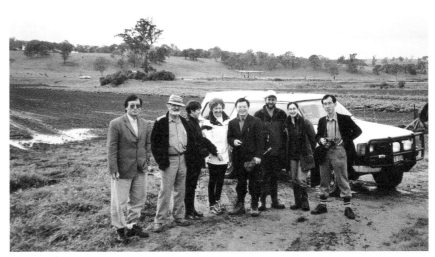

笔者考察澳大利亚的草药栽培情况

西方草药包括茴芹、香蜂草（香蜂花）、大蒜、银杏叶、薰衣草、番泻叶、越橘、金丝桃、缬草、熊果、水芹等几十种。

珍宝蓝桉

桉树为澳大利亚的优势树种，占植被覆盖率的90%。桉树来源于桃金娘科（Myrtaceae）。桃金娘科是个大家族，仅桉属在全世界就有600种，主要集中于澳大利亚及其附近岛屿，其中的蓝桉 *Eucalyptus globulus* Labill. 是澳大利亚的国树。蓝桉树林还是澳大利亚特有动物考

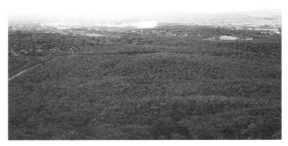

蓝桉树林

拉的栖息地，其树叶也是考拉的唯一食物来源。

桉叶富含挥发油，放在手心里搓一搓，会释放出清凉的香气。蓝桉为澳大利亚土著居民的传统用药，叶有解热、止咳等功效，用于治疗感冒和其他感染性疾病。桉树先后传入中国、印度和希腊等国家，并作药用。

桉叶对于治疗呼吸道炎症有较好的疗效。在法国，桉叶制剂一直用于治疗急性支气管炎，还用于缓解感冒引起的鼻塞。德国将桉叶茶作为治疗上呼吸道感染及支

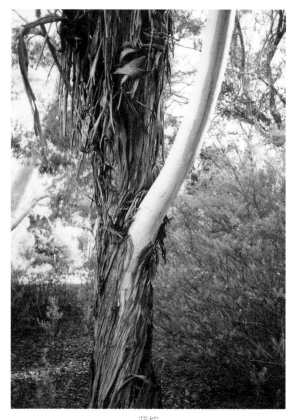

蓝桉

气管炎、咽炎、发热的辅助用药。目前，桉叶和桉树油已广泛用于医药、化妆品及化工行业。

蓝桉果实在中医临床上还有其他国家尚未使用的功效，如理气、健胃、截疟、止痒，能治疗食积、腹胀、疟疾、皮炎、癣疮等。

但由于蓝桉的生长需要大量水分，容易造成土地贫瘠，还会妨碍当地原生植物的生长，故在开展蓝桉种植时应权衡利弊，保持生态平衡。

澳大利亚是世界上最重要的农产品出产国，它不仅可以成为天然草药的栽培基地，缓解中药资源短缺，而且可以成为植物原料的供应基地，为提取植物成分的工业生产提供原料。期望中医药在澳大利亚的广阔天地里能够蓬勃发展，大有可为。

最忆五色新西兰

—— 新西兰 ——

原以为新西兰的景色与澳大利亚相类似，身临其境后才知二者大为不同。2016 年 11 月下旬，笔者来到新西兰，眼前出现的是青、赤、黄、白、黑 5 种色彩。

一曰青

新西兰的青是起伏连绵的草原，是苍翠交织的山林，是耀眼神秘的湖泊。

岁至年末，北半球已步入隆冬，南半球却刚入盛夏，老树新枝生机盎然，嫩草尖上晶莹的露珠折射出青春的活力。

蕨类植物需要生长于清洁的环境中。在新西兰，无论在城市还是乡村都可见到蕨类植物，高大的银蕨是国花。大草甸蓬松如毯，有的地方随手轻轻一抓便能带起厚达十几厘米的草皮，让人不忍踏足。置身这天然的大氧吧，休闲打坐，做上几个深呼吸，甜丝丝的空气似乎可渗入体内每一个细胞。

古人有诗赞江南，"春来江水绿如蓝"，而在新西兰南岛，无论冬夏，

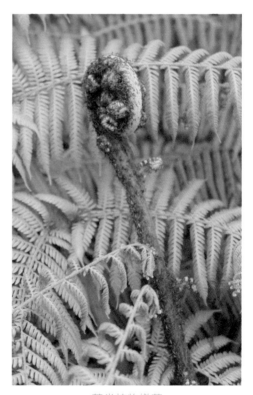

蕨类植物嫩芽

水绿如蓝的美景时时呈现。在中西部的蒂卡波湖畔乘飞机从天上俯瞰，蒂卡波湖、普卡基湖及许多不知名的小湖蓝得耀眼，那碧蓝色是附近的南阿尔卑斯山脉多个冰川的山岩颗粒被带入湖中所形成。其中最美的是普卡基

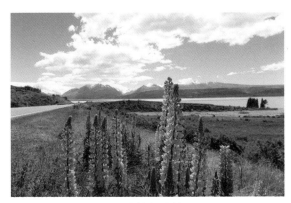

湖畔的鲁冰花

湖，南岛最高峰库克山白雪皑皑的山峰与蓝蓝的湖水相映，美得令人窒息。

二曰赤

新西兰的赤是晚霞相伴的夕阳，是初夏怒放的鲜花，是印证地球生命起源的红石滩。

新西兰仿佛与世隔绝，约6000种植物是新西兰岛屿上所独有的。因空气洁净度高，紫外线强，新西兰的花朵内花青素含量较高，花朵的颜色格外艳丽。丛丛繁花竞相开放，有杜鹃花、玫瑰花，那似花非花的九重葛绽放前的花蕾更艳丽，摇曳着朱红、绯红、胭脂红……看看那在山野湖畔恣意怒放的野花、在房前屋后争奇斗艳的家花，不分高低贵贱，无论有无游人观赏，都骄傲地显露着生命的芳华。

新西兰南岛还有一道绝妙风光，那便是红石滩。有的远远望去，仿佛一片红云覆盖着大地；有的点缀在草甸山石之中，似朵朵红花。走近观察，在这看似既无营养又无水分的光秃秃的石头上竟附生着一层红绒绒的东西，这是一种原始的橘色藻类，是地球上最早出现的原始生命之一，比恐龙出现的年代还要久远。在四川海螺沟红石滩笔者曾见过这种奇异之物，不知二者有何关联。面对这弱小而顽强的生命，笔者对大自然的敬畏崇敬之情油然而生，轻轻地捧起一枚"红石"，又轻轻地放回原处。

三曰黄

新西兰的黄是绿野中片片金黄的油菜花田，是满山遍野苍黄的茅草山，是给山坡水边染上嫩黄的槐花丛。

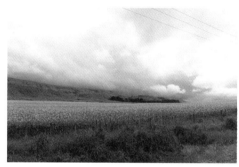

油菜花田

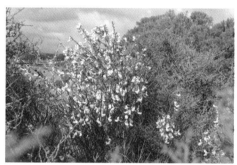

新西兰的槐树花叶同开

在南岛，从基督城出发后不久，疾驶的汽车车窗外闪过的黄色与草地的绿色构成了山野的主色调。从中西部的蒂卡波到东海岸的达尼丁，再到西海岸的米尔福德海峡，这黄花与笔者几乎一路相伴，有时在公路两侧成为鲜花走廊，有时在河滩上覆盖裸露的河床，而更多的时候则在山坡上铺展成黄色的花海。笔者初看以为是金合欢，仔细观察方才看出这是类似黄槐的豆科植物。可能此时恰逢这种植物的花期，笔者得以尽情领略这满山尽披黄金甲的画卷。有的植株花、果、叶同在，尝尝豆荚，味道苦涩，不禁让笔者想到其或许有什么药用功效。

这里还生长着一种奇特的呈丛状的茅草。尽管已是绿草茵茵的初夏，这种茅草还是干枯的黄色，原来其冬不枯萎、夏不变绿，一年四季都是如此颜色。据说这种草可抗严寒。

在南岛中南部的林迪斯山口（Lindis Pass），笔者突然察觉几天来司空见惯的绿色的草地、白色的雪山、黄色的槐花不见了，起伏的山丘上几乎全被黄色的茅草所覆盖，如果不是有蜿蜒的公路像一条灰色的带子穿过坡底，天地间好像只剩下苍黄一色。

四日白

新西兰的白是草地上悠闲的羊群，是山峰上圣洁的冰川，是蓝天上变幻的白云。

在新西兰，羊比人多，却很少听到羊叫。没有外界的干扰，羊儿在静静地、悠闲自在地品尝着青草。笔者举起相机上前，此刻羊群发出了咩咩的叫声，显然这不是欢迎的声音，笔者只得止步。

在空中俯瞰，只见南岛最高的库克山山顶覆盖着皑皑白雪，山坡上河水凝固。

一直爱白云的不染尘埃，羡慕其逍遥自在，惊叹其流转百态。近年来因地球上的工业污染，在许多地方蓝天白云竟成了奢侈品。新西兰国歌中有一句毛利语，咏颂这国度是白云下的大地。在新西兰，有无尽的白云供我们憧憬、羡慕和惊叹。

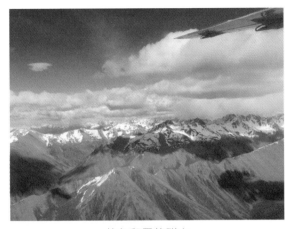

终年积雪的群山

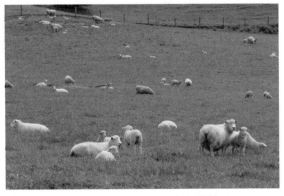

数量比当地人口庞大的羊群

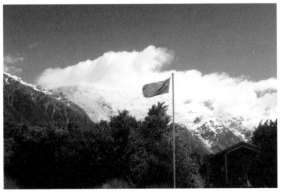

在白云的映衬下，雪白的山峰显得更高

五曰黑

新西兰的黑是代表着高雅的颜色，是衬托着繁星的夜晚，是萤火虫赖以生存的洞穴。

黑色是新西兰的主体流行色。据说这一习俗的由来，还要追溯到其殖民地时期，当时穿黑色的衣服是英国上流社会的专利，新移民穿黑色衣服则表示自己在此地的生活堪与在祖国时相媲美。

我们乘坐的新西兰航空公司的飞机外观呈罕见的黑白两色，包括国花银蕨的叶的图案。我们在奥克兰住的第一家酒店的外墙颜色以黑、灰为主。因此，当看到奥克兰大学的路标以黑色为背景时自然就不觉诧异了。

在新西兰第二大湖蒂阿瑙湖湖畔的萤火虫洞，导游带领固定人数的一组游客走到岩洞深处的一条暗河边，坐上小船。导游如纤夫一般手拉绳索牵动小船移动。静谧与黑暗中，只有洞壁点点微光明灭闪烁，那是与草地上的萤火虫不同的另一种萤火虫。黑暗的世界保护这奇妙的生物世代繁衍，它们又给了世界特殊的光亮。

我们到最著名的星空小镇蒂卡波那天，适逢阴历十五，不适宜观星。回程选择了在同一星空保护地的特威泽尔小镇碰碰运气，照明也受到了严格的限制。睡

新西兰小镇的夜空星光灿烂

前天上有大片乌云，而到了夜半竟然满天星斗，仅在明月旁边有云朵相伴。或许因为特威泽尔没有蒂卡波出名，或许其他游客没有察觉天空的变化，夜半观星时只有我们寥寥几人。

仰望黑色的天空，银河、南十字星座这些书本上描述的景象就在眼前，像在黑丝绒上撒满无数宝石，我们怎能不激动、感慨！虽然因为便携式小三脚架不太好用，照片里的星星亮度远不及目光所及，但仍给我们留下了宝贵的照片。

大道新西兰，道在至简，

大美新西兰，美在天然；

山水动植物，无雕无饰，

青赤黄白黑，可歌可赞！

（赵中振　胡　梅）

纯净南极腽肭考

南极洲

远古以来，对于大多数生物而言，延续生命、繁衍子孙是其首要任务，这曾经也是人类追求的一大目标。人类历史上众多古文明中都曾出现生殖崇拜的图腾，随着时间的推移，诸类图腾逐渐演变成具有更多元含义的传统符号流传下来。

在我国现存最早的本草学著作《神农本草经》中，记载了不少有助于增强男性生殖功能的药物。其中植物药有肉苁蓉、淫羊藿，矿物药有阳起石，动物药包括小型昆虫，如樗鸡（红娘子）、桑螵蛸、九香虫、蜂子等，以及大型家畜如牡狗和白马的外生殖器。虽然那时候古人已使用鹿茸等有补阳功效的动物药，但并没有将包括海洋动物在内的雄性野生动物的外生殖器作为壮阳药。

随着人类对海洋认识的深入以及海上贸易的拓展，在唐宋时期，更多的海洋动物类药开始用于中医临床，并被文献记载。例如，《本草拾遗》中收载了海马，《开宝本草》中收载了腽肭脐，即雄性海狗的外生殖器，将其用作壮阳药。

至今，人们对于腽肭脐的来源与历史沿革并不十分清楚。目前，我国市场上的海狗肾（即腽肭脐）主要依靠进口，不仅价格昂贵，而且伪品、混淆品较多。有学者先后对腽肭脐的所载文献、来源、鉴定等进行过研究。

20 年前，笔者曾对山东烟台某中药厂独家生产的中成药至宝三鞭丸进行过显微鉴别研究，发现该药中含有驴鞭、鹿鞭、海狗肾（腽肭脐）。前两者的来源比较清晰，但关于海狗肾的来源说法不一，一说来源于海狗类动物，一说来源于海豹类动物。

古籍记载

古人出于生殖崇拜，又受"以脏补脏"思想的影响，将不少动物的雄性外生殖器用作中药。这类中药因其形长质韧而多被称为"某鞭"，如狗鞭、牛鞭、鹿鞭、虎鞭（别名虎刺）等，其中也包括来自海外的海狗鞭。然而，海狗鞭有一个更为特殊的名字，即腽肭脐。

"腽肭脐"不似中国词汇，古籍亦皆记载它出自外国，因此，笔者认为此名可能源自外语的音译。海象（walrus）一词的读音与"腽肭脐"音类似，但不能确定其是否是"腽肭脐"音的来源。

李时珍也认为腽肭是外来语，只是他也无法确定其究竟属于何种语言。李时珍在《本草纲目》中记载："《唐韵》：腽肭，肥貌。或作骨貀，讹为骨讷，皆番言也。"

就腽肭脐名称的来源问题，我们与中医文献学家沈澍农教授进行了探讨。他提出：联绵词有多种来源，其中一个来源就是外语的音译。

中药名源自外语音译的不在少数，正所谓"胡语无正音"，在没有统一的标准读音时，同一中药可能会有多种音译名。与腽肭脐一样名称来源于外语的中药还有没药、曼陀罗、诃黎勒等。其中没药出自非洲东北部及阿拉伯半岛，在阿拉伯地区的发音为"myrrh"，与汉语"没药"读音相似；曼陀罗之名来自佛教用语，可能源自梵语 Mandarava 或印地语；诃子又名诃黎勒 Harada，也与佛教用语有关。

金元时期《药性赋》记载："腽肭脐补肝肾更壮元阳。"该书收载的中药不过 248 种，据此推测，腽肭脐在当时是一味常用中药，或至少是一味著名中药。

明代李时珍在《本草纲目》中引用了前代本草的记载，并提出自己的观点。按《唐书》《一统志》记载，腽肭脐出女直（即女真）及三佛齐国（今苏门答腊岛及马来半岛一带）。其体型大概似狐似鹿，足形似狗，尾形似鱼。入药用外肾，即曰脐者，连脐取之，也就是以外生殖器入药。动物称为腽肭、腽肭兽，其入药部位称为腽肭脐。又记载此兽可能有水、陆两种，与海狗、海豹、海象等动物的水陆生活习性贴近。

综上所述，历史中腽肭脐（海狗肾）应为一个比较笼统的概称。古籍所载的腽肭脐有的似陆上怪兽，有的似海中奇鱼，关于其来源有源自陆地与海上两种说法，从其文字描述均无法找到与其相应的动物，故此它很有可能是海狗、海象、海豹等几种海洋动物的外肾。

古图迷踪

除了文字描述，历史上几部本草书中亦有几幅配图。从宋代《本草图经》（1061）和明代《本草品汇精要》（1505）所绘制的"腽肭兽"图来看，它们的特点都是背部有斑，髭向两侧，前肢有爪，后肢呈鳍状，以上均符合海豹科动物的特征。《本草品汇精要》所描画的动物背部呈灰色，有黑斑，眼周较亮，腹部皮毛呈白色，前肢有爪，后肢如鱼鳍，俨然就是一只我国近海出产的斑海豹 *Phoca largha*。

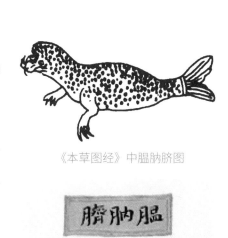

《本草图经》中腽肭脐图

在成书于明代的《补遗雷公炮制便览》（1591）中的"腽肭脐"项下有一幅精美的绘图。当时的画师应该也没有见过原动物，囿于海狗肾之名，凭文字记载和臆测，将其绘成狗身鱼尾，腽肭成了一只生活在水里的、长着鱼尾巴的小黄狗，有点像新加坡的鱼尾狮。但是该书中还有一幅比较珍贵的腽肭脐的炮制流程图，图中

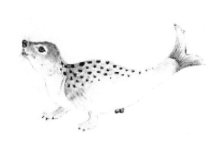

《本草品汇精要》中腽肭脐图

最上方的老者在指导操作，左上一人手扶两酒瓮，示意酒浸，左下一人在用火钳夹着膃肭脐在火上炙烤，右下一人在研捣膃肭脐，其对面一人在指点捣研者。

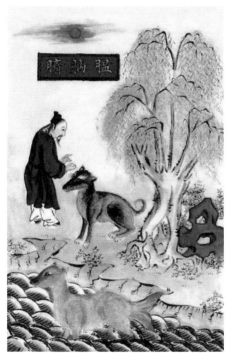
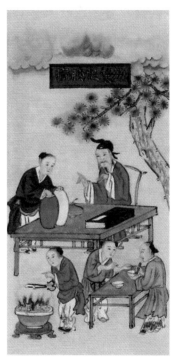

《补遗雷公炮制便览》膃肭脐和膃肭脐炮制图

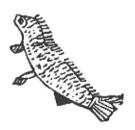

《本草纲目》金陵本中膃肭兽图

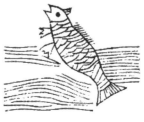

《本草备要》中海狗肾图

再来看看《本草纲目》（1593）金陵本中的膃肭兽图和《本草备要》（1694）中的海狗肾图，这两幅图中的动物均由陆兽的头颅与有鳞片的鱼身、鱼尾组成，可信度较差；但从其背部着重画出的鬃毛看，我国近海分布的海狮科动物北海狗 *Callorhinus ursinus* 倒具备这一特征。

从以上几幅绘图可以看出，关于腽肭脐的来源并没有定论。由于本草古籍的作者都没有见过腽肭脐原动物，仅依据前人记载仿绘，凭空杜撰、想象成分较多，难免讹传。

市场寻访

根据近年在药材市场上的调查，笔者了解到现在我国内地药材市场上海狗肾货源稀少，常见以非饲养的土狗（非宠物狗）等的雄性外生殖器冒充者。

在香港的药材街，也仅在少数经营贵重药材的店铺才可见到真的海狗肾。出售该药材的商人必须要拿到特许的牌照方可经营。

香港药商前辈李震熊老先生向我们介绍，海狗肾是雄性海狗的外生殖器，按海狗是否成年分为大、小两类。

目前，香港市场中海狗肾药材的主要来源地是非洲南部的纳米比亚和莫桑比克，推测其基原为非洲毛皮海狮（南非海狗）*Arctocephalus pusillus* 的可能性较大。海狗肾药材有大、小两种类型，大型的（来源于成年海狗）每具

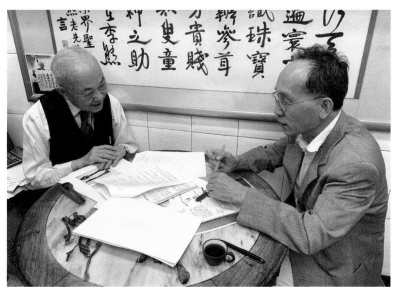

李震熊老先生（左）介绍香港市场上的海狗肾

重约 50 克左右，小型的（来源于未成年海狗）每具重约 4 克左右，其价格是一样的，每千克约 7.4 万元港币。每年被允许投入香港市场的大型海狗肾为 5000 具，小型的则为 50000 具。

香港市场上出售的海狗肾是由阴茎、睾丸组成，黑棕色。阴茎呈长圆柱形，包括阴茎骨和海绵体两部分，因干缩而有不规则的棱脊、纵沟及凹槽，略弯曲，

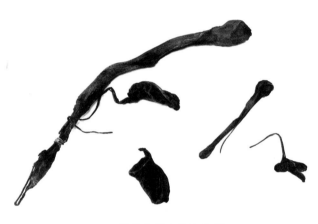

前端有近球形的阴囊，末端 2 条细长精索连于睾丸，一般长于阴茎，多缠于阴茎上，睾丸由精索连于阴茎末端。质坚韧，不易折断，有腥臭气。大型海狗肾长 20 ~ 32 厘米，直径 1.5 ~ 2.5 厘米；小型海狗肾长 8 ~ 12 厘米，直径 0.5 ~ 1.5 厘米。

香港市场上的海狗肾

南极考察

海洋毛皮贸易曾在西北太平洋海岸形成了一个庞大的国际贸易网络，该网络以北太平洋为中心。笔者找到了一张货单：1784 年 2 月 22 日，重达 360 吨的"中国皇后号"商船，装载着 40 吨西洋参、2 吨胡椒和大量的毛皮、棉花从纽约起锚航向中国。这些西洋参和毛皮卖到中国可以获得 3 倍以上的利润。返航的时候，商船里又装满了在中国交易得到的茶叶、瓷器、丝绸和漆器等奢侈品，之后在欧美国家出售。

200 年前，北美的毛皮商人帕尔默（Mathaniel Palmer）在利益的驱使下捕杀海狗、海豹类动物，从北极一路杀向南极。这些动物的雄性外生殖器也成了获利颇丰的副产品。1820 年 11 月 17 日，帕尔默曾经驾驶 14 米长的单桅帆船

"英雄号"深入南极腹地，最终到达了南纬74°，成为第一位踏足南极的美国人，也是第三组在南极探索的人。后来这里的一个岛屿被命名为帕尔默地。但当年出于商业保密的目的，他们并没有公开自己的航道与所获得商品的来源。

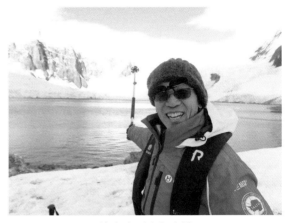

笔者来到南极大陆

2020年1月31日至2月11日，笔者一行乘挪威海达路德公司冰级邮轮到访南极，近距离观察到了海狗、海豹等极地动物，试图揭开海狗肾基原动物之谜。

同船的中外南极探险队员都是经验丰富的专家，特别是来自美国的82岁的海洋学家鲍伯（Bob Rowland）、来自智利的生物学家鲁道夫（Rudolf Thomann）。

在南极半岛北部海域和南设得兰群岛海域，海面上常漂浮着大大小小的浮冰，在一些大的冰面上不时见到三五成群的海豹、海狮等动物们有时悠闲地躺着晒太阳，有时滑入海中觅食。人们通常以海豹泛指多种海洋哺乳动物，可能包括象海豹、毛皮海狮（也称为海狗）、海狮等。这正如英文Rose涵盖

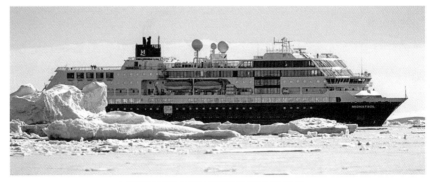

在南极航行的海达路德公司冰级邮轮

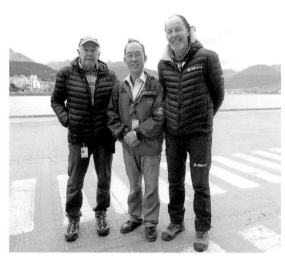

笔者与海洋学家鲍伯（左）、生物学家鲁道夫（右）合影

了蔷薇、月季与玫瑰一样。从动物分类角度看，被泛称为海豹（seal）的这些动物都属于哺乳纲食肉目鳍脚亚目（Pinnipedia）。"鳍脚"源自拉丁文，意思就是像鳍一样的脚。此类动物的身体呈纺锤形，四肢为鳍状，高度适应水中的生活。

鳍脚亚目的动物有两个分支，一支是有耳郭的海狮科（Otariidae）和海象科（Odobenidae），另一支是没有耳郭的海豹科（Phocidae）。

海狮科动物包括海狗亚科和海狮亚科动物，主要分布在极地、温带和亚热带海洋中，在北冰洋和南极洲海洋中的数量最多。海狮科动物的特征是被毛粗短、无明显的绒毛，除了加州海狮外，所有的雄性都有鬃毛。与海豹科动物不同的是，海狮科动物有外耳和更长而有力的鳍肢，在水中靠前阔鳍推进游水，在陆地上靠四肢在地面上移动，奔跑速度接近成年人类。

海象科现只有1个物种，那就是海象 *Odobenus rosmarus*。海象嘴短而阔，上犬齿特别发达，用以掘食和攻防，似象牙；有稀疏、坚硬的体毛，四肢呈鳍状，后肢能弯曲到前方，可以在冰块和陆地上行走。海象体型巨大，雄性平均体重为 800 ~ 1700 千克。海象主要生活于北冰洋海域。由于海象可"短途旅行"，所以在太平洋和大西洋都有其踪影。海象通常群居于大的浮冰或海岸附近。

常见的海豹科动物有斑海豹、食蟹海豹、韦德尔氏海豹（威德尔海豹）、象海豹等。它们头圆颈短，没有外耳郭，脸部长得像猫。海豹集中分布于极地地区，多数时间在海洋里活动。在水中，它们靠划动后肢游水，而不用前肢带动；在陆地上，它们靠腹部肌肉收缩运动或以前肢支撑拖曳躯体前行，在陆地上比海狮科动物运动速度慢且笨拙。

在此次南极考察中，笔者发现比较常见的海豹是海豹科的食蟹海豹 *Lobodon carcinophagus* 和韦德尔氏海豹 *Leptonychotes weddellii*。食蟹海豹是一种环极分布的动物，分布于南极洲南冰洋及所有的陆缘海。1978 年，科学家们粗略估计其数量在 1500 万头左右，但后来这个数字被认为估计得过高，真实的数量可能在 700 万到 1400 万头之间，而这一数量远远高于现存的任何一

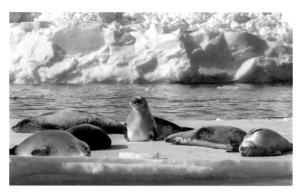

食蟹海豹

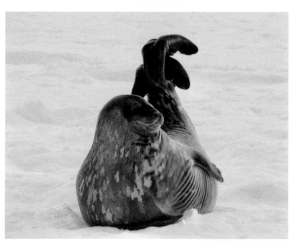

韦德尔氏海豹（周桓宇摄）

种海洋哺乳动物。食蟹海豹体长 2~2.5 米，平均体重一般超过 200 千克，皮毛呈灰色或略显橄榄绿色的深褐色。别看它们在浮冰上仿佛很笨重，一旦入水，则穿梭如飞鱼，即使我们搭乘冲锋舟，恐怕也追不上。

韦德尔氏海豹命名自一位英国的南极航海家詹姆士·威德尔（James Weddell），体型很大，体长约 3 米，体重可达 300 千克以上，主要分布于南极周围、南极洲沿岸附近海域，它大概是分布最南的哺乳动物。

在岩石上矗立的是海狮科海狗亚科的南极毛皮海狮 *Arctocephalus gazella*，又叫南极海狗。顾名思义，南极毛皮海狮与皮货贸易有关，海狮皮确实曾经是人们进入南极的目标之一。南极毛皮海狮体型较小，体长 1.5 ~ 2.0 米，体重 22 ~ 55 千克，体表多鬃毛，主要分布在南乔治亚岛和南桑威奇群岛，

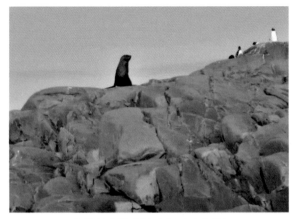

在岩石上眺望的南极毛皮海狮

分布的最北限在南极辐合带（南纬 50° ~ 60°）。

这几种鳍脚亚目动物（以下分别简称为海豹和海狗）的外貌特征明显不同，故不难鉴别。海豹体型较大，幼年时全身长满白色的绒毛，成年后会换毛，长出斑点花纹，没有外耳，前鳍不发达，多喜趴在浮冰上；海狗体型小，皮毛较浓密、光滑，有鬃毛，还有明显的耳郭，前鳍发达，可将上半身支撑起来。

应用现状

据考证，海狗肾来自极地及近极地的温带海域内一些大型雄性哺乳动物的外生殖器。由于这些雄性动物的生殖能力较强，且外观与陆上动物相差很大，它们的生殖器便引起了人类的兴趣。长久以来海狗肾被作为传统药物，至今流通于世。

在《中国中药材真伪鉴别图典》"海狗肾"项目下，北海狗 *Callorhinus ursinus* 被列为正品，斑海豹 *Phoca largha* 被列为非正品。在当时的国家药品监督管理局注册标准中，海狗肾的来源是海狮科动物海狗的干燥雄性外生殖器（阴茎和睾丸）。

此次考察看到的海狮科物种为海狮科南极毛皮海狮。

本草古籍中曾出现过膃肭脐的黑白及彩色绘图。宋代《本草图经》与明代《本草品汇精要》所绘图为海豹类动物。《本草纲目》金陵本所绘图为有鬃毛的海狗，虽画工粗糙，但与南极毛皮海狮的特征相符。在《补遗雷公炮制便览》及此后的本草古籍中则加入了作者的主观臆想成分，进而以讹传讹。

另外，《本草纲目》中记载："兽似狐，脚高如犬，走如飞。取其肾渍油名腽肭脐。"这种来源于陆地的动物究竟为何物尚不得而知，不排除历史上将陆地上动物的鞭类药材混用的可能性，即李时珍所说"陆上的异兽"。

因历史上的相关记述不详且亦难辨真假，故难觅"异兽"踪迹。目前，黄狗肾为市销品种，来源于非饲养的土狗（非宠物狗）的外生殖器。早在《神农本草经》中已有黄狗肾的记载，在商品中宜分列条目，不应将黄狗肾与腽肭脐（海狗肾）混为一谈。

有感而发

回顾历史，中药贸易的历程伴随着历史的前行而跌宕起伏。努尔哈赤的先祖曾是采参人，他建立了后金汗国，其后代入主中原，又将集权王朝推向了极致。哥伦布为寻找香料及贸易之路，发现了美洲大陆。1773 年，"波士顿倾茶事件"导致美国独立战争的爆发。1859 年，孟加拉国的农民为了反抗东印度公司的不公平待遇而发动了"靛蓝起义"。毛皮商人帕尔默为猎取海豹来到南极，促进了人类在南极的探险进程。

中药是商品交易中的特殊品类，有时也是副产品。商业上的互通有无、各取所需，常常成为历史上重大事件的触发点。在商品社会中，中药推动了经济贸易，促进了文化交流，也影响着人类的命运。

对于海狗肾的探索经历了一个从近海向极地拓展的过程。中国的海上丝绸之路从近海的东海、南海出发，进入太平洋到达东南亚，再进入印度洋到达中南半岛、西亚，又抵达非洲，而扩展至全球。经过时代的更迭，航线延伸至赤道并到达极地地区。

鉴于唐宋时期中外贸易交流的条件，船舶不太可能直接到达极地以获得分布在极地的大型哺乳动物，而且 17—18 世纪才有人经过西伯利亚、白令海峡到达北极。但海豹、海狗等动物可能也会分布在北极圈以南的区域，要想出海见到那些动物并非遥不可及。宋代《本草图经》记载腽肭脐出沧州，《本草衍义》记载出登州、莱州，古籍均记载其产地在我国东北部及东部沿海地区。而今其独家产地正位于烟台，可谓具有历史渊源并占据地利优势。

若论对南极大陆的探索，由于历史上航海设施简陋，要想穿越德雷克海峡抵达南极，开拓者往往九死一生——有的人过不去，有的人满载却不能归。

海上的惊涛骇浪加之南冰洋上凶险的西风带海域，这一暴风圈好像孙悟空用金箍棒为唐僧划定的保护圈一样，成为南极大陆与外界隔绝的天然屏障。但探索的好奇心使得一批批探险家、科学家、商人前仆后继，在南极大陆留下了一段段悲壮的故事。

笔者欲从动物基原方面辨清腽肭脐即海狗肾的历史源流，同时希望引起更多人对野生动物保护的重视。关于腽肭脐能否继续被开发应用的问题，应当从历史发展的角度来看，从大自然生态平衡的角度来看。古人还未树立动物保护意识，不能用今天的标准要求古人。但在已意识到动物及生态保护重要性的今日，再因利益驱使或猎奇心理进入那些动物的领地，必然会受到道德的谴责和法律的制裁。

如今要严格遵守有关动植物保护的《濒危野生动植物种国际贸易公约》（即《华盛顿公约》，*Convention on International Trade in Endangered Species of Wild Fauna and Flora*，CITES）。此外，捕猎极地动物已被严格禁止。用于保护南极的《南极条约》在 1959 年签署，至今世界上已有 60 多个国家签约，中国也在其列。

南极拥有众多的世界之最，是最干燥、最寒冷、最神秘的大陆。这里常年被冰雪覆盖，其至高点玛丽·伯德地的文森山海拔为 5140 米，超过 12 级的狂风司空见惯，却依然生活着"顽强可爱"的动物们，只有南极大陆没有人类的永久居民，没有被纷乱的外部世界所危害。

南极大陆是地球上的一片净土。愿人类携手，认识大自然、保护大自然，共同呵护南极，让圣洁的南极万古永恒。